W0268721

STAUUNGSTYPEN BEI KREISLAUFSTÖRUNGEN

MIT BESONDERER BERÜCKSICHTIGUNG DER EXSUDATIVEN PERIKARDITIS

EINE ANATOMISCHE · EXPERIMENTELLE
UND KLINISCHE UNTERSUCHUNG

VON

HERBERT ELIAS UND **ADOLF FELLER**

ASSISTENT AN DER I. MED. KLINIK
(VORSTAND PROF. K. F. WENCKEBACH)
WIEN

ASSISTENT AM PATH.-ANAT. INSTITUT
(VORSTAND PROF. R. MARESCH)
WIEN

MIT 93 ZUM TEIL FARBIGEN ABBILDUNGEN

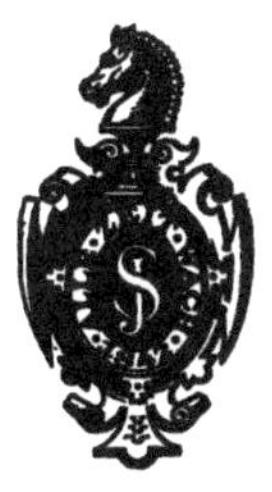

SPRINGER-VERLAG BERLIN HEIDELBERG GMBH 1926

ISBN 978-3-662-28224-3   ISBN 978-3-662-29739-1 (eBook)
DOI 10.1007/978-3-662-29739-1

Vorwort.

Stauungen durch Kreislaufstörungen rufen an Kranken ganz verschiedene, bisher wenig geklärte Symptomenkomplexe hervor. Zu versuchen, in diese durch anatomische und experimentelle Untersuchungen Ordnung und Klarheit zu bringen, war Zweck der vorliegenden Arbeit. In dieser wurden wir durch das uns von Prof. MARESCH und Prof. WENCKEBACH stets entgegen gebrachte Interesse wesentlich gefördert.

Von dem klinischen Bild der Pericarditis exsudativa ausgehend, haben wir zunächst die Verhältnisse bei diesem Krankheitsbilde untersucht. Dabei mußten wir auch normal- und vergleichend-anatomischen Fragen nähertreten. Gegen Ende dieser bereits recht umfangreich gewordenen Untersuchungen hat sich fur uns besonders bei der Erklärung der pathologischen Fälle von Pericarditis exsudativa und bei ihrer Abgrenzung gegenüber Stauungstypen anderer Art die Notwendigkeit ergeben, auch diese in ihren Symptomen zu charakterisieren und ihre Erklärung zu versuchen.

Was von unserem Ziel erreicht wurde, verdanken wir vor allem dem reichhaltigen Material des Wiener pathologisch-anatomischen Instituts. Dieses Material gewann für uns durch die uns freundlichst von den Kliniken und Abteilungen CHVOSTEK, v. EISELSBERG, KNÖPFELMACHER, PAL, v. PIRQUET, v. WAGNER-JAUREGG und ZARFEL überlassenen Krankengeschichten sehr an Wert. Den Vorständen dieser Institute und Abteilungen sowie ihren Assistenten hierfür aufs wärmste zu danken, ist uns eine angenehme Pflicht.

Für den Aufwand an Zeit und Mühe danken wir noch ganz besonders Herrn Dozenten PRIESEL, der fast sämtliche Photographien zu den Abbildungen dieser Arbeit hergestellt hat; einige Photographien verdanken wir der Liebenswürdigkeit des Herrn Dr. HAMPERL. Ferner sind wir Herrn Dozenten HITZENBERGER und Herrn Dr. REICH zu Dank verpflichtet, durch die uns unsere Röntgenversuche erst möglich wurden.

Schließlich danken wir Herrn B. KEILITZ für seine mit Sorgfalt ausgeführten Zeichnungen.

Wien, im Juli 1925.

H. ELIAS. A. FELLER.

Inhaltsverzeichnis.

I. Einleitung.

Bei den älteren Autoren finden wir die Stauungserscheinungen für die verschiedenen Kreislaufstörungen genau im Detail beschrieben. Neuerdings hingegen versucht man dem wechselnden klinischen Bild der Stauung dadurch gerecht zu werden, daß man einzelne Stauungstypen aufstellt: den mitralen, den tricuspidalen, den Stauungstypus bei Concretio und Accretio cordis usw.

Derartige Stauungstypen kann der Kliniker zwar aufstellen und an Patienten, bei denen alle Symptome klassisch ausgebildet sind, auch erkennen, aber darum durchaus nicht restlos erklären: Warum beginnen die Stauungserscheinungen bei dem dekompensierten Mitralvitium gerade in der Leber? Warum ist bei Pericarditis exsudativa die Leber so früh und so stark gestaut? Sind die Lebervenen bei Pericarditis adhaesiva erweitert oder verengt? Man könnte noch eine Reihe von solchen Fragen stellen, von denen ein Teil überhaupt noch nicht aufgeworfen, ein Teil schon mehrfach, aber auf verschiedene Weise beantwortet wurde. So steht es in den Fällen, bei denen das klinische Bild mit dem anatomischen Befund übereinstimmt. Oft aber mißlingt dem Kliniker die Deutung des klinischen Stauungsbildes, ohne daß die Obduktion die Ursache der falschen Deutung vollkommen aufklären könnte.

Diese Probleme wollten wir vergleichend — klinisch und pathologisch-anatomisch — näher untersuchen und womöglich auf eine pathologisch-anatomische Grundlage stellen.

Dazu sind wir von einem relativ seltenen Stauungstypus ausgegangen. Wir wählten uns als Ausgangspunkt unserer Untersuchungen die Stauungserscheinungen bei Pericarditis exsudativa, weil wir hier die einfachsten mechanisch wirkenden Verhältnisse besonders für die Leberstauung erwarteten und weil wir hofften, diese einfachen Verhältnisse im Experiment nachahmen und prüfen zu können. —

Unter perikardialem Stauungstypus versteht man gewöhnlich die Stauungserscheinungen, die man im Verlauf einer adhäsiven Perikarditis beobachtet. Aber auch bei der exsudativen Perikarditis trifft man einen Stauungstypus an, der mit dem eben genannten viel Ähnlichkeit hat und der allen erfahrenen Klinikern bekannt sein dürfte. An unserer Klinik wird er, wahrscheinlich unter dem persönlichen Einfluß von Prof. WENCKEBACH, besonders scharf präzisiert, in der Literatur fand er aber bisher nicht viel Beachtung.

So findet sich in der klassischen Zeit der Medizin z. B. bei SKODA und KOLLETSCHKA 1839 eine der ersten klinischen Beschreibungen der Pericarditis exsudativa, doch ist eine starke Leberstauung darin nicht besonders erwähnt.

SKODA schreibt: ,,Dieser Druck von Seite des Perikardialexsudates wird sich begreiflicherweise vor allem auf die dünnwandigen Vorhöfe äußern, welche demnach zuerst komprimiert und das Blut in die Hohl- und Lungenvenen zurückstauen werden. Die Wirkung eines größeren Perikardialexsudates gibt sich mithin durch Überfüllung der Halsvenen kund, an welchen überdies bei hinreichender Spannung entweder Undulationen oder auch ein Venenpuls wahrnehmbar werden (?) . . .

Während also die Diastole der Herzhöhlen durch ein perikardiales Exsudat einen Widerstand erleidet, wird die Systole nicht beeinträchtigt. . . .''

OPPOLZER spricht von einer Rückflußhemmung des Blutes durch Druck auf die zuleitenden Gefäße, die neben einer mangelhaften Diastole die Ursache der Kreislaufstörung bei exsudativer Perikarditis ist. Ferner finden sich gelegentlich Bemerkungen über die Stauungserscheinungen bei der Pericarditis exsudativa in den Lehr- und Handbüchern über Herzkrankheiten von BAMBERGER 1857[1]), ROSENBACH 1897, OPPOLZER v. SCHRÖTTER, BRAUN, usw., ferner in dem ausgezeichneten Aufsatz von CURSCHMANN, in den Mitteilungen von TÜRK, von WILLIAMSON (1920) usw., im Verhältnis zur immensen Literatur[2]), die namentlich nach der grundlegenden Arbeit von FRIEDL PICK zur Frage der Kreislaufstörungen und ihrer Folgen bei der adhäsiven Perikarditis entstanden ist, eine magere Ausbeute.

Es wird für das Verständnis der weiteren Ausführungen jedenfalls gut sein, zunächst das klinische Bild des Stauungstypus bei Pericarditis exsudativa hier in möglichster Kürze, vielleicht auch etwas schematisch zu skizzieren.

Das klinische Bild des Stauungstypus bei Pericarditis exsudativa.

Stellt sich, wie nicht selten, die Exsudation im Herzbeutel ohne Schmerzen ein, dann ist der Patient eine Zeitlang nur wenig in seiner Bewegungsfreiheit eingeschränkt. Sehr bald aber läßt sich eine gewaltige

---

[1]) Von diesem Autor ist wahrscheinlich zu Beginn der 70er Jahre das erste Mal der Begriff des perikardialen Stauungstypus aufgestellt worden.

[2]) Eine ausgezeichnete auch kritische Zusammenfassung der älteren Literatur über den Gegenstand in den ersten 60 Seiten der Habilitationsarbeit von O. HESS gestattet uns, unsere Arbeit nicht zu sehr mit Literatur zu beschweren. Das hier Fehlende wäre dort nachzulesen.

Leberstauung nachweisen, die mit dem im übrigen guten Zustand des Patienten in einem gewissen Widerspruch steht. Es kann sich bald darauf ein Ascites zeigen, ohne daß sich der Patient darum wesentlich gestört fühlt. Zwei Beispiele dieser Art seien angeführt[1]):

1. O. P., 31jähriger Tischlermeister, Aufnahme auf die Klinik NOORDEN, 10. 4. 1913. Auszug aus der Krankengeschichte:

Abgesehen von Kinderkrankheiten immer gesund gewesen. Die jetzige Erkrankung des Patienten begann vor 5 Wochen. Im Anschluß an eine „Erkühlung" stellte sich eine heftige Bronchitis ein, Patient hustet so stark, daß ihn der Bauch schmerzte. Gleichzeitig bemerkte er, daß ihm der Bauch anschwoll, was er auf die Anschwellung der schmerzhaften Leber zurückführte[2]). Erst 14 Tage später ließ er sich ärztlich untersuchen. Es wurde ihm von dem Arzt Karlsbader Mühlbrunn verordnet, da ihm aber in den nächsten 3 Wochen der Bauch und dann die Beine sehr anschwollen und da sich heftige Atemnot einstellte, suchte er die Klinik auf, wo die Diagnose Pericarditis exsudativa und Pleuritis exsudativa sinistra gestellt wurde.

2. I. I., 18jähriger Realschüler. Aufnahme auf die Klinik WENCKEBACH am 29. 10. 1920. Auszug aus der Krankengeschichte:

Im Jahre 1912 im 10. Lebensjahr Rippenfellentzündung, fieberte bis 40⁰, nach 2—3 Wochen war er wieder gesund. Eine Herzbeutelentzündung hatte er nach dem Ausspruch des Arztes damals nicht, blieb dann gesund bis Winter 1918/19, erkrankte damals an Grippe (Dauer 2 Wochen).

Im September 1919 bemerkte er, „daß sein Bauch von Tag zu Tag wachse", zunächst hielt er dies für eine Fettansammlung. Er hatte keinerlei Beschwerden, betätigte sich weiter sportlich. Ende September fühlte er einmal bei einer Radpartie in der Lebergegend ein lästiges Spannungsgefühl, das in der Folgezeit blieb. Der Arzt, der ihn untersuchte, konstatierte eine Wasseransammlung im Bauch; darauf wurde er in das Wiedener Krankenhaus aufgenommen, wo ihm 3 Liter Flüssigkeit aus dem Bauch abgelassen wurden. Ein Jahr später wurde er unter der Diagnose Concretio cordis cum pericardio et accretio auf die Klinik WENCKEBACH aufgenommen.

---

[1]) Zur Abfassung dieser Mitteilung wurden die Perikarditis-Krankengeschichten der ersten medizinischen Klinik in den letzten 20 Jahren, also aus der Klinik NOTHNAGEL, NOORDEN und WENCKEBACH zusammengestellt. Es ist recht bemerkenswert, wie gut die sorgsam geführten alten Krankengeschichten aus der Zeit NOTHNAGELS trotz Fehlens der röntgenologischen und elektrokardiographischen Befunde im übrigen den modernsten Anforderungen der klinischen Beobachtung genügen. Trotzdem wurde davon abgesehen, statistisch und zahlenmäßig aus dem großen Krankenmaterial (60 Männer- und 47 Frauen-Krankengeschichten) irgendwelche Daten abzuleiten. Nur richtige, absolut verläßliche Zahlen haben einen dauernden Wert und solche bei der verschiedenen klinischen Betrachtungsweise des einzelnen Falles, bei der daraus resultierenden Verschiedenheit der Krankengeschichten zu erhalten, bestand wenig Aussicht. Darum wollen wir uns damit begnügen, einzelne Beispiele zur Illustrierung der angeführten Tatsachen einzusetzen.

[2]) Bereits H. v. CURSCHMANN (und vor ihm in der vorklassischen Zeit LEOP. AUENBRUGGER und CORVISART) hat bei mäßigen Ergüssen im Herzbeutel eine deutliche Vorwölbung „des Epigastriums unterhalb des Schwertfortsatzes und der angrenzenden Teile der Rippenbogen" gesehen und wir finden in sämtlichen Krankengeschichten Angaben über die ganz besonders hochgradige Lebervergrößerung. BAUER hingegen erwähnt in seiner sonst recht ausführlichen Bearbeitung der „Krankheiten des Herzbeutels" in ZIEMSSENS Handbuch die Leberstauung bei Pericarditis exsudativa gar nicht besonders, ebensowenig STRÜMPELL in seinem Lehrbuch.

Häufig freilich stellen sich mit der Leberschwellung Magendarmerscheinungen ein, wie Druckgefühl in der Magengegend, Erbrechen, eventuell sogar Durchfälle, Symptome, die sich wohl zwanglos auf die Stauung im Portalgebiet zurückführen lassen.

Dann kann es aber geschehen, daß der bereits leicht cyanotische Patient sich früh morgens beim Erwachen auf der Gesichtsseite, auf der er nachts gelegen war, geschwollen findet. Er steht auf, geht seinem Beruf nach und in kurzer Zeit ist die Schwellung verschwunden. Im weiteren Verlauf wird die Cyanose intensiver. Der Kranke wird dyspnoisch, muß das Bett aufsuchen und jetzt stellen sich bald deutliche cyanotische Ödeme im Bereich des Kopfes und des Halses ein. Die Halsvenen schwellen an (BAMBERGER)[1]), dabei können die unteren Extremitäten noch eine Zeitlang von Ödemen frei bleiben, besonders wenn der Ascites nicht stark ausgebildet ist und mit seinem Gewicht nicht auf die Vena cava inferior drückt. Und wenn sich später, wie in dem ersterwähnten Fall (O. P.) Ödeme an den Beinen einstellen, so pflegen sie, wie auch andere Stauungsödeme, über Nacht zu verschwinden und im Laufe des nächsten Tages, während der Patient sitzt oder gar herumgeht, auffallend rasch wieder zu erscheinen, bis sie dann auch während der Nacht nicht mehr vollständig zurückgehen. Dabei ist die Lunge meist nicht gestaut, es fehlt die zähe Stauungsbronchitis mit Giemen und Rasseln und vor dem Röntgenschirm erscheinen die Lungenfelder relativ hell. (Vgl. später Fall 51, S. 150.)

Begreiflicherweise treten diese Erscheinungen nicht immer in derselben Reihenfolge auf. Wird der Patient früher bettlägerig, so pflegen auch die Stauungserscheinungen im Bereich der Vena cava superior früher einzutreten. Im übrigen ist ja eine einfache Perikarditis ohne Komplikationen von seiten des Herzens (entzündliche oder degenerative Veränderungen) oder von seiten anderer Thoraxorgane nicht gerade häufig und es ist selbstverständlich, daß derartige Komplikationen den Kreislaufstörungen ebenfalls ihren Stempel aufdrücken. Es wird später noch Gelegenheit sein, auf die Beziehungen zwischen den Stauungserscheinungen bei der Pericarditis exsudativa und denen bei Herzmuskelinsuffizienzen sowie bei Pericarditis adhaesiva hinzuweisen. Jedenfalls sei hier zur Charakteristik des perikardialen Stauungstypus mit aller Schärfe zunächst betont:

1. Die Stauungserscheinungen bei der Pericarditis exsudativa beginnen mit einer unverhältnismäßig starken Vergrößerung der gestauten Leber, hinter der die gestaute Leber eines eben dekompensierten Mitralfehlers bei stärkerer Dyspnoe und Cyanose bei weitem zurückbleibt.

2. Ein charakteristisches Merkmal der Stauungserscheinungen im

---

[1]) „An den Halsvenen zeigt sich bei größeren Mengen flüssigen Exsudates eine durch Blutstauung bedingte Schwellung wegen des auf dem rechten Vorhof lastenden größeren Druckes" (S. 120).

Gefolge der Pericarditis exsudativa wäre in dem verschiedenen Verhalten der Stauungserscheinungen im Gebiet der oberen und in dem der unteren Hohlvene zu finden: Im Gegensatz zu den gewöhnlichen kardialen Stauungen, bei welchem beide Gebiete einen gemeinsamen Stauweiher bilden, kann sich beim Stauungstypus der Pericarditis exsudativa die Stauung im Gebiete der oberen und unteren Hohlvene weitgehend unabhängig voneinander verhalten.

3. Als weiteres Merkmal des Stauungstypus bei der Pericarditis exsudativa wäre die hochgradige Abhängigkeit der Lokalisation der Stauung und der Ödeme von der Lage des Körpers im Raume (aufrechte oder Bettlage) anzusehen, wie wir sie bei Stauungsödemen immer für charakteristisch halten, aber in diesem Ausmaß und mit dieser Lokalisation bei muskulärer Herzinsuffizienz nicht zu sehen gewohnt sind.

4. Charakteristisch wäre endlich die relativ geringe oder auch ganz fehlende Stauung im Lungenkreislauf.

II. Erklärung von „Stauungstypen" in der Literatur. — Fragestellung.

Sucht man in der Literatur nach einer Erklärung der geschilderten Phänomene, so findet man einerseits Erklärungsversuche (1), die einem bei verschiedenen Zuständen den Beginn der Stauung im Gebiet der Hohlvenen, vor allem der Cava inferior verständlich machen sollen und andererseits Erklärungsversuche (2) für die bei verschiedenen Herzinsuffizienzen wiederkehrende Tatsache, daß die Leber früher Stauungserscheinungen zeigt als alle übrigen Organe.

Was die Stauung im Gebiet der Hohlvenen [Erklärungsversuch (1)] betrifft, so war schon durch die Aufstellung des Begriffes der Herztamponade[1]), durch die Beobachtung, daß dabei die „rechte Herzhälfte sehr klein ist" (E. Rose 1884), der Mechanismus einer Stauung der Hohlvenen, aber beider Hohlvenen, infolge herabgesetzter Diastole des zusammengepreßten rechten Vorhofes gegeben. Bereits früher (1877 und 1882) hatte J. Cohnheim als Ursache des Todes bei der Herztamponade die durch die Spannung im Herzbeutel behinderte Entleerung der Hohlvenen in den Vorhof resp. die Unmöglichkeit einer ausreichenden Diastole angesehen. Im Experiment ließ er Öl unter verschiedenem Druck in das Perikard einlaufen und konnte mit steigendem Druck im Perikard ein Steigen des Venendrucks und ein Sinken des arteriellen Drucks vor allem in der A. pulmonalis feststellen (Bamberger, Oppolzer, Orth, Riegel). Auch Stefani hat bei Druckerhöhung im Perikard einen geringeren Zufluß zum Herzen mit einer Drucksteigerung in der Vena cava superior feststellen können. Später war es besonders Brauer, der die Bedeutung der mangelhaften Diastole für die adhäsive Mediastinoperikarditis bearbeitet, ferner Vollhard, der von einer Einflußstauung spricht, neuerdings Merkel und H. Pollitzer (perikardiale Adiastolie). Vgl. auch die moderne Analyse der Vaguswirkung auf den Venendruck bei Drucksteigerung im Herzbeutel von Kerppola und Walle.

Über die exsudative Perikarditis selbst findet man fast überhaupt keine Angaben. Nur Oppolzer meint doch, daß durch den Druck

---

[1]) Vgl. L. Rehn, der gegen diesen Ausdruck Stellung nimmt.

des perikardialen Exsudates auf die großen Gefäße der Rückstrom zum
Herzen erschwert ist. (Vgl. später CURSCHMANN.) Später hat CURSCH-
MANN durch Härtung von perikardialen Ergüssen nachgewiesen, daß die
Vena cava inferior durch den Erguß zusammengepreßt werden kann[1]).
Zwar erscheinen die ersten Flüssigkeitsmengen an der Basis des Herzens,
um die großen Gefäße, Aorta, Arteria pulmonalis, aber kurze Zeit später
sammeln sich die bereits zunehmenden Flüssigkeitsmengen am caudalen
Teil des rechten Herzens sowohl an der Vorderwand, dem Sternum an-
liegend, wie im dorsalen Anteil des Herzbeutels an der Vena cava inferior
(EBSTEIN, CURSCHMANN, vgl. auch ROSENBACH). In seinen Experimenten
stellt CURSCHMANN nur fest, daß bereits nach Injektion von 400—500 g
Flüssigkcit in den Herzbeutel „die nachgiebigen Teile des Herzens,
die Vorhöfe und die großen Gefäße stark zusammengepreßt“ werden.
REHN hingegen, der künstliche Perikarditiden und Pleuritiden durch
Injektion von Jodtinktur, Aleuronat usw. setzt, schreibt (S. 8): „Es
erscheint sicher, daß die Vena cava inferior bei Perikarditis und bei
perikarditischen Verwachsungen weit leichter in ihrem Abfluß in das
Herz gestört wird, als die obere Hohlvene“ (SCHAPOSCHNIKOFF, ROM-
BERG, REHN, neuerdings KLOSE, STRAUSS, WILLIAMSON).

Was die Erklärungsversuche (2) der zweiten Art anlangt, die
einem das Verständnis für die Schwellung der Leber[2]) zu Beginn
der Stauung im rechten Herzen bringen soll, so stammt von TÜRK „die
Hochwassertheorie“ als Erklärung für die besonders starke Leberstauung
bei Insuffizienz der Tricuspidalklappen: „Überall wo zwei überfüllte
Ströme senkrecht aufeinander stoßen, gibt es in dem Strom eine gefähr-
liche Rückstauung, dessen Laufrichtung sich eben im rechten Winkel
ändern muß, insbesondere wenn er der schwächere ist: denn der starke
Strom, der seine Richtung beibehält, füllt das Strombett aus und wehrt

---

[1]) Über die Wirkung der Kompression der Vena cava inferior auf den Kreislauf siehe z. B. die Versuche von HILL an Hunden und Katzen.

[2]) NAISMITH dürfte als erster (1885) bei langsam sich entwickelnden Blutungen
ins Perikard das Symptom des im Epigastrium sich lokalisierenden Leibschmerzes
beschrieben haben (4 Fälle). Er berichtet u. a. von einem Patienten, der nach
einem Herzstich an einer langsamen sich entwickelnden Herztamponade zugrunde ging
und vorher bittet: „no to move him and requested that his trousers be unbottoned,
as he was suffering from great pains in his ‘belly’ “. ROSENBACH schreibt nichts
von einer Leberstauung bei Perikarditis, beschreibt aber beim Hämoperikard
von dem im Epigastrium lokalisierten Leibschmerz (NAISMITH): Nach unserer
Ansicht handelt es sich hierbei wahrscheinlich um eine Zerrung der Leberkapsel
infolge akuter Anschwellung dieses Organs, die wieder durch Lähmung des rechten
Ventrikels bedingt ist. VOLLHARD gibt an, daß er bei 5 Fällen von chronischem
Perikardialexsudat stets Ascites praecox gefunden hat. VOLLHARD spricht von
einer „zentralen“ oder „Einflußstauung“, die er im Gegensatz zur „peripheren“,
die durch Nachlassen der vis a tergo entsteht, stellt. Was den Fassungsraum
der Leber für Blut unter normalen und pathologischen Bedingungen betrifft siehe
WENCKEBACH und besonders SALAMON, der im Versuch den Fassungsraum von
cirrhotischen Lebern im Gegensatz zu normalen minimal fand.

mit der ungeheuren Kraft seiner gerade ausdrängenden Strömung den senkrecht darauf prallenden Wassermassen des schwächeren den Eintritt"... . „Der starke Strom aber und der richtunggebende ist die Cava inferior, der senkrecht mündende schwächere Nebenfluß die Lebervene". Von den Stauungserscheinungen bei der Concretio cordis cum pericardio meint Türk, daß wenn ein die Stauung besonders begünstigendes Moment, das aber gar nicht selten vorhanden ist (z. B. Schädigung des rechten Ventrikels durch hemmende Verwachsungen mit dem Sternum) ausbleibt, sich die Concretio „eben bezüglich der Zirkulationsstörung in nichts von einer simplen Mitralstenose" unterscheidet. Jedenfalls ließ sich die Hochwassertheorie als Erklärung für die allererst auftretende Leberstauung bei jeder Kreislaufstörung anwenden, bei der der rechte Vorhof insuffizient und damit die Cava inferior überfüllt ist, so bei Mitralfehlern oder mitralisierten Herzen, bei Herzmuskelschwäche, Emphysemherzen usw. Eine weitere Erklärung wäre aber nötig, um uns den bei verschiedenen Kreislaufstörungen verschiedenen, aber für manche Störungsart ziemlich charakteristischen Grad und Verlauf der Leberstauung plausibel zu machen.

O. Hess nimmt ähnlich der Türkschen Hochwassertheorie auf Grund der älteren Literatur über rückläufige Embolie der Venen (Arnold, Bonome, Diemer, Heller, Wagner, Ribbert) und auf Grund von Experimenten an, daß bei einer durch Narbengewebe verengerten Vena cava inferior — er behandelt den Stauungstypus bei der Pericarditis adhaesiva — Blut aus der Vena cava inferior in die Vena hepatica überläuft, wie er im Experiment Kakaobutter, die er in die Vena cava eingeführt hat, in der Leber wiederfinden konnte. Ebenso konnte Stolnikow auch unter normalen Verhältnissen eine solche retrograde Strömung aus der Cava in die Leber experimentell nachweisen. Wenn überhaupt Übertragungen vom Tierversuch auf den Menschen gestattet sind, so müßte doch jedenfalls vom physikalischen Standpunkt aus theoretisch die Stauung durch Verengung der Vena cava inferior in Zwerchfellshöhe die gleichen Konsequenzen für das Gebiet der unteren Hohlvene nach sich ziehen wie die Stauung durch Überfüllung des rechten Vorhofes, so daß eigentlich auch diese Erklärung für alle Arten der Stauung in diesem Gebiet herangezogen werden könnte.

Ein anderer Erklärungsversuch stammt von Weinberg, Grawitz und ganz besonders von Eisenmenger: Bei Stauungen am Endteil der Cava inferior, die zu einem Überwiegen des Ascites gegenüber den Ödemen führen, steht eben der gestauten Cava inferior eine größere Anzahl von Kollateralen zur Verfügung (vordere, hintere Rumpfvenen, Vena azygos, Hemiazygos usw. s. Original), während die Vena hepatica solche Anastomosen nicht besitzt. Daher macht sich in der Leber und im Portalgebiet die Stauung besonders früh und stark bemerkbar.

Man muß zugeben, daß all diese Erklärungsversuche für alle Stauungsarten gelten müßten und daher nicht imstande sind, die eingangs
beschriebenen von anderen Stauungsarten sich unterscheidenden Phänomene (perikardialer Stauungstypus) restlos zu erklären. WENCKEBACH
(VOLKMANNsche Beiträge Nr. 465/466) hat schon einmal besonders darauf
aufmerksam gemacht, daß eine Stauung in der Vena cava inferior als
Erklärung für eine Stauung in der Vena hepatica schon darum nicht
herangezogen werden darf, weil wir in vielen Fällen bei stark gestauter
Leber keinen Anhaltspunkt für eine Stauung in der Vena cava inferior,
wie geschwollene Beine usw. finden können. Das gilt auch für die Stauung bei der Pericarditis exsudativa. WENCKEBACH nimmt daher auch an,
daß die Leberschwellung bei adhäsiver Perikarditis auf die mangelhafte
Entleerung der Leber durch den ungünstigen Atemmechanismus zurückzuführen ist. Das fixierte Zwerchfell kann eben nicht mehr die Leber,
wie die Hand den Schwamm, ausdrücken. Für die exsudative Perikarditis macht WENCKEBACH keine Angaben.

Auch wenn man die angeführten Erklärungsversuche sämtlich als
richtig annehmen wollte, fühlt man doch immer zur Beseitigung der
oben angeführten Widersprüche das Bedürfnis nach einer rein mechanischen Erklärung der Stauungserscheinungen bei exsudativer Perikarditis, die imstande wäre, die angeführten Erscheinungen einheitlich
von einem Gesichtspunkte zu lösen. Dies wurde in den folgenden Untersuchungen angestrebt. —

Bevor wir an die Lösung der aufgeworfenen Fragen herantreten,
sei ein Kapitel über Topographie und Maße der Hepaticaostien und
der Cava inferior eingeschaltet.

III. Zur Topographie der Lebervenenmündungen: Messungen an Individuen mit normalem und pathologischem Zirkulationsapparat.

Im Verlaufe unserer Untersuchungen hat es sich als nötig erwiesen,
uns über die Größenverhältnisse des Endteiles der Cava inferior und der
Lebervenen, sowie über die topographische Anatomie der Lebervenenmündungen durch Messungen an einem größeren Leichenmaterial Kennt-
nisse zu erwerben. Nur auf Grund der an Normalen gewonnenen
Zahlen konnten die an pathologischen Objekten gewonnenen Werte
richtig beurteilt werden. Es wurden die Venen von Individuen mit
intaktem Kreislauf und von solchen mit chronischer Zirkulationsstörung
gemessen.

Der Übersichtlichkeit halber und um Wiederholungen zu vermeiden,
seien die Messungsergebnisse beider Gruppen gleich unter einem mitgeteilt.

1. Methodik der Messungen.

Zur Messung wurden frische Objekte unmittelbar nach der Obduktion verwendet. Vorher waren Alter, Geschlecht, Körperlänge und Körperbau notiert worden. Nach der sonst typischen Sektion wurden die Brustorgane mit Leber und Zwerchfell in continuo entnommen. An dem so gewonnenen Präparat wurde nun gemessen:

1. die äußere Cavahöhe. Es wurde die Valvula Eustachii, die die Grenze zwischen Cava inferior und rechten Vorhof bildet, vom Vorhof aus mit dem Finger aufgesucht und ihr Ansatz an der Außenseite der Vena cava inferior markiert. Dann wurde nach Entfernung des Fettgewebes zwischen Diaphragma und dem parietalen Blatt des Perikards die obere Fläche des Diaphragmas freigelegt und an der rechten und linken Seite der Vena cava inferior vom Ansatz des Zwerchfells an die Vene bis zum markierten Ansatz der Valvula Eustachii gemessen:

2. der Cavaumfang. Die Vena cava inferior wurde in der Mitte der hinteren Wand sagittal aufgeschnitten und der Abstand der beiden Schnittränder an dem möglichst flachgelegten, aber nicht gespannten Gefäß bestimmt;

3. die Distanz zwischen Zwerchfellansatz und dem tiefsten Punkt des Ansatzes der Valvula Eustachii (D. E.). Durch leichtes Anspannen des Zwerchfelles wurde an der Innenseite der von hinten eröffneten Vena cava inferior der Ansatz desselben an der Vene festgestellt und mit einer Stecknadel markiert. Dann wurde von der so gefundenen Ansatzlinie des Zwerchfells zum tiefsten Punkt der Ansatzlinie der Valvula Eustachii gemessen. Dieses Maß konnte natürlich nicht mit der äußeren Cavahöhe übereinstimmen, da bei Bestimmung dieser zwei Distanzen (rechts und links), und zwar von den kranialsten Ansatzpunkten der Valvula Eustachii gemessen wurde, während bei der Messung von D. E. nur eine Distanz, und zwar vom tiefsten Punkt der Valvula bis zum Zwerchfellansatz bestimmt wurde. Daß die Hepaticaostien bisweilen über den Ansatz der Valvula Eustachii zu liegen kommen, hängt mit dem manchmal caudal sehr konvexen Verlauf der Valvula zusammen;

4. die Ostien der Venae hepaticae wurden in möglichst unverzerrter Lage mit einem feinen Zirkel in ihrem längsten und in ihrem kürzesten Durchmesser gemessen;

5. die Distanz zwischen oberem Rand der Herpaticaostien und dem Zwerchfellansatz an die Vena cava inferior wurde gemessen, indem der Abstand zwischen dem oberen Rand der Ostien und dem durch Zug markierten Ansatz des Zwerchfells genommen wurde. Dabei sind die Abstände mit „plus" bezeichnet, wenn der obere Ostienrand über dem Zwerchfellansatz, mit „minus", wenn er unter dem Zwerchfellansatz liegt. Die Hauptschwierigkeit dieser Messung besteht darin, daß es hier im Gegensatz zum fixierten Objekt sehr schwer ist, den oberen Rand der Hepaticaostien genau festzustellen.

2. Messungsergebnisse.

Die Messungen wurden durchgeführt an 67 Erwachsenen und an 27 Kindern.

Für die sorgsame und genaue Durchführung dieser Messungen sind wir Herrn cand. med. ROBERT KUNTSCHIK zu besonderem Dank verpflichtet.

Folgendes sei noch besonders bemerkt. Selbstverständlich ist ein direkter Vergleich der auf diesem Wege erhaltenen Zahlen mit den an gehärteten Objekten und an Ausgüssen gewonnenen nicht gestattet. Die Ausgüsse mußten zu große Maße ergeben. Bei den nach unserer Untersuchungsmethode gewonnenen gehärteten Formolpräparaten, bei welchen geflissentlich eine Drucksteigerung in den Venen vermieden wurde, war eine Erweiterung derselben weniger zu befürchten als bei den nach der holoptischen Sektionsmethode gewonnenen gehärteten Präparaten. Die von uns für die eigentlichen Versuche verwendete, aus den Protokollen der späteren Abschnitte zu entnehmende Methode hätte sich auch zur Feststellung von Normalwerten am besten empfohlen (vgl. Versuch 28 und 73), doch war dieses Verfahren für eine größere Zahl von Vergleichsobjekten nicht anwendbar, da es begreiflicherweise nicht möglich war, so viele Fälle der klinischen Obduktion zu entziehen. Deshalb haben wir uns zu diesem Zwecke der voranstehenden Methode bedient, die aber eine besondere Kritik erfordert.

Während die im Leberparenchym eingebetteten und gewissermaßen ausgespannt erhaltenen Venae hepaticae ihre Gestalt nicht sehr verändern konnten, mußte die aus ihrer Umgebung losgelöste und aufgeschnittene Vena cava inferior sich infolge der Elastizität ihrer Wand retrahieren und wohl geringere Werte ergeben. Dementsprechend stimmen die an frischen Objekten von uns gewonnenen Maße der Venae hepaticae mit den in VIERORDTS Tabellen angeführten (14—18 mm) genügend überein, während die an der frischen Vena cava inferior gewonnenen Maße hinter den von VIERORDT angegebenen (d. = 34 mm) und hinter denen unserer fixierten Objekte stark zurückbleiben. Wir haben daher die an der Vena cava inferior bei frischen Objekten gewonnenen Zahlen nicht als absolute Werte, sondern nur als Vergleichswerte in ihrem Verhältnis zu den Venae hepaticae $\left(\dfrac{h}{c}\right)$ verwendet. Zur Bestimmung dieser Verhältniszahlen haben wir die aus den Durchmessern errechneten Flächen der den Venenostien umschriebenen Rechtecke miteinander verglichen. Der Vorgang wird sich am einfachsten aus folgendem Beispiel ergeben:

Prot.-Nr. $\dfrac{168481}{2398}$ 8. 12. 1924. 19 J., 149 cm Körperlänge (Peritonitis).

Aufgenommene Maße: l. Hep. ostium: 20 mm × 12 mm,
r. „ „ 16 mm × 12 mm.
Cavaumfang: 52 mm.

Berechnung:

Fläche des umschriebenen Rechtecks: 1. Hep. ost.   240 mm²

r.   „   „   192 mm²

Summe   432 mm² = h.

Cavaumfang $= 2\,r\,\pi = 52$ mm

$$2\,r = \frac{52}{3,1} = 16,6 \text{ mm}$$

dem Cavaostium umschriebenes Quadrat $= 276$ mm² $= c$

$$\frac{h}{c} = \frac{432}{276} = 1,57.$$

Maße an den großen Gefäßen vor der Ein-

Tabelle 1.

				Vena cava inferior	
Altersperiode	Durch-schnittliches Alter	Durch-schnittliche Körpergröße in cm	Zahl der gemessenen Individuen	Umfang mm	Fläche des dem Gefäß-querschnitt um-schriebenen Quadrates mm²
15—35 Jahre	26 Jahre	157	5	50	266
35—55 „	48 „	177	7	53	309
55—77 „	65,5 „	170	8	60,5	381
					im
15—77 „	49 „	169	20	55,2	**317**

Tabelle 2.

				Vena cava inferior	
Altersperiode	Durch-schnittliches Alter	Durch-schnittliche Körpergröße in cm	Zahl der gemessenen Individuen	Umfang mm	Fläche des dem Gefäß-querschnitt umschriebenen Quadrates mm²
15—35 „	31 „	150	4	49	266
35—55 „.	45 „	155	14	57	324
55—77 „	68,5 „	150	12	54	289
					im
15—77 „	52,6 „	152,5	30	55	**310**

Tabelle 3.   Erwachsene

				Vena cava inferior	
Altersperiode	Durch-schnittliches Alter	Durch-schnittliche Körpergröße in cm	Zahl der gemessenen Individuen	Umfang mm	Fläche des dem Gefäß-querschnitt umschriebenen Quadrates mm²
15—35 „	28 „	154	9	50	266
35—55 „	46 „	159	21	56	324
55—77 „	67,3 „	157,3	20	56,7	334
					im
15—77 „	55,4 „	157,5	50	55,1	**317**

Tabelle 4.   Kinder

				Vena cava inferior	
Altersperiode	Durch-schnittliches Alter	Durch-schnittliche Körpergröße in cm	Zahl der gemessenen Individuen	Umfang mm	Fläche des dem Gefäß-querschnitt umschriebenen Quadrates mm²
Neugeborene	0	50	5	17,6	32,5
Bis 4 Mon. inkl.	3 Mon.	54	6	20	42,2
Bis 10 Mon. inkl.	6,2 „	64	8	22	50,4
Bis 27 Mon.	19 „	82	6	28	81,0
					im
0—2¼ Jahre	7,3 „	63	25	22	**50,4**

A. Individuen mit normalem Kreislauf.

Bei Kindern (Tabelle 4) nehmen, wie zu erwarten ist, alle genommenen Maße bis auf die Abstände der Hepaticaostien vom Zwerchfell mit steigendem Alter und wachsender Körpergröße zu. Der geringe Rückgang der Hepaticamaße im Alter zwischen 4 und 10 Monaten dürfte ohne Bedeutung sein und dürfte sich dadurch erklären, daß in dieser Gruppe 3 besonders kleine und schwache Kinder das Durchschnittsmaß herabdrücken.

mündung in den rechten Vorhof (Kreislauf normal).

Männer.

Intraperikardiale Cavahöhe		Zwerchfellabstand d. Val. Eustachii	Abstand des oberen Randes der Hepaticaostien vom Zwerchfell		Fläche der den Hepaticaostien umschriebenen Rechtecke			Verhältniszahlen Lebervenen: Hohlvene h/c
rechts	links		rechts	links	rechts	links	zusammen	
mm	mm	mm	mm	mm	mm²	mm²	mm²	
9	9	7	4,8	2,2	241	201	442	1,7
14	10	9	4,1	3,8	265	253	518	1,7
13,6	12	10,5	5,4	4,7	327	308	635	1,7
Mittel:								
126	10,5	9,1	4,7	3,8	284	262	**546**	**1,7**

Frauen.

Intraperikardiale Cavahöhe		Zwerchfellabstand	Abstand		Fläche			Verhältniszahlen
15	11	11	3,8	2,2	280	210	490	1,8
13	12,5	7,4	3,3	2,8	319	243	562	1,8
13	12	10	2,7	3,7	348	243	591	2,0
Mittel:								
13,3	12,1	8,9	**3,1**	**3,1**	325	235	**564**	**1,8**

(Männer und Frauen).

Intraperikardiale Cavahöhe		Zwerchfellabstand	Abstand		Fläche			Verhältniszahlen
12	10	9	4,0	2,2	258	205	463	1,7
13,5	11,6	8	3,5	3,1	301	247	548	1,7
13,5	12	10	3,8	4,1	331	269	608	1,8
Mittel:								
13,2	11,5	8,9	**3,7**	**3,6**	309	248	**557**	**1,76**

beiderlei Geschlechts.

Intraperikardiale Cavahöhe		Zwerchfellabstand	Abstand		Fläche			Verhältniszahlen
5,6	5	4	0,8	1,6	35	56	91	2,8
5,8	6	4,4	0,2	3,4	59	73	132	3,1
7,6	6,7	5	0,4	1,6	55,8	68	124	2,4
8,3	7	5,7	2,1	0,7	65	79	144	1,8
Mittel:								
6,9	6	4,8	**0,8**	**1,8**	55	69	**124**	**2,4**

Leicht erklärlich erscheint es auch, daß bei Kindern die Zahl, die das Verhältnis zwischen Hohlader und Lebervene angibt (h : c = 2,4), gegenüber der Verhältniszahl beim Erwachsenen (1,7) besonders hoch ist. Die beim Kinde verhältnismäßig viel größere Leber benötigt eben auch größere Lebervenen.

Begreiflicherweise sind die Abstände des oberen Randes der Hepaticaostien vom Zwerchfell beim Kind geringer als beim Erwachsenen. Wenn auch hie und da (4 mal unter 28 Fällen), das Hepaticaostium vollständig subdiaphragmal liegt, so liegt es im Durchschnitt mit dem oberen Rand doch supradiaphragmal, und zwar links höher als rechts. Dies gilt schon für unsere Gruppe von Neugeborenen, was im Widerspruch zu den Ergebnissen von HASSE steht.

Beim Erwachsenen (Tabelle 3) bemerken wir ein stetiges Wachsen der Maße der Lebervenen und der Vena cava inferior bei zunehmendem Alter, und zwar noch über das 55. Lebensjahr hinaus. Diese Regel gilt auch für Tabelle 1 und 2 (Männer und Frauen). Nur bei den Frauen im Alter von 35—55 Jahren fällt der Wert für die Vena cava inferior aus der Reihe. Die Beobachtung, daß diese großen Venen im Alter an Größe zunehmen, konnten wir in der Literatur nirgends finden. Vielleicht kann die Abnahme der Elastizität der Venenwände im Alter hierbei eine Rolle spielen.

Bemerkenswert ist es auch, daß bei Frauen (Tabelle 2) der Querschnitt der Lebervenen im Verhältnis zu dem der Vena cava inferior größer ist als bei Männern (Tabelle 1). Die Verhältniszahl beträgt 1,8 bei Frauen zu 1,7 bei Männern, während die Lebergewichte nach VIERORDT bei Männern 1617 g bei 60,7 kg Körpergewicht und bei Frauen 1570 g bei 52,6 kg Körpergewicht betragen. Berechnet man

Tabelle 5. Maße an den großen Gefäßen vor der Ein-

Alters-periode Jahre	Durch-schnittliches Alter	Durch-schnittliche Körper-größe in cm	Zahl	Ge-schlecht	Vena cava inferior	
					Umfang mm	Fläche des dem Gefäß-querschnitt um-schriebenen Quadrates mm²
15—35	26 Jahre	159,5	2	Männer	55	324
			2	Frauen		
35—55	46 „	161,5	4	Männer	60	377
			4	Frauen		
55—77	64 „	156	1	Mann	62	400
			4	Frauen		
15—77	47 „	159	10	Frauen	59	361
			7	Männer		

im

daraus das Verhältnis zwischen Leber und Körpergewicht, so ergibt sich, daß bei Männern das Lebergewicht nur 2,66%, bei Frauen 2,99% des Körpergewichtes beträgt. Aus dem höheren Lebergewicht der Frau allein könnte man schon die größeren Maße der Venae hepaticae erklären.

Cavahöhe und Entfernung der Valvula Eustachii vom Zwerchfell scheinen sich beim Erwachsenen im Laufe des Lebens nicht mehr zu ändern.

Was die Lage der Hepaticaostien zum Zwerchfell betrifft, so sollen sie nach HASSE zur Zeit der Geburt unterhalb oder in der Höhe der Leberoberfläche liegen, um sich während des Lebens immer mehr über die Leberoberfläche, zum Teil über das Zwerchfell zu erheben, und zwar rechts höher als links.

Während sich unsere Messungsergebnisse am Neugeborenen, wie oben erwähnt, von denen HASSEs, der seine Untersuchungen an gehärteten Präparaten angestellt hat, unterscheiden, scheint sich bezüglich der Messungen am Erwachsenen bis zu einem gewissen Grad eine Übereinstimmung mit HASSE zu ergeben. Unsre Zahlen zeigen mit mehreren Ausnahmen bei zunehmendem Alter einen steigenden Abstand der Lebervenenmündung vom Zwerchfell. Die Mittelwerte beim Erwachsenen zeigen für den Stand der Lebervenenmündungen keine wesentliche Differenz zwischen rechts und links (rechts 0,1 mm höher als links) und sind beim Kind sogar links bedeutend höher als rechts. Freilich sind diese Mittelzahlen mit einer gewissen Vorsicht zu beurteilen, denn manche gefundene Werte zeigen besonders große Differenzen: In einigen Fällen (3 mal) liegt der obere Rand der Lebervenenmündung besonders tief (unterhalb des Zwerchfells) und drückt dadurch den

m ü n d u n g   i n   d e n   r e c h t e n   V o r h o f (Kreislauf gestört).

Intraperikardiale Cavahöhe		Zwerch-fell-abstand d. Val. Eustachii	Abstand des oberen Randes der Hepaticaostien vom Zwerchfell		Fläche der den Hepaticaostien um-schriebenen Rechtecke			Verhältniszahlen Lebervenen: Hohlvene h/c
rechts	links		rechts	links	rechts	links	zu-sammen	
mm	mm	mm	mm	mm	mm²	mm²	mm²	
12,6	11	9	5,1	2,2	403	288	691	2,1
10	10	8	2,4	4,5	407	304	711	1,9
14	13	11	4,8	4,3	497	255	752	1,9
Mittel:								
12	11,2	9	3,8	3,9	433	281	714	2,0

Mittelwert stark herunter. Anderseits finden sich Fälle, bei denen die Lebervenen außerordentlich hoch über dem Zwerchfell münden (bis 10 mm) und die darum aus der Reihe fallen.

B. Individuen, die an Kreislaufstörungen mit Stauungserscheinungen in allen Organen gestorben sind.

In dieser Gruppe wurden Individuen gemessen, die an dekompensierten Herzfehlern, an Herzmuskelschädigung, an Emphysemherz usw. mit allen Zeichen der allgemeinen Stauung gestorben waren.

Am auffallendsten an diesen Fällen (s. Tab. 5) ist jedenfalls die Erweiterung der Vena cava inferior und der Lebervenen, was sich durch die Stauung daselbst ohne weiteres erklären läßt. Bemerkenswert ist auch die Tatsache, daß die Lebervenen bei dieser Stauung stärker geweitet sind als die Vena cava inferior, so daß sich die Verhältniszahl zwischen Lebervenen und Hohlvenen von 1,76 beim Kreislaufgesunden auf 2,0 beim Kreislaufgestörten erhöht. Diese besonders starke Erweiterung der Lebervenen stimmt mit der bereits eingangs erwähnten klinischen Tatsache gut überein, daß zu Beginn einer jeden Stauung vor dem rechten Herzen die Leber zuerst und am nachhaltigsten getroffen ist. S. später zentraler Stauungstypus S. 192. Besonders weit sind die Lebervenen in den Fällen mit Tricuspidalinsuffizienz gewesen, sie erreichen z. B. den Wert von 1050 bei einem Mann von 39 Jahren und 163 cm Körperlänge gegenüber dem Normalwert (s. Tab. 1) von 518. S. Tricuspidalinsuffizienz Kap. IX, Tab. 15 auf S. 212.

Der obere Rand der Lebervenenmündungen scheint bei Fällen mit allgemeiner Stauung etwas höher zu stehen als bei den Kreislaufgesunden: 3,8 und 3,9 mm gegenüber 3,7 und 3,6 mm.

IV. Makroskopisch-anatomische Untersuchungen zur Frage des perikardialen Stauungstypus.

Bereits die ersten recht primitiven Versuche zur Lösung der in der Einleitung aufgeworfenen Frage ergaben einen bemerkenswerten Befund. An dem Kadaver eines Erwachsenen wurde die Cava inferior vom Abdomen aus und eine kleine Stelle des Herzbeutels durch Resektion der linken 4. Rippe freigelegt, wobei ein linksseitiger Pneumothorax entstand; rechts wurde er vermieden. Nun wurde der Zeigefinger in die eröffnete Vena cava inferior eingeführt und so weit vorgeschoben, daß die Fingerkuppe in den rechten Vorhof zu liegen kam. Wenn man nun durch eine in das Perikard eingeführte Kanüle die Perikardialhöhle mittels einer Spritze mit Wasser füllte, konnte mit zunehmender Drucksteigerung im Herzbeutel der eingeführte Finger knapp oberhalb des Zwerchfells eine fast zirkuläre Einschnürung wie einen Gummiring fühlen, eine Einschnürung, die ein Zurückziehen des Fingers schließlich unmöglich machte[1]). Durch diesen Versuch schien bereits eine Kompression der Vena cava inferior durch eine Drucksteigerung im Perikard, so wie sie CURSCHMANN seinerzeit nach seinen Präparaten angenommen hat, bewiesen. Nach dieser Beobachtung entschlossen wir uns, die Frage der Kompression der Vena cava inferior zunächst an normalen Herzen, an denen wir das Perikard mit Flüssigkeit unter verschiedenem Druck gefüllt hatten, weiterzustudieren. Wir nahmen an, daß wir unter diesen Verhältnissen den Faktor der Drucksteigerung im Perikard halbwegs isoliert beobachten könnten. Wir hofften so die Ursache der frühen und starken Stauung der Leber bei perikardialen Ergüssen aufklären zu können. Es wurden zunächst 3 Versuchsreihen angestellt:

1. Ausgüsse,
2. Formol- und Formolchlorzinkpräparate,
3. Röntgenuntersuchungen.

1. Ausgüsse.

Methodik.

Zunächst wurden mit HYRTLscher Masse[2]) einerseits Ausgüsse des Perikards und andererseits Ausgüsse der Hohlvenen und des rechten Vorhofes hergestellt. Die Venenausgüsse sollten uns als Kontrolle für spätere Versuche dienen, die perikardialen Ausgüsse uns über die Ausdehnung und Form der Perikardialhöhle orientieren. Ein besonders hoher Druck wurde bei diesen Injektionsversuchen niemals angewendet. Alle Versuche wurden an Leichen von Kindern und von Erwachsenen durchgeführt.

Es war unser Bestreben, an der Topographie der in Betracht kommenden Organe möglichst wenig zu ändern, doch war dies nur bei der Venenfüllung möglich. Die Venen und das rechte Herz wurden entweder von der Vena jugularis oder von der Vena cava inferior aus gefüllt, der Herzbeutel wurde durch das Diaphragma von unten oder nach Resektion des Knorpels der linken 3. und 4. Rippe von vorne injiziert. Dabei mußte durch Eröffnung des Abdomens der Zwerchfellstand und die Leber in ihrer Lage geändert werden; bei der Resektion der Rippen zur Injektion in den Herzbeutel mußte hingegen unbedingt ein künstlicher linksseitiger Pneumothorax mit geringer Verschiebung des Mediastinums entstehen. Da trotz verschiedener Präparations-

---

[1]) Wie wir nachträglich bei Durchsicht der Literatur bemerkt haben, hat LEICHTENSTERN gelegentlich seiner Studien über die Vena cava inferior und ihre Beziehungen zur Pleuritis in ganz ähnlicher Weise seinen Finger durch das Foramen quadrilaterum in den rechten Vorhof eingeführt, während er den rechten Pleuraraum mit Flüssigkeit füllte.

[2]) Kolophonium und weißes Bienenwachs ana partes aequales, dazu einige Gramm Kopallack, um die Masse weniger spröde zu machen.

methoden (einmal bei intakter Brusthöhle, einmal bei intaktem Abdomen) die beobachteten Befunde übereinstimmten, durften sie mit Recht auf Drucksteigerung im Herzbeutel und nicht auf die angeführten Veränderungen in der Topographie der Brustorgane zurückgeführt werden.

Es wurden daher später fast nur mehr die Venen und das rechte Herz von der Vena jugularis dextra aus, der Herzbeutel durch die Brustwand von vorne her gefüllt.

Nachdem wir so an einer Reihe von Präparaten brauchbare Ausgüsse der Venen und an weiteren Fällen Ausgüsse des Perikards gewonnen hatten, gingen wir daran, Herzbeutel und Venen an demselben Objekt zu füllen, anfänglich so, daß zuerst heiße Masse in das Perikard und gleich darauf andersgefärbte heiße Masse in die Venen injiziert wurde, so daß diese in beiden Hohlräumen ungefähr gleichzeitig erstarren konnte. Später ließen wir gewöhnlich den Herzbeutelausguß zunächst erstarren; erst dann wurde die Venenfüllung angeschlossen. Die letztere Methode war deshalb vorzuziehen, weil bei der Injektion der zähflüssigen Masse in die Venen in diesen ein Druck erreicht wurde, der den im Leben daselbst bestehenden bei weitem übertreffen mußte und sonst bei gleichzeitiger Injektion in Venen und Perikard eventuell imstande war, Ausbuchtungen des Herzbeutelausgusses gegen die Venen wieder auszugleichen.

Bei Ausgüssen an Erwachsenen machten wir bald die unangenehme Erfahrung, daß während der Maceration des Präparates (mit rauchender Salzsäure) durch das große Gewicht der Leber der Ausguß der Vena cava immer wieder an der Durchtrittsstelle durch das Zwerchfell abbrach. Es ließen sich zwar die Bruchflächen des Ausgusses meistens einwandfrei aufeinanderpassen, aber trotzdem schien es uns im Interesse der Erhaltung eines ganz einwandfreien Präparates notwendig, Ausgüsse aus WOODschem Metall zu machen. Da uns WOODsches Metall in einer Menge, um Herzbeutel und Venen gleichzeitig zu füllen, nicht zur Verfügung stand, wurde in diesen Versuchen der Herzbeutel zunächst mit HYRTLscher Masse gefüllt, dann ließ man diese erstarren und erst nach etwa einer Stunde wurde das WOODsche Metall durch einen Trichter in die Vena jugularis bei vertikal suspendiertem Kadaver eingegossen. Vorher war die Vena cava inferior unterhalb der Leber, die Vena portae im Ligamentum hepatoduodenale abgebunden worden; der Bauch wurde vor der Injektion wieder sorgfältig vernäht.

Im übrigen wird sich die Technik der Versuche aus den später angeführten Versuchsprotokollen leicht entnehmen lassen.

Die Versuche an Kindern und an Erwachsenen zerfallen in je drei Gruppen:

    a) Isolierte Füllung des rechten Herzens und der Venen.
    b) Isolierte Füllung des Herzbeutels.
    c) Kombinierte Füllung von Venen und Herzbeutel.

A. Ausgüsse an Kindern.

a) Isolierte Füllung des rechten Herzens und der Venen.

Zur Einführung in die topographischen Verhältnisse der zu untersuchenden Regionen sei an der Hand eines Normalausgusses auf diese für uns wichtigen anatomischen Details hingewiesen.

Vorhof-Venenausguß (Hyrtl-Masse) beim Neugeborenen.

Vers. 7[1]) (Abb. 1 u. 2). Knabe der Marie G., gest. 4. 8. 1923, 10,30 Uhr a. m. Kraniotomierte, reife, männliche Frucht.

6. 8. 1923: 7,15 Uhr p. m. Injektion von der Vena cava inferior aus mit Hyrtlscher Masse. Es füllen sich beide Herzhälften und die Aorta.

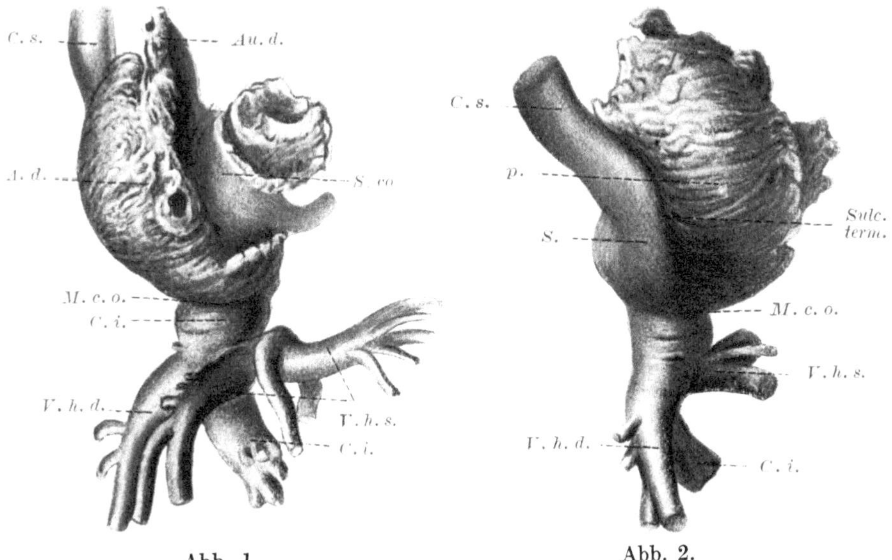

Abb. 1 und 2. Vorhof- und Venenausguß mit Hyrtl-Masse (Kind). Normalpräparat. $^4/_5$ d. nat. Gr.

Abb. 1. Präparat von vorne.

C. i. Cava inferior. M. c. o. Cava-Vorhofsgrenze (Margo cavae orificii). A. d. Rechter Vorhof. Au. d. Auricula dextra. S. co. Sulcus coronarius. V. h. d. Vena hepatica dextra. V. h. s. Vena hepatica sinistra. C. s. Cava superior.

Abb. 2. Präparat von der rechten Seite.

C. i. Cava inferior. M. c. o. Cava-Vorhofsgrenze (Margo cavae orificii). p. Musculi pectinati tragender Anteil des rechten Vorhofs. S. Glatter Vorhofsanteil (Sinusteil). Sulc. term. Sulcus terminalis. V. h. d. Vena hepatica dextra. V. h. s. Vena hepatica sinistra. C. s. Cava superior.

8 Uhr Entnahme der Brust- und Bauchorgane und Einlegen derselben in rauchende Salzsäure.

Ausguß. Die Vena cava inferior erweitert sich nach Aufnahme der Lebervenen knapp vor ihrer Einmündung in den Vorhof bedeutend und ist gegen diesen

---

[1]) Die Versuche sind in der Reihenfolge numeriert, in der sie seinerzeit angestellt wurden. Ein Teil der Versuche ist nicht angeführt.

Tabelle 6. Ausgüsse des Venensystems

Präparation	Bezeichnung	Datum	Name	Alter	Art der Präparation	Herzbeutelausguß		
						Fortsätze	Incisuren	Innenfläche
Isol Venenausguß	Vers. 2	28.7.23	Edmund H.	8 Mon.	100 ccm Hyrtlm. von der C. inf.	—	—	—
Isol. Venenausguß	Vers. 7 normal (Abb. 1 und 2)	6.8.23	G., ♂	Kraniotomiertes reifes Kind, totgeb.	Inj. mit Hyrtlmasse von der Cav. inf.	—	—	—
Isol. Venenausguß	Vers. 10 normal	7.8.23	August H.	Totgeb.	Inj. der Venen von der Jug. mit Hyrtlm.	—	—	—
Isol. Herzbeutelausguß	Vers. 4 (Abb. 3 und 4)	31.7.23	Liselotte W.	3 W.	Herzbeutel mit Hyrtlm. von unten	Kirschkerngroße kugel. Vorwölbung	Beiders. vom kug. Fortsatz Incisuren, rechts in eine Rinne f. d. freien Vorh.-Rand fortgesetzt	Vertikal aufsteigende Rinne in der Fortsetz. der r. Incisur; nach innen von einer Leiste flankiert
Komb. Herzbeutel-Venenfüllung	Vers. 1 (Abb. 5)	27.7.23	Marg. K.	2 J.	Herzbeutel von vorne 80 ccm warmes Wasser. Venen von der Jug. 110 ccm Hyrtlm.	—	—	—
Komb. Herzbeutel-Venenausguß	Vers. 9 (Abb. 6 bis 8)	7.8.23	Knabe der Marie W.	Totgeb.	Herzbeutel 50 ccm von unten mit Hyrtlm. Venen von oben mit Hyrtlm.	Kugeliger Fortsatz	Zu beiden Seiten des kugel. Fortsatzes Incisuren für die Ränder der Cava inf.	Keilförmige Leiste, Basis nach hinten (liegt in der Vorh.-Furche) durch eine Kante mit der kug. Vorwölbung in Verbindung
Komb. Herzbeutel-Venenausguß	Vers. 17 (Abb. 9)	19.8.23	Franz R.	5 Mon.	Herzbeutel von vorne 60 ccm Hyrtlm., 120 ccm V. jug.	Kugelförmiger Fortsatz von Erbsengröße	Dorsal und links vom kug. Fortsatz eine Incisur f. d. Cava inf.	Keine Furche in der Fortsetzung der l. Incisur, andeutungsweise Furche rechts vom Fortsatz, vertikal ansteigend
Komb. Herzbeutel-Venenausguß	Vers. 18	19.8.23	Eduard T.	Totgeb.	Herzbeutel von unten 50 ccm Hyrtlm., Ven. jug. 120 ccm	Erbsengroßer kugel. Fortsatz in der vert. Leiste direkt fortgesetzt	2 Incisuren zur Seite des kugel. Forts. rechts in die tiefe vert. Furche f. d. r. Vorh.-Rand fortges.	Tiefe Furche f. Vorh.-Rand: vert. Leiste sehr hoch, in d. Mitte am stärksten; links von der Leiste Furche f. konv. Vorh.-Teil

und des Herzbeutels von Kindern.

| | Lebervenen | | | Vena cava inferior | Rechter Vorhof |
| Zahl | Stärke, Verlauf und Höhe der Einmündung | | | | |
	linke	mittlere	rechte		
2	Fast horizontal. Halsförmige Einschnürung enger und länger als rechts. Obere Ränder beider Hepaticae annähernd gleich hoch	—	1½mal stärker als die linke; halsförmige Einschn.	Am linken Seitenrand von vorne her abgeplattet, sonst zylindrisch, ziemlich tiefe Furche für die Valvula	Crista terminalis als Furche angedeutet; eine zweite vert. aufsteigende schmale Furche im untersten Abschnitt (Fasc. limb. inf.)
2	Deutliche Verjüngung vor der Mündung, stärker als rechts	—	Steil, o. Rand gleich hoch mit links, deutliche Verjüngung vor der Mündung	Zylindrisch, zirk. Furche gegen den Vorhof	Seichte Furche entsprechend d. Sulc. term.
2	U. R. d. l. ein wenig tiefer als oberer Rand d. r., keine Verjüngung vor der Mündung	—	Schwächer, steil, keine Verjüngung vor der Mündung	Zylindrisch, zirk. Furche gegen den Vorhof	Konvex; Sulcus terminalis
—	—	—	—	—	—
2	Aus zwei gleich starken Ästen zusammengesetzt, im ganzen stärker als rechts. Halsartig verjüngt. Unterer Rand der linken 1 mm tiefer als der obere Rand der rechten	—	Steiler Verlauf. Halsartig verjüngt	Von vorne breiter als gewöhnlich und in ihrem linken Teil oberhalb der Hepaticae abgeflacht. Furche für die Valvula seichter als sonst	Konvex
2	Stärker horiz.; analoge zirk. Furche wie rechts	—	Schwächer; steiler Verlauf; tiefe zirkuläre Furche, Einmündung tiefer als links	In dorsovent. Richtung stark abgeplattet, breite Delle über der ganzen Vorderfläche; zirk. Furche an der Hinterwand der Cava inf.	Keine Grenze gegen die Cava i., sehr tiefe, 5 mm breite Furche an der Vorderwand (langgestr. Fortsatz)
3	Linke sehr knapp über der mittleren, auch ein gemeinsames Ost. anzunehmen. Besonders hochgradige Verjüngung, ihr Verlauf horizontal. Unterer Rand der linken in gleicher Höhe wie oberer Rand der rechten	Knapp unter der linken mit ihr gemeinsam	Keine Verjüngung, stärker als beide anderen zusammen	Delle an Vorderfläche halbkugelig; am oberen Rand Cava zu papierdünner Lamelle komprimiert, daher abgebrochen	Schlecht gefüllt
—	—	—	—	Napfförmige Delle an der Vorderwand. Verbindungsstück d. V. cava sehr verdünnt, mit zugeschärften hint. Rand	Keine Grenze gegen die Cava i., tiefe Furche vorne wie 9

durch eine zirkuläre Furche scharf abgegrenzt, entsprechend dem Ansatz der Válvula Eustachii *(Margo cavae orificii [Keith]* = *M. c. o.)*. Dieser Teil der Cava inferior *(C. i.)* ist vollkommen zylindrisch, auch von der Seite gesehen besteht keine Einknickung oder Einschnürung am ebenfalls zylindrischen Vorhofeingang (s. Abbildung).

Der Ausguß des rechten Vorhofs (Abb. 1, *A.d.*) zeigt zwischen dem die Mm. pectinati tragenden *(p.)* und dem glatten Anteil des Vorhofs *(S.)* eine seichte leicht nach rechts konvexe vertikale Furche, die dem rechten Vorhofsrand parallel verläuft; sie ist verursacht durch die Crista terminalis und verliert sich schließlich nach unten am rechten Rand der Vena cava inferior („Sulcus terminalis" des Vorhofausgusses) *(Sulc. term.)*.

Die Venae hepaticae: Rechte Vena hepatica *(V. h. d.)* steil gegen die Vena cava ansteigend; oberer Rand der Einmündung gleich hoch wie der obere Rand der Vena hepatica sinistra *(V. h. s.)*. Diese setzt sich aus zwei schwächeren und zwei stärkeren Ästen zusammen. Von den letzteren liegt der rechts gelegene annähernd in einer Sagittalebene und bezieht seine Äste zum größten Teil, vielleicht vollständig aus dem rechten Leberlappen. **Knapp vor der Einmündung zeigt die rechte und besonders die linke Lebervene eine deutliche Verjüngung *(h.)*, an welche sich distal eine leichte Auftreibung anschließt.**

Von Einzelheiten, die als normal anzusehen sind, bei Erwachsenen und bei Kindern vorkommen, jedoch in späteren Befunden mit Herzbeutelfüllung wiederkehren, möchten wir besonders betonen:

Eine verschieden stark ausgeprägte zirkuläre Furche findet sich an der vorderen Wand der V. cava inf. zwischen dieser und dem Vorhof entsprechend dem Ansatz der Valvula Eustachii.

Die halsartige Verjüngung an den Ausgüssen der Lebervenen, knapp vor der Einmündung in die Vena cava inferior führen wir auf eine Wärmekontraktion ihrer Wand zurück. Näheres darüber Kapitel V Mikroskopische Untersuchungen (S. 109).

Die Lebervenen variieren sowohl an Zahl, Stärke, als auch in der Höhe ihrer Einmündung. Meist sind es zwei, von denen sich die linke aus zwei großen Stämmen zusammensetzt. Der rechte ihrer beiden Äste sammelt das Blut zum größten Teil aus dem rechten Leberlappen; trotzdem ist die rechte Hepatica häufig stärker als die linke. Manchmal ist die rechte Lebervene schwächer (z. B. Tab. 6, Vers. 1, 9). Die linke Vena hepatica steigt meist in ihrem letzten Abschnitt fast horizontal zur Vena cava an, wie von HASSE angegeben, während die rechte steil ansteigt. An ihrer Einmündung liegt der obere Rand der Venae hepaticae gewöhnlich nicht in gleicher Höhe, einmal steht der der linken, einmal der der rechten höher; ab und zu liegen die Mündungen der Hepaticae gleich hoch (z. B. Tab. 6, Vers. 17, 2, 7). Nicht selten kommen drei selbständige Venae hepaticae vor (Tab. 6, Vers. 17).

Von besonderer Bedeutung für die spätere Beschreibung ist der Verlauf der dem Sulcus terminalis entsprechenden Furche am Ausguß über die Vorderfläche des rechten Vorhofs, gegen den linken Rand der Cava inferior *(t.)*.

b) Isolierte Füllung des Herzbeutels.

Kindlicher Herzbeutelausguß (HYRTL-Masse).

Vers. 4 (Abb. 3 u. 4). Liselotte W., 3 Wochen alt, am 30. 7. 1923 um 11,45 Uhr gest. (Kinderklinik).

Klinische Diagnose: Darmkatarrh.

Anatomische Diagnose: Darmkatarrh.

31. 7. 1923: 6 Uhr abends. Zur Vorwärmung Durchspülung des Herzens von der Vena cava inferior aus mit heißem Wasser. Füllung des Herzbeutels

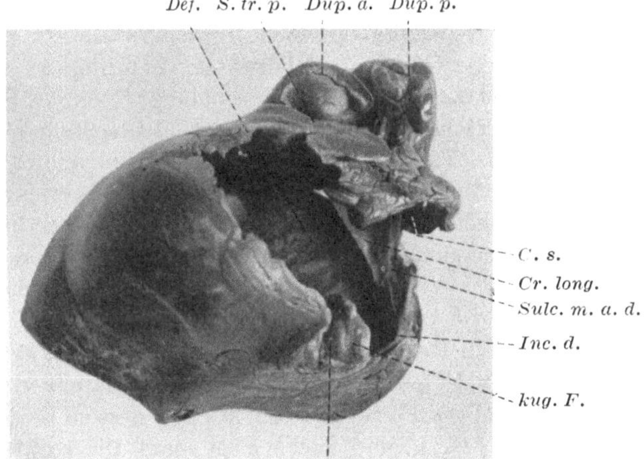

Abb. 3.

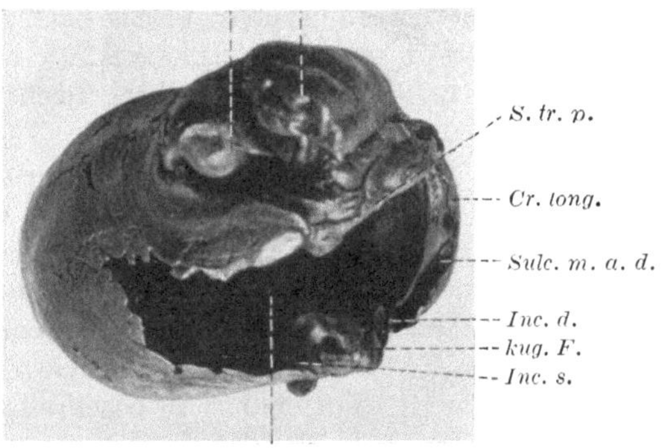

Abb. 4.

Abb. 3 und 4. Kindlicher Herzbeutelausguß (HYRTL-Masse). Nat. Gr. Abb. 3. Präparat von hinten. Abb. 4. Präparat von oben.

Def. Defekt des Perikardausgusses für den Durchtritt der Gefäße an der Herzkrone. *Dup. a.* Fortsatz des Ausgusses entsprechend der Perikardduplikatur um die Aorta. *Dup. p.* Fortsatz entsprechend der Duplikatur um die Pulmonalis. *S. tr. p.* Brücke des Ausgusses entsprechend dem Sinus transversus pericardii. *C. s.* Zugang zum Durchtritt der Cava superior. *kug. F.* Kugeliger Fortsatz. *Sulc. m. a. d.* Rinne für den rechten freien Vorhofsrand. *Inc. d.* Furche für den rechten Cavarand. *Inc. s.* Furche für den linken Rand der Cava inf. *Cr. long.* Crista verticalis.

vom Abdomen aus durch das Centrum tendineum mit HYRTLscher Masse. Bei
der Injektion unter geringem Druck wölbt sich der Herzbeutel nach unten deutlich vor. Der erstarrte Ausguß wird mit Pinzette und Schere von den Weichteilen
grob gereinigt, wobei eine Orientierung über die Lagebeziehungen zwischen Ausguß und Weichteilen möglich ist. Korrosion des Ausgusses in rauchender Salzsäure.

Perikardialer Ausguß. Der perikardiale Ausguß präsentiert sich als
ein Hohlkegel, der annähernd in der Mitte zwischen Spitze und Basis
des Kegels eine unscharf begrenzte, flache und zirkuläre Furche aufweist[1]).
An der Basis des Kegels, auch an seiner Hinterwand sich fortsetzend,
findet sich ein großer, unregelmäßig begrenzter Defekt *(D.)*, an dessen
kranialem Rand zwei plumpe Fortsätze vorspringen, die durch eine
Brücke von HYRTLscher Masse in Verbindung treten (Abb. 3 u. 4). Diese
Fortsätze entsprechen den erweiterten Umschlagstellen zwischen Epi-
und Perikard an der Arteria pulmonalis *(Du. p.)* und an der Aorta *(Du. a.)*.
Die Brücke entspricht dem Sinus transversus pericardii *(S. tr. p.)*.
Nach rechts schließt sich an die Basis des rechten dieser beiden Fortsätze
ein Ring an, der annähernd in einer horizontalen Ebene liegt und der
Eintrittsstelle der Vena cava superior in den Herzbeutel entspricht.
Seine Lichtung ist annähernd kreisrund *(C. s.)*.

Am caudalen Rand des großen Defektes befindet sich entsprechend
der Herzbasis dem Cava superior-Ring gegenüber ein kirschkerngroßer,
annähernd kugeliger Fortsatz *(kug. F.)*, zu dessen beiden Seiten sich
je eine Incisur *(Inc. d.* und *Inc. s.)* befindet. Die rechts und vor dem
Fortsatz liegende Incisur *(Inc. d.)* findet eine Fortsetzung in Gestalt einer
vertikal aufsteigenden, nach rechts leicht konvex verlaufenden Rinne
(Sulc. m. a. d. = Sulcus marginis atrii dextri) zur Aufnahme des freien
Randes des rechten Vorhofes s. später), welche nach innen zu von einer
Leiste *(Cr. long. = Crista longitudinalis)* flankiert wird. Diese Leiste
ist kantig zugeschärft, ebenfalls nach rechts leicht konvex.

Wie zu erwarten, ergab der Ausguß des Herzbeutels an der Basis
einen großen für den Ein- und Austritt der Gefäße der Herzkrone be-
stimmten Defekt. Besonders ins Auge springen die beiden kräftigen
Fortsätze zur Seite der großen Arterien, der Füllung der erweiterten
Umschlagstellen zwischen Epi- und Perikard entsprechend, deren besondere Größe gewiß zum Teil auf den mangelnden Gegendruck der großen
Gefäße zurückzuführen ist. Für die hier zu beschreibenden Verhältnisse
sind der untere und rechte seitliche Rand des Defektes entsprechend
der Herzbasis von besonderer Wichtigkeit: der untere Rand wegen
seiner Lagebeziehung zur Vena cava inferior, der rechte Seitenrand
und der anschließende Teil der Innenfläche des Ausgusses wegen seiner
Beziehung zum rechten Vorhof. Am unteren Rand des Defektes
tritt besonders ein kirschkerngroßer, zwischen zwei Incisuren gelegener
kugeliger Fortsatz hervor. Er wölbt sich gegen die Vorderfläche

---

[1]) Diese Furche findet sich nur bei einigen Ausgüssen.

der Cava inferior an ihrem Eintritt in den rechten Vorhof vor. In die Incisuren kommen die Seitenränder der Vena cava inferior zu liegen. Die in der Fortsetzung der rechten Incisur am rechten Seitenrand des Defektes nach aufwärts verlaufende Furche ist zur Aufnahme des freien Randes des rechten Vorhofs bestimmt. Die an der Innenfläche des Ausgusses an die Rinne nach links anschließende Leiste wölbt sich gegen die Vorderfläche des rechten Vorhofs vor. —

Um die gegenseitigen Beziehungen zwischen Vorhofvenensystem und Herzbeutel besser untersuchen zu können, wurden am gleichen Objekt Herzbeutel und Venen gefüllt.

c) Kombinierte Füllung von Venen und Herzbeutel.

Zunächst wurde eine Füllung des Herzbeutels mit warmem Wasser vorgenommen und dann eine Injektion der Venen mit HYRTL-Masse angeschlossen.

Kindlicher Vorhof-Venenausguß (HYRTL-Masse) bei gleichzeitiger Füllung des Herzbeutels mit Wasser.

Vers. 1 (Abb. 5). Margarete K., 2 Jahre alt, gest. am 26. 7. 1923, 6,45 Uhr vorm., Kinderklinik.

Klinische Diagnose: Meningoencephalitis.

Anatomische Diagnose: Diffuse Sklerose der weißen Substanz im Groß- und Kleinhirn, Sinusthrombose.

27. 7. 1923: 5,30 Uhr. Präparation der Vena jugularis, subclavia und Cava inferior. Durchspülung des rechten Herzens und der Hohlvenen von der rechten Vena jugularis aus mit heißem Wasser zur Vorwärmung. Nach Resektion des linken 4.—6. Rippenknorpels neben dem Sternum wird der Herzbeutel vorgezogen und in diesen an der vorderen Fläche zwischen 3 Schieberpinzetten eine Kanüle eingebunden. Es wird warmes Wasser (80 ccm) unter Druck injiziert. Das Centrum tendineum ist deutlich nach unten vorgewölbt.

6,45 Uhr 110 ccm HYRTLscher Masse werden heiß in die Vena cava inferior injiziert, bis die Venae jugulares gefüllt sind und sich aus der eröffneten rechten Vena jugularis HYRTLsche Masse entleert.

28. 7. 1923: 10 Uhr vorm. in rauchende Salzsäure gelegt.

Ausguß. Es sind drei Lebervenen vorhanden, die rechte Vena hepatica *(V. h. d.)* steigt steil zur Vena cava inferior an und ist besonders stark. Von vorne gesehen beträgt ihr Durchmesser $^2/_5$ des Cavadurchmessers. Entsprechend den übrigen $^3/_5$ der vorderen Cavawand münden die beiden anderen Venae hepaticae *(V. h. m., V. h. s.)*. Bei der Betrachtung von der linken Seite aus sieht man, daß sich die mittlere Lebervene unmittelbar vor ihrer Einmündung mit der linken sich vereinigt, während von vorne sämtliche Venae hepaticae getrennt zu münden scheinen. Dieser gemeinsame Stamm ist deutlich stärker als die rechte Vena hepatica. Der untere Rand seiner Einmündungsstelle liegt um etwa 1 mm tiefer als der obere Rand der rechten Vena hepatica. Sämtliche Venae hepaticae zeigen eine halsartige Verjüngung vor ihrer Einmündung *(h.)*, die linke deutlicher als die rechte.

Die Vena cava inferior erscheint von vorne gesehen breiter als gewöhnlich und in ihrer rechten Hälfte zylindrisch, in ihrer linken abgeflacht, die Furche zwischen Cava inferior und Vorhof ist seichter als gewöhnlich (Valvula Eustachii) *(M. c. o.)*.

Der rechte Vorhof: An der Vorderfläche beginnt eine flache vertikale Rinne am Ansatz des rechten Herzohres und verliert sich

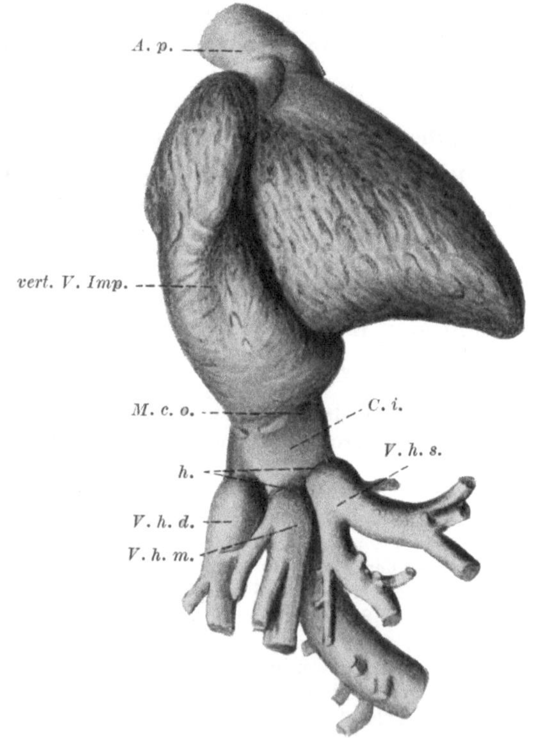

Abb. 5. Kindlicher Vorhofs-Venenausguß (HYRTL-Masse) bei gleichzeitiger Füllung des Herzbeutels mit Wasser hergestellt. $^4/_5$ d. nat. Gr.
C. i. Cava inferior. *M. c. o.* Margo cavae orificii. *V. h. d.* Vena hepatica dextra. *V. h. s.* Vena hepatica sinistra. *V. h. m.* Vena hepatica media. *h.* Halsartige Verjüngung der Lebervenen vor ihrer Einmündung. *vert. V. Imp.* Vertikale Vorhofsimpression. *A. p.* Arteria pulmonalis.

nach kurzem Verlauf nach unten *(vertikale Vorhofsimpression = vert. V. Imp.)*. —

Im Vergleich mit dem früheren Venenausguß hat die Füllung des Herzbeutels mit Wasser an dem vorliegenden Ausguß schon deutliche Veränderungen des Oberflächenreliefs herbeigeführt: Die Cava inferior erscheint verlängert, offenbar weil das den Herzbeutel erfüllende Wasser den rechten Vorhof vom Zwerchfell abgedrängt hat (s. später Röntgenuntersuchungen). Die Füllung des Herzbeutels hat ferner zu einer

Abflachung der linken Hälfte der Vorderfläche der Cava inferior geführt. Auch die Furche an der Vorderfläche des rechten Vorhofs, welche an der Basis des Herzrohres beginnt, ist auf den Druck der den Herzbeutel erfüllenden Flüssigkeit zurückzuführen. Eine Beeinflussung der Lebervenen durch die Herzbeutelfüllung konnte hier nicht festgestellt werden.

Für die genauere Untersuchung war die Zusammenstellung von Wasser und HYRTL-Masse aus zwei Gründen ungünstig: 1. wegen ihrer sehr verschiedenen physikalischen Eigenschaften: das leicht bewegliche Wasser mußte der viscösen, bald erstarrenden HYRTL-Masse weichen, 2. ließ sich so die Form des Herzbeutels nicht festhalten und man konnte die gegenseitige Beeinflussung beider Füllungen nicht untersuchen. Es ergab sich die Notwendigkeit, den Herzbeutel und auch das Venensystem mit HYRTLscher Masse zu füllen (Vers. 9, Abb. 6—8; Vers. 17, Abb. 9).

Ausguß (HYRTL-Masse) beim Kind. Herzbeutel- und Vorhofvenenfüllung kombiniert.

Vers. 9 (Abb. 6—8). Knabe der Marie W., tot geboren (Frauenhospiz) 6. 8. 1923, ½6 Uhr nachm.

7. 8. 1923: Injektion des Herzbeutels mit gelber HYRTL-Masse durch das Zwerchfell und Injektion von blauer Masse in die Venen von der Vena jugularis aus. Im Herzbeutel 50 ccm Füllmasse.

8. 8. 1923: Herz und Leber im Zusammenhang in rauchende Salzsäure gelegt.

10. 8. 1923: Entnahme aus der Salzsäure.

Ausguß. Zwei Lebervenen sind vorhanden. Eine rechte *(V. h. d.)*, schwächere steigt steil an und erweitert sich gegen die Einmündung kontinuierlich; statt der häufig beobachteten kragenförmigen Einschnürung eine zirkuläre tiefe Furche vor der Einmündung *(h.)*. Die linke Vena hepatica *(V. h. s.)* aus drei starken Ästen sich zusammensetzend, steigt mehr horizontal und flacher gegen die Vena cava an, ist wesentlich stärker als die rechte und zeigt ebenfalls eine analoge zirkuläre Furche *(h.)*. Der obere Rand der Einmündung der linken Vena hepatica fällt in die gleich zu beschreibende napfförmige Delle der Vena cava inferior *(C. V. D.)*, ist in seiner Lage nicht näher bestimmbar und der obere Rand der rechten Vena hepatica liegt jedenfalls tiefer als der der linken, reicht aber auch noch bis in die Höhe der Grenze zwischen dem unteren und mittleren Drittel der Cavadelle.

Die Vena cava inferior *(C. i.)* ist an ihrer Einmündung in den rechten Vorhof in dorso-anteriorer Richtung stark abgeplattet dadurch, daß sie an der Vorderfläche eine fast die ganze Breite einnehmende Delle *(Cava-Vorhofs-Delle = C. V. D.)* aufweist, in welche ein kugeliger Fortsatz des Perikardausgusses *(kug. F.)* hineinpaßt. Der Durchschnitt der Vena cava *(C. D.)* an dieser Stelle ist langgestreckt nierenförmig (Abb. 7), wobei der Hilus der Niere nach vorne gerichtet ist; an der

Vorderfläche der Vena cava inf. oberhalb der Einmündung der rechten Vena hepatica und an der Hinterfläche unterhalb der Einmündung der linken Vena hepatica befindet sich eine zirkuläre Furche, die erstere dem Ansatz der Valvula Eust. entsprechend, die letztere durch den hinteren Rand des Foramen quadrilaterum verursacht, gegen den die Vena cava angepreßt ist.

Der rechte Vorhof *(A. d.)* ist von der Vena cava inferior *(C. i.)* nicht abzutrennen, da die Delle an der Vorderfläche der Cava sich auf

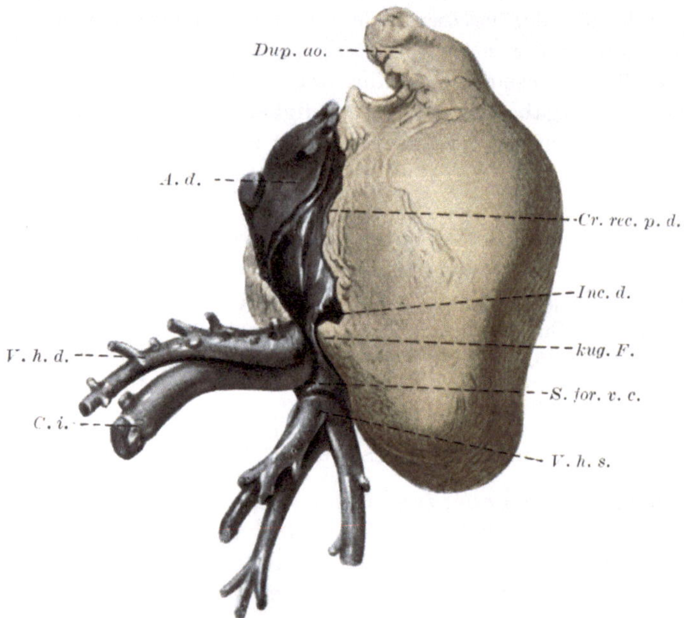

Abb. 6. Perikard-Venenausguß mit Hyrtl-Masse beim Kind. Der kombinierte Herzbeutel-Venenausguß im ganzen von der rechten Seite gesehen. $^5/_{10}$ d. nat. Gr.

V. h. d. Vena hepatica dextra. *V. h. s.* Vena hepatica sinistra. *C. i.* Cava inferior. *S. for. v. c.* Sulcus foraminis pro vena cava. *A. d.* Atrium dextrum. *Dup. ao.* Fortsatz des Herzbeutel-Ausgusses entsprechend der Duplikatur des Perikards um die Aorta. *kug. F.* Kugeliger Fortsatz. *Cr. rec. p. d.* Crista recessus posterioris dextri pericardii, d. i. der lamellenartig zugeschärfte freie Rand des Herzbeutelausgusses. *Inc. d.* Incisur für den rechten Cavarand.

den mittleren Abschnitt des Vorhofes fortsetzt, wobei die sonst sichtbare Furche der Valvula Eustachii fehlt. In der Delle liegt ein kugeliger Fortsatz *(kug. F.)* des Herzbeutelausgusses (s. später)[1]. An der Vorderfläche des rechten Vorhofs (Abb. 8) zieht dem rechten freien Vorhofsrand parallel eine sehr tiefe und $^1/_2$ cm breite Furche nach aufwärts (von uns als *vertikale Vorhofsimpression* bezeichnet = *vert. V. Imp.*). Sie steht durch

---

[1] Die weiteren Formverhältnisse des Vorhofes konnten erst nach Entfernung des Herzbeutelausgusses zur Ansicht gebracht werden.

eine ganz schmale, von rechts oben nach links unten schräg über den rechten Anteil der Vorderfläche der Cava verlaufende Furche mit der Delle in Verbindung [entsprechend der gratförmigen Verbindung

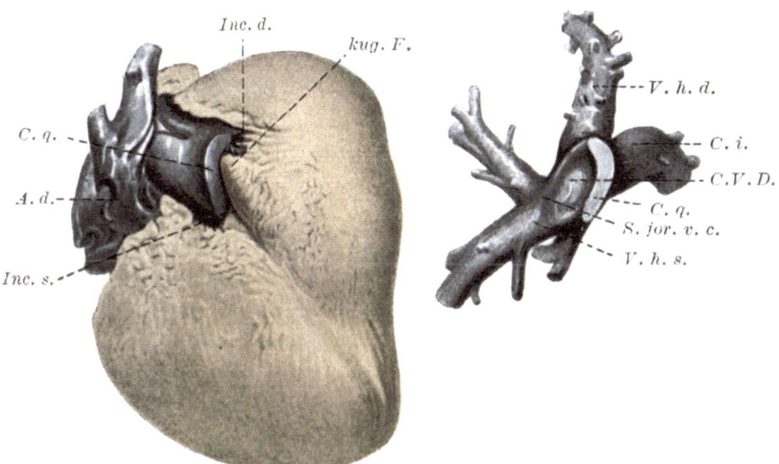

Abb. 7. Perikard-Venenausguß mit HYRTL-Masse beim Kind. An dem kombinierten Venen-Herzbeutelausguß ist die Cava an ihrer verengten Stelle abgebrochen. Die beiden Bruchenden auseinander geklappt. $^9/_{10}$ .d. nat. Gr.

C. i. Cava inferior. *C. V. D.* Cava-Vorhofsdelle. *C. q.* Cavaquerschnitt. *V. h. d.* Vena hepatica dextra. *V. h. s.* Vena hepatica sinistra. *A. d.* Atrium dextrum. *kug. F.* Kugeliger Fortsatz des Herzbeutelausgusses. *Inc. d.* Furche für den rechten Cavarand. *Inc. s.* Furche für den linken Cavarand. *S. for. v. c.* Sulcus foraminis venae cavae.

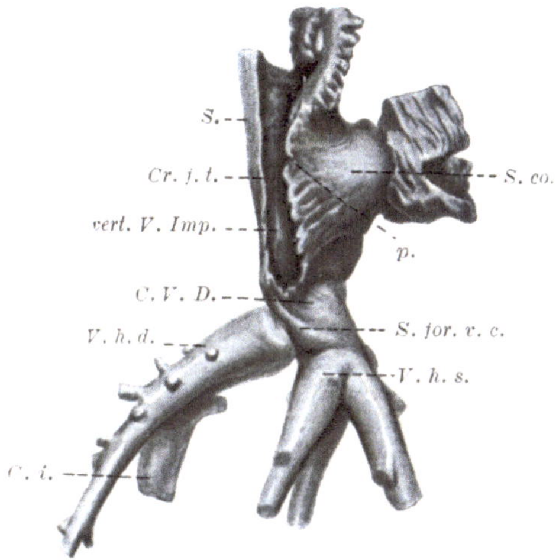

Abb. 8. Perikard-Venenausguß mit HYRTL-Masse beim Kind. Der Venen-Vorhofsausguß isoliert, Herzbeutel entfernt. $^9/_{10}$ d. nat. Gr.

C. V. D. Cava-Vorhofsdelle. *C. i.* Cava inferior. *V. h. d.* Vena hepatica dextra. *V. h. s.* Vena hepatica sinistra. *S. for. v. c.* Sulcus foraminis venae cavae. *vert. V. Imp.* Vertikale Vorhofs-impression. *Cr. f. t.* Crista fasciculi terminalis (Kante am rechten Vorhof zwischen glattem und Pectinati-Anteil). *S.* Glatter Vorhofsteil. *p.* Mm. pectinati-Anteil des rechten Vorhofs. *S. co.* Sulcus coronarius.

zwischen dem „kugeligen Fortsatz und der keilförmigen Leiste" (Crista longitudinalis) des Herzbeutelausgusses]. Nach rechts ist die vertikale Vorhofsimpression durch eine scharfe Kante gegen den schmalen und glatten rechts gelegenen Randteil des Vorhofes *(S.)* begrenzt. Die Kante entspricht als Grenze zwischen glattem und muskulärem Vorhofsanteil dem „Sulcus terminalis" des Vorhofs am normalen Ausguß *(Crista fasciculi terminalis = Cr. f. t.).* Links ist der Rand der Impression unregelmäßig und durch die Abdrücke der Mm. pectinati zackig. Kranial verbreitert sich die Furche. Der links von der Furche gelegene Teil des Vorhofs ist noch konvex gewölbt und trägt ebenfalls die Abdrücke der Mm. pectinati. Der Grund der Impression trägt ebenso deutlich prominente, meist quer gestellte Leistchen. Der glatte Anteil des Vorhofausgusses *(S.)* hingegen ist nur eine sehr schmale, vertikale, zwischen Vena cava superior und inferior liegende Leiste.

Der perikardiale Ausguß stellt einen Hohlkegel dar und zeigt an der Basis entsprechend der Herzkrone und dem rechten Anteil der Hinterwand einen unregelmäßig begrenzten Defekt. Am Rande dieses Defektes finden sich kranial zwei plumpe Fortsätze *(Dup. p., Dup. a.)*, entsprechend den ausgeweiteten perikardialen Umschlagstellen der großen Gefäße. An dem unteren Rand des Defektes findet sich ein kugeliger Fortsatz des Ausgusses *(kug. F.)*, welcher in der beschriebenen Delle der Cava inferior *(C. V. D.)* liegt. Rechts und links davon findet sich je ein Einschnitt für die Ränder der Cavadelle *(Inc. d., Inc. s.)*. Am rechten Rand des Defektes ist der Ausguß des Perikards zugeschärft und überragt den freien Rand des rechten Vorhofs von der rechten Seite *(Crista recessus posterioris dextri = Cr. rec. p. d.)* lamellenartig. In der Fortsetzung nach aufwärts findet sich an der Innenfläche des Hohlkegels eine sehr tiefe nach rechts leicht konvex verlaufende Furche, welche den links von der vertikalen Vorhofsimpression liegenden konvexen Vorhofanteil aufnimmt. Nach rechts bildet der Rand dieser Furche eine im Querschnitt keilförmig gestaltete Leiste, welche der Vorhofimpression entspricht. Die Schneide des Keiles sitzt der Innenfläche des Herzbeutelausgusses auf, während die Basis des Keiles dem Vorhof zugewendet ist. Die Furche des Vorhofs wird von dem Keil nicht vollständig ausgefüllt, was durch den Wegfall der macerierten vorderen Vorhofswand erklärlich ist. Diese Leiste ist durch einen scharfen Grat mit der knopfförmigen Vorwölbung in Verbindung. Rechts von dieser Leiste findet sich eine zweite Rinne, die weniger tief ist und zur Aufnahme des freien Randes des rechten Vorhofs bestimmt ist; sie liegt dicht am rechten Rand des Defektes.

Perikard- und Venenfüllung mit HYRTL-Masse beim Kind.

Vers. 17 (Abb. 9). Franz R., 5 Monate alt, gest. 18. 8. 1923, $\frac{1}{2}$1 Uhr früh (Kinderklinik).

Klinische Diagnose: Stat. moribund. Alimentäre Intoxikation. Pneumonie. Anatomische Diagnose: Enteritis chronica atrophicans.

19. 8. 1923: 12 Uhr mittags Injektion von ungefähr 60 ccm HYRTLscher Masse in den Herzbeutel von vorne nach Rippenresektion. Bei Eröffnung des Herzbeutels war etwas klare Flüssigkeit ausgeflossen. ¼ Stunde später werden 120 ccm HYRTLscher Masse von der Vena jugularis dextra aus injiziert. Es füllen sich auch die Venen am Halse links.

3 Uhr nachmittags werden Brust- und Bauchorgane in continuo dem Kadaver entnommen und in rauchende Salzsäure gelegt.

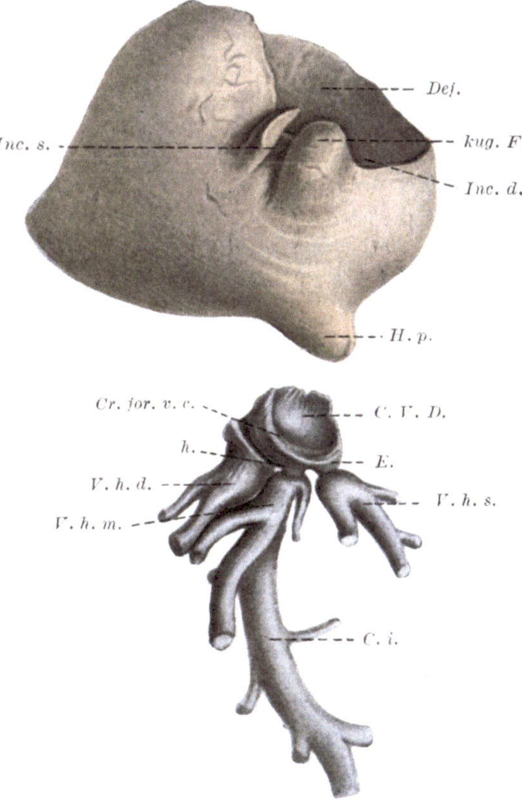

Abb. 9. Kombinierte Perikard-Venenfüllung mit HYRTL-Masse beim Kind. ⁴/₅ d. nat. Gr.

V. h. d. Vena hepatica dextra. *V. h. m.* Vena hepatica media. *V. h. s.* Vena hepatica sinistra. *h.* Halsartige Verjüngung der Lebervenen. *C. i.* Cava inferior. *C. V. D.* Cava-Vorhofsdelle. *Cr. for. v. c.* Crista foraminis pro vena cava. *kug. F.* Kugeliger Fortsatz. *Def.* Defekt des Perikardausgusses an der Herzkrone. *Inc. d.* Furche für den rechten Cavarand. *Inc. s.* Furche für den linken Cavarand. *E.* Einmündung der linken Lebervene. *H. p.* Hernia pericardii.

Ausguß (Abb. 9). Es sind 3 Venae hepaticae *(V. h. d., V. h. s., V. h. m.)* vorhanden. Die linke Vena hepatica mündet so knapp über der mittleren, daß auch ein gemeinsames Ostium für die beiden angenommen werden kann. Die rechte Vena hepatica erscheint stärker als beide anderen Venen zusammen, obwohl die mittlere Lebervene ihre Äste fast ausschließlich aus dem rechten Leberlappen bezieht. Die linke und mittlere Vena hepatica zeigen eine besonders hochgradige halsförmige Verjüngung *(h.)* knapp vor ihrer Einmündung. Die linke und mittlere Lebervene steigt flacher gegen ihre Einmündung in die Vena cava an als die rechte. Ihre Mündungen liegen beide oberhalb der Einmündung der rechten Vena hepatica, so daß der untere Rand der linken mit dem oberen Rand der rechten in einer Höhe steht.

Die Vena cava inferior (C. i.) ist in anteroposteriorer Richtung abgeplattet, dadurch daß sie an der vorderen Fläche eine die ganze Breite einnehmende Delle (C. V. D.) trägt, in welche der kugelige Fortsatz (kug. F.) des Perikardausgusses zu liegen kommt. Die Delle ist halbkugelig und ist an ihrem oberen Rand papierdünn zugeschärft, so daß die Verbindung mit dem Vorhof an dieser Stelle abgebrochen ist. Die Delle reicht so weit caudal, daß die Einmündung (E.) der linken Vena hepatica z. T. in ihren Bereich zu liegen kommt.

Der Vorhof ist nicht komplett mit Masse gefüllt worden, so daß ein brauchbarer Ausguß des Vorhofes nicht entstanden ist.

Der perikardiale Ausguß stellt einen Hohlkegel dar, dessen Basis vollkommen fehlt. Die Wand des Hohlkegels ist an der Herzspitze am dicksten und nimmt gegen die Basis an Dicke ab. Er endet mit einem unregelmäßig zugeschärften freien Rand; am dicksten ist die Wand des Hohlkegels dort, wo die Herzspitze durch die Injektionsmasse vom Zwerchfell abgehoben ist. An der vorderen Fläche nahe dem unteren Rand des Ausgusses findet sich ganz rechts ein kugelförmiger Bürzel von Erbsengröße (Hernia pericardii = H. p.). An der Umrandung des Defektes (Def.) an der Kegelbasis bemerkt man unten einen kugeligen Fortsatz (kug. F.) von über Kirschkerngröße. Dorsal und links davon findet sich eine tiefe Incisur (Inc. s.), welche eine Fortsetzung an der Innenseite des Hohlkegels in Form einer Furche nicht erkennen läßt. Andeutungsweise ist eine Furche rechts (Inc. d.) von dem Fortsatz in vertikaler Richtung aufsteigend erkennbar. Infolge Ansammlung der Injektionsmasse zwischen Zwerchfell und Herz scheint das letztere so sehr nach rechts oben gedrängt worden zu sein, daß ein Ausguß des Perikards in dieser Gegend nicht zustande gekommen ist.

d) Zusammenfassung.

Aus der Beschreibung der kombinierten Injektionsversuche ergibt sich, daß am Herzbeutelausguß gegenüber der isolierten Herzbeutelfüllung keine Veränderungen bestehen.

Hingegen zeigt der Venenausguß namhafte Veränderungen gegenüber der isolierten Venenfüllung, und zwar in der Gegend der Einmündungsstelle der Cava inferior, an den Venae hepaticae und am Vorhof. Andeutungsweise finden sich die Veränderungen des Venenausgusses auch schon bei Vers. 1, in welchem der Herzbeutel mit Wasser gefüllt war.

Die Vena cava inferior zeigt an Stelle der geringen Abflachung in Vers. 1 an ihrer Vorderfläche in allen kombinierten Injektionspräparaten eine mehr oder minder tiefe napfförmige Delle. Je nach dem Grade der Herzbeutelfüllung ist die Delle seichter oder tiefer und dadurch der Cavastamm verschieden stark verdünnt. Bei mäßiger Füllung des Herzbeutels ist der Cavaquerschnitt in der Höhe der Delle nierenförmig (Vers. 9). Bei hochgradiger Füllung ist der Cavastamm an der Stelle der stärksten Kompression (d. i. unmittelbar vor der Einmündung in den Vorhof) papierdünn (Vers. 17). In Fällen von hochgradiger Füllung bricht infolgedessen an dieser Stelle der Cavastamm regelmäßig ab.

Diese Delle kann sich auf die vordere Cavawand beschränken (Vers. 17) oder sich bis auf das untere Vorhofsegment fortsetzen (Vers. 9), wie man aus dem Fehlen resp. Vorhandensein der Furche für die Valvula Eustachii erkennen kann.

Nach abwärts reicht die Delle bis in die Höhe der Einmündung der Venae hepaticae. Dadurch wird der Stamm der linken Hepatica an der Einmündungsstelle immer, der der rechten häufig verengt. Wie aus Bildern und Beschreibung ersichtlich, wird diese Delle der Cava durch einen knopfförmigen Fortsatz des Herzbeutelausgusses hervorgerufen.

Eine tiefe Impression an der Vorderfläche des Vorhofausgusses ändert sein Aussehen gegenüber dem normalen Venenausguß vollkommen. Diese tiefe „vertikale Vorhofsimpression" reicht vom linken Rande der Cava superior fast bis zum rechten Rand der Cava inferior herab. Sie liegt in dem ursprünglichen Vorhofsanteil (mit Mm. pectinati versehen) entlang dem „Sulcus terminalis" und gräbt sich nicht nur in antero-posteriorer Richtung, sondern auch nach links medialwärts zu in die Vorderfläche des Vorhofs ein. Dementsprechend zeigt der Grund und der linke Seitenrand der Vorhofsimpression die Abdrucke der Musculi pectinati, während die sie rechts abgrenzende Leiste entsprechend dem „Sulcus terminalis" glatt erscheint. An ihrem untersten Ende steht die Vorhofsimpression durch eine schmale seichte Furche schräg über dem rechten Teil der Cava inferior mit der Cavadelle in Verbindung.

Es ist nur ein scheinbarer Widerspruch, daß dem „Sulcus terminalis" des normalen Ausgusses eine Leiste am komprimierten Vorhofsausguß entspricht. Der Fasciculus terminalis stellt eine muskuläre Versteifung der vorderen Vorhofswand dar und setzt sowohl einem Druck von innen als auch von außen mehr Widerstand entgegen als seine muskelschwächere Umgebung. Daher wird am normalen Vorhofsausguß bei einem Druck, der von innen wirkt, dieser Muskelzug eine von außen erkennbare leichte Einschnürung hervorrufen. Bei einem Druck von außen, wie er bei der Füllung des Herzbeutels mit Masse entsteht, wird er die Vorhofswand stützen, während die benachbarten Teile der Wand eingedrückt werden („vertikale Vorhofsimpression"). Sein Verlauf ist daher von außen am Ausguß als Leiste erkennbar. Vom glatten Teil des rechten Vorhofs sieht man nur eine schmale Leiste zwischen Cava superior und Cava inferior. Warum die Vorhofsimpression und die Cavadelle sowie ihre Korrelate am Herzbeutelausguß und warum sie gerade an den beschriebenen Stellen entstehen, wird sich zweckmäßig später beim Studium der Muskulatur dieser Gegend und ihrer Histologie erklären (IV. 2. und V.) lassen. Am Herzbeutelausguß wäre vor allem die besonders hohe und mächtige Leiste an der Innenseite des Hohlkegels zu erwähnen, die den Anlaß zur vertikalen Vorhofsimpression gibt.

Da nach HASSE und unseren Untersuchungen (Kap. III) die anatomischen Verhältnisse der Lebervenen am Kind und am Erwachsenen nicht die gleichen sind, mußten die Versuche am Erwachsenen wiederholt werden.

B. Ausgüsse an Erwachsenen.

a) Isolierte Füllung des rechten Herzens und der Venen.

Als Normalausguß der Venen und des rechten Herzens kann ein Ausguß mit WOODschem Metall angeführt werden, der allerdings als kombinierter Ausguß gedacht war; die geringe Füllung des Herzbeutels mit HYRTL-Masse war jedoch nicht bis in die in Betracht kommenden Gegenden vorgedrungen (näheres aus dem Prot. Nr. 27 ersichtlich).

Venen-Vorhofsausguß (WOODsches Metall) beim Erwachsenen.

Vers. 27 (Abb. 10—12). Isidor S., 72 Jahre alt, gest. 1. 5. 1924 um ¼1 Uhr nachts (Abteilung SCHLESINGER).

Klinische Diagnose: Haemorrhagia cerebri.

Anatomische Diagnose: Haemorrhagia cerebri.

1. 5. 1924. 5 Uhr nachmittags. Zuerst wird die Füllung des Herzbeutels mit HYRTLscher Masse von vorne durchgeführt, unmittelbar darauf bei noch weichem

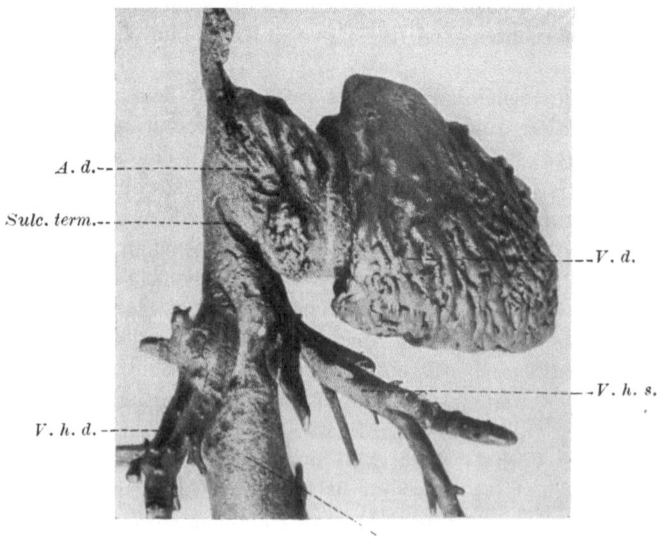

Abb. 10.

Herzbeutelausguß die Füllung der Venen mit WOODschem Metall von der Vena cava superior aus angeschlossen. Nachdem beide Ausgüsse erstarrt sind, werden die Brustbauchorgane in continuo entnommen, in situ röntgenphotographiert, dann abgefleischt und für kurze Zeit in Kalilauge gelegt.

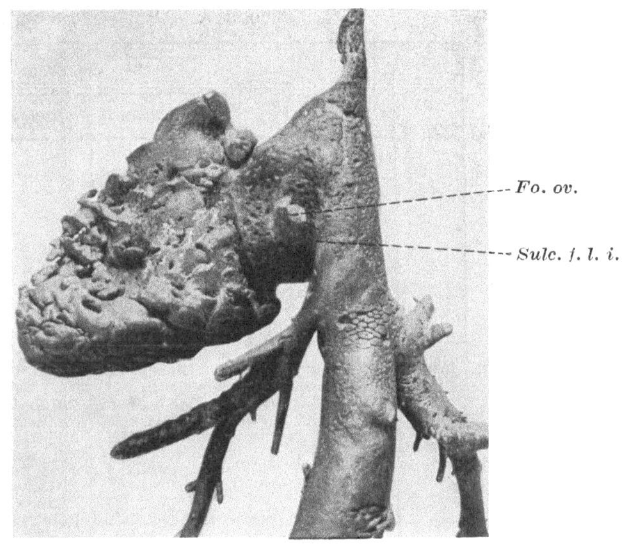

Abb. 11.

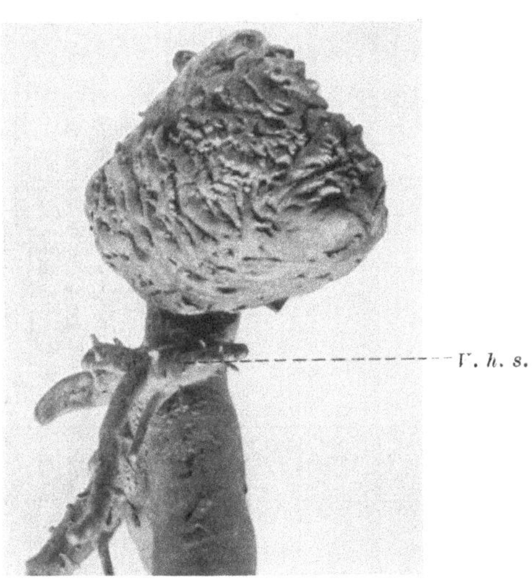

Abb. 12.

Abb. 10—12. Normalpräparat (Erwachsener), Venen-Vorhofsausguß mit WOODschem Metall. ½ nat. Gr.

Abb. 10. Präparat von vorne.

C. i. Cava inferior. *V. h. s.* Vena hepatica sinistra. *V. h. d.* Vena hepatica dextra. *A. d.* Atrium dextrum. *V. d.* Ventriculus dexter. *Sulc. term.* Sulcus terminalis.

Abb. 11. Präparat von hinten.

Sulc. f. l. i. Sulcus fasciculi limbici inf. *Fo. ov.* Fortsatz der Fossa ovalis entsprechend.

Abb. 12. Präparat von links.

V. h. s. Vena hepatica sinistra.

Tabelle 7. Ausgüsse des Venensystems

Präparat	Bezeich-nung	Datum	Name	Alter	Art der Präparation	Herzbeutelausguß		
						Fortsätze	Incisuren	Innenfläche
Isol. Venen-ausguß	Vers. 27 normal (Abb. 10 bis 12)	1.5.24	Isidor S.	72 J.	Hyrtl: Peri-kard von vorne, Venen mit Wood von oben	Kein kuge-liger Fort-satz, kein sa-gittaler (in dem dem r. Vorh. benach-barten Teil keine Masse; weggedrückt)	–	–
Isol. Herz-beutel-ausguß	Vers. 16 (Abb. 13)	19.8.23	Josefa St.	59 J.	Hyrtl: Peri-kard von unten	Bohnengroße wulstige Vor-wölbung nach aufwärts in einen scharf. Kamm fort-gesetzt	Am unteren Rand fast ring-förmige Incisur f. d. Vena cava inf. (r. Teil). Setzt sich nach oben in eine Furche am Rande des Defektes fort	Leiste, welche die vert. Furche am Rand d. Ausgusses nach links begrenzt (langgestr. Fortsatz)
Komb. Herz-beutel-Venen-ausguß	Vers. 70 (Abb. 14)	9.10.24	Anna M.	16 J.	Perikard von vorne mit 320 ccm Hyrtl, Venen mit ca 200 ccm Woodschen Metall in-jiziert	–	–	–
Komb. Herz-beutel-Venen-ausguß	Vers. 19 (Abb. 15)	22.8.23	Fran-ziska St.	45 J.	Perikard von vorne 300 ccm, Venen v. oben 450 ccm Hyrtl-masse	Kugeliger Fortsatz, mehr bohnen-förmig, gut entwickelt als Ende d. lang-gestreckten Fortsatzes	Tiefe Incisur grenzt d. Fort-satz ab (Fasc. limb. inf.)	Präp. nicht zerlegt. daher keine Details
Komb. Herz-beutel-Venen-ausguß	Vers. 22	24.8.23	Golde R.	42 J.	Hyrtl: Venen von oben, Herzbeutel von vorne	Haselnußgr. kugeliger Fortsatz, zu seinen beiden Seiten je eine Incisur	Vordere Incisur (resp. r.) führt an der Innen-fläche in eine Furche f. d. r. Vorhof	Furche in d. Fortsetzung d. r. Incisur durch den Sulcus coron. begrenzt
Komb. Herz-beutel-Venen-ausguß	Vers. 25	1.9.23	Anton F.	29 J	Herzbeutel v. vorne 400 ccm Hyrtl, Venen von der V. jugularis 50 ccm Hyrtl	Kein kuge-liger Fortsatz	Statt kug. Fort-satz abgerund. Incisur. In ihrer Fortsetzung tiefe Furche nach aufwärts (konvexer Teil des Vorhofs), nach innen davon Kante	–

und des Herzbeutels von Erwachsenen.

Zahl	Lebervenen Stärke, Verlauf, Höhe der Einmündung linke	mittlere	rechte	Vena cava inferior	Rechter Vorhof	Vena cava superior
2	Schwächer als die r. fast horizontal ansteigend, aus 2 Ästen zusammengesetzt. Oberer Rand des Ostiums 2—3 mm höher als rechts, verjüngt sich an der Einmündung	—	Stärker, Steil ansteigend	Zylindrisch	Konvexe Vorderfläche, an d. Unterrand gegen die Cava inf. zu Furche f. d. Valvula Eustachii ausnehmend breit	Unvollkommen gefüllt
—	—	—	—	—	—	—
2	Linke V. hep. mündet höher als d. r. in sehr spitz. Winkel. Cranio-caudal abgeflacht	—	Unt. Rand d. r. V. hep. 3 mm tiefer als links	Unter d. Einmünd. d. Vv. hep. zylind., oberh. Abflachung d. l. Seitenwand u. d. l. Hälfte d. Vorderwand. R. Hälfte zyl. Darüber tiefe kugelige Delle	Cav.-Vorhofsdelle u. vertikale Vorhofsimpression	An der Mündung v. links her komprimiert
2	Verjüngung vor d. Einmündung stärker als rechts	—	3 mal so stark als d. linke, steil aufsteigend, vor der Einmündung verjüngt	Knapp nach Einmündung d. Hepat. zyl., am obersten Teil vorne und links Grube f. d. kleine Fingerkuppe, dadurch so verdünnt, daß daselbst eine Kontinuitätstrennung entstanden ist	Freier Rand zugeschärft, vorne tiefe, breite vertikale Rinne für den langgestr. Fortsatz	Nicht komprimiert
?	Abgebrochen	?	Unter einem Winkel von 45° aufsteigend. Reicht bis zum oberen Rand der Delle, ihr Ausfluß fast vollkommen durch kugeligen Fortsatz versperrt	Unvollständig gefüllt, Anschwellung oberhalb d. Hep. Einmündung; daselbst kronenstückgroße Delle für den kugeligen Fortsatz, unterhalb der Delle halbmondförmige Furche f. d. Valvula	Tiefe vertikale Furche an der Vorderwand	An der Austrittsstelle durch den Herzbeutel seitlich abgeplatter, weniger als die inferior
—	—	—	—	Am Übergang in d. Vorhof ziemlich gleichmäßig verjüngt vorne am ob. Rand der rechten Hepat. abgeflacht	—	—

Ausguß. An dem Ausguß des Herzbeutels (HYRTL) sieht man weder einen kugeligen Fortsatz, noch eine vertikale Leiste, entsprechend einer sagittalen Impression am Vorhof. In die dem rechten Vorhof benachbarten Teile des Herzbeutels ist die Injektionsmasse nicht vorgedrungen, offenbar durch das Gewicht des WOODschen Metalles weggedrückt, so daß eine Beeinflussung des Venenausgusses durch den des Herzbeutels nicht erfolgte. Der Hauptteil der HYRTLschen Masse liegt im linken Teil des Herzbeutels und auf der Herzbasis, während die untere Fläche des rechten Vorhofes direkt den Herzbeutel berührt. Daher wird von einer Beschreibung des Herzbeutelausgusses abgesehen, da nur eine der Herzbasis aufsitzende Kalotte mit den 2 oberen Fortsätzen erhalten ist.

Herz- und Gefäßausguß (Abb. 10 und 12): Die Vena cava inferior *(C. i.)* erscheint zylindrisch und steigt in einem flachen nach vorne konkaven Bogen gegen die Einmündung der Venae hepaticae auf[1]).

Es bestehen zwei Venae hepaticae *(V. h. s., V. h. d.),* von denen die linke aus zwei gleich starken an der Einmündung sich deutlich verjüngenden Ästen zusammengesetzt ist. Diese vereinigen sich erst an der Einmündung in die Vena cava zu einem gemeinsamen Stamm. Die linke Vena hepatica *(V. h. s.)* ist schwächer als die rechte und steigt etwas flacher zur Vena cava an. Der obere Rand der Einmündung der Venae hepaticae ist gegen die Vena cava selbst nicht scharf abzugrenzen. Die linke Vena hepatica steht mit ihrem oberen Rand 2—3 mm über dem der rechten, soweit sich dies bei der undeutlichen Abgrenzung der Einmündung am Ausguß sagen läßt.

Rechter Vorhof: Die rechte Aurikel und der an die Cava superior anschliessende Teil des rechten Vorhofs sind nicht gefüllt, während der untere Teil des Vorhofs das gewohnte Relief zeigt und eine vollkommen konvexe Vorderfläche besitzt. An der Grenze zwischen der Cava inferior und dem Vorhof läuft eine etwa 10 mm tiefe und 3 mm breite Furche vom äußeren Rand des Vorhofs zum inneren Rand der Vena cava inferior schräg nach abwärts, entsprechend der Richtung des in die Valvula Eustachii einstrahlenden Teiles des Fasciculus terminalis *(Sulcus terminalis* des Vorhofausgusses = *Sulc. term.).* An der hinteren Fläche des Vorhofs (Abb. 11) findet sich eine wesentlich flachere Furche, welche lateral von einem der Fossa ovalis entsprechenden Fortsatz *(Fo. ov.)* caudal zieht und sich direkt in die vorher beschriebene tiefe Furche fortsetzt *(Sulcus fasciculi limbici infer. = Sulc. f. l. i.).* Die besondere Tiefe und Breite der vorderen Furche erklärt sich offenbar dadurch, daß durch die schwere Metallmasse die vordere Vorhofwand taschenförmig nach vorne und unten über die Valvula Eustachii vorgewölbt wird, so daß die in diese Furche zu liegen kommende eine Duplikatur bildende Vorhofwand gegen die Vena cava drückt.

Prinzipiell besteht demnach ein Unterschied zwischen kindlichem und erwachsenem Normalausguß nicht. Infolge der kräftigeren Entwicklung der Muskulatur des Vorhofs und infolge des Überhängens der oberhalb der Leisten gelegenen Ausgußteile durch die Schwere der Füllmasse treten der ,,Sulcus terminalis" und ,,Sulcus limbicus inferior" deutlich hervor. Die besonders tiefe Furche zwischen Vorhof und Cava inferior entspricht der Umrandung des Foramen pro vena cava.

b) Isolierte Füllung des Herzbeutels.

Perikardausguß (HYRTLsche Masse) beim Erwachsenen.

Vers. 16 (Abb. 13). Josefa St., 39 Jahre alt, gest. 16. 8. 1924 (Fenstersturz-Suicid) um $\frac{3}{4}$12 Uhr.

---

[1]) Über die physiologische Krümmung der Vena cava inf. vgl. LUSCHKA: Arch. f. Anat. 1860. S. 628.

19. 8. 1924: 11 Uhr vormittags. Zum Versuch steht nur der Thorax zur Verfügung. Vor der Injektion Spülung mit 1½ Liter Wasser von der Vena jugularis aus. Dann Füllung des Perikards mit HYRTLscher Masse (etwa 250 ccm) vom Zwerchfell aus.

3 Uhr Korrosion in rauchender Salzsäure.

Ausguß. Der Herzbeutelausguß ist vorne durch eine bei der Eröffnung des Herzbeutels eingedrungene Luftblase unvollständig. In der Umgebung des unregel-

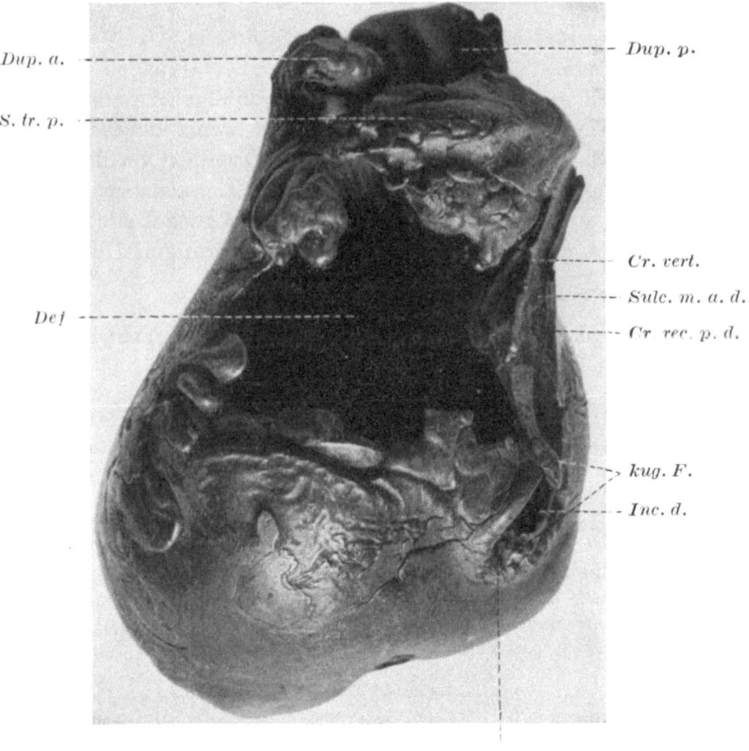

Abb. 13. Perikardausguß (HYRTL-Masse) beim Erwachsenen. ²/₃ nat. Gr.
Def. Defekt an der Hinterfläche des Herzbeutelausgusses entsprechend der Herzkrone. *Dup. a.* Fortsatz des Herzbeutelausgusses entsprechend der Duplikatur des Perikards um die Aorta. *Dup. p.* Fortsatz entsprechend der Duplikatur um die Arteria pulmonalis. *S. tr. p.* Brücke des Ausgusses entsprechend dem Sinus transversus pericardii. *kug. F.* Kugeliger Fortsatz. *Inc. d.* Furche für den rechten Cavarand. *Inc. s.* Furche für den linken Cavarand. *Cr. rec. p. d.* Crista recessus posterioris dextri pericardii (lamellenartige freie Umrandung an der rechten Zirkumferenz des Defektes im Ausguß. *Sulc. m. a. d.* Furche für den rechten Rand des Vorhofs. *Cr. vert.* Crista verticalis entsprechend einer vertikalen Vorhofsimpression am Venenausguß.

mäßigen Defektes *(Def.)* an der Basis und Hinterfläche des Herzbeutelkegels sieht man am oberen Rand zwei große Fortsätze, die den Umschlagstellen des Perikards auf beiden Seiten der großen Arterie *(Dup. p., Dup. a)* entsprechen. Rückwärts sind diese Fortsätze durch eine mächtige Brücke aus Masse dem Sinus transversus pericardii *(S. tr. p.)* entsprechend miteinander in Verbindung.

Am untersten Rand des Defektes eine tiefe Incisur für die Vena cava inferior, welche fast zu einem Ring geschlossen ist. An der vorderen Zirkumferenz der

Incisur findet sich eine wulstige Vorwölbung mit etwas unregelmäßiger Oberfläche von über Bohnengröße *(kug. F.)*, die sich nach aufwärts in einen lamellenartig zugeschärften Teil des Ausgusses *(Cr. rec. p. d.)* fortsetzt. Dieser lamellenartige Teil überdeckt zum Teil eine tiefe Furche *(Sulc. m. a. d.)*, in welcher der Rand des rechten Vorhofs und zum Teil der glatte Vorhofsanteil liegt. Links von dieser Furche erhebt sich von der Innenfläche des Herzbeutelausgusses eine mächtige unregelmäßig gestaltete Leiste, welche der vertikalen Vorhofsimpression entspricht *(Cr. long.)*. Diese Leiste ist in ihrer Mitte am dicksten, caudal verjüngt sie sich gratförmig, um sich unmittelbar oberhalb der Incisur wieder zu verbreitern.

Auch hier findet sich eine fast vollkommene Übereinstimmung zwischen „kindlichem" und „erwachsenem" Herzbeutelausguß. Der knopfförmige Fortsatz ist im beschriebenen Fall infolge Ansammlung der Injektionsmasse in der Herzspitzengegend nur wenig deutlich und unvollständig; auch seine Verbindung mit der keilförmigen vertikalen Leiste fehlt. In den anderen Perikardausgüssen von Erwachsenen ist er ein haselnußgroßer annähernd kugeliger Fortsatz, der ganz analog den kindlichen Ausgüssen durch einen Grat mit der keilförmigen Leiste in Verbindung steht.

c) Kombinierte Füllung von Venen und Herzbeutel.

(Vers. 70 u. Abb. 14, dann Vers. 19 u. Abb. 15.)

Kombinierter Ausguß am Erwachsenen (WOOD-HYRTL-Masse).

Vers. 70 (Abb. 14). Anna M., 16 Jahre alt, gest. 19. 5. 1924 an der Klinik WAGNER.

Klinische Diagnose: Meningitis.

Anatomische Diagnose: Meningitis pur.

Herzbeutel mit HYRTLscher Masse, Venen mit WOODschem Metall gefüllt.

Nach Eröffnung des Abdomens wird die Vena cava inferior und die Vena portae ligiert. Dann wird das Abdomen durch Naht verschlossen. Präparation der Vena jugularis interna dextra und Einbinden eines an seiner Spitze gekerbten Metalltrichters. Nach Resektion des 3. und 4. Rippenknorpels Einbinden einer Sperrkanüle in den Herzbeutel an seiner Vorderfläche. Der Kadaver wird auf eine Leiter gebunden und durch Aufstellen derselben in vertikale Lage gebracht. Injektion von etwa 320 ccm HYRTLscher Masse in den Herzbeutel. Berieselung mit kaltem Wasser.

Nach etwa ½ Stunde ist der Herzbeutelausguß erstarrt. Eingießen von flüssigem WOODschen Metall durch den Trichter in die Vena jugularis interna; ca. 200 ccm Masse fließen glatt ein. Bei weiteren Versuchen nachzugießen, staut sich bereits das flüssige Metall im Trichter ohne abzufließen. Wie sich aus der Beschreibung ergeben wird, ist die Cava inferior durch die Herzbeutelfüllung an der Übergangsstelle in den Vorhof so sehr komprimiert, daß das Metall an dieser Stelle frühzeitig erstarrte, bevor es zu einer vollständigen Füllung von Vena cava inferior und Venae hepaticae kommen konnte.

Nach weiteren 15 Minuten werden die Brustorgane mit der Leber in continuo entnommen, die überflüssigen Weichteile durch grobe Präparation nach Möglichkeit entfernt und das Präparat in 50%ige Kalilauge eingelegt. Nach 1 Woche Entnahme aus der Korrosionsflüssigkeit. Dabei zeigt sich, daß der HYRTL-Ausguß des Herzbeutels durch die Kalilauge stark gelitten hat, zerbröckelt und unbrauchbar ist. Der Metallausguß zeigt im wesentlichen eine Füllung der caudalen Partien des rechten Vorhofs, sowie des proximalen Anteiles der Vena cava inferior, während die Venae hepaticae sowie die Vena cava superior sehr unvollständig gefüllt sind.

Ausguß. Die linke Vena hepatica *(V. h. s.)* mündet etwas höher als die rechte. Sie ist sehr unvollkommen gefüllt und in kraniocaudaler

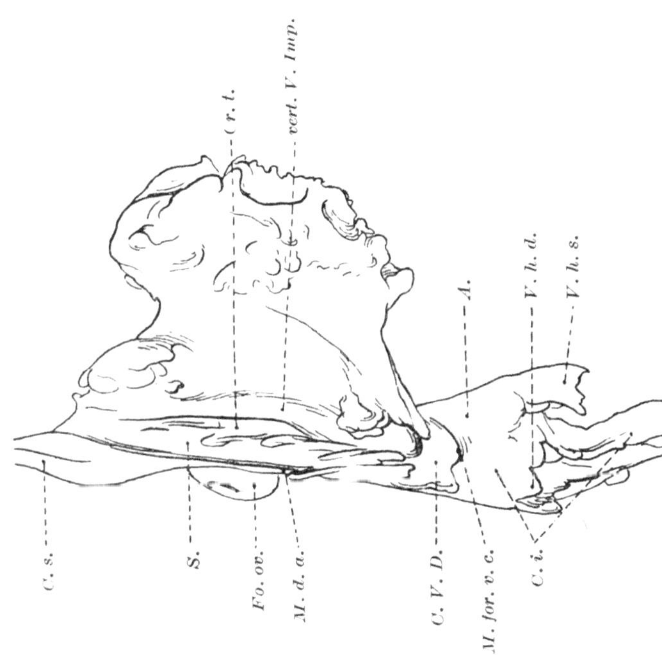

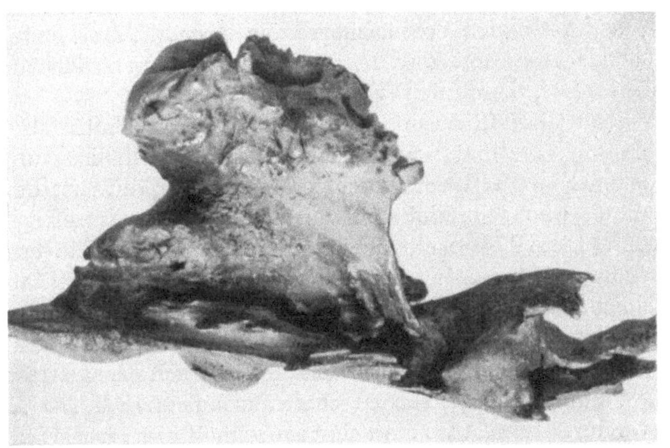

Abb. 14. Kombinierter Herzbeutel-Venenausguß beim Erwachsenen. Der Herzbeutel (HYRTL-Masse) in der Abbildung entfernt. Venenausguß (WOODsches Metall) von vorne. ³/₄ nat. Gr. *C. i.* Cava inferior. *V. h. s.* Vena hepatica sinistra. *V. h. d.* Vena hepatica dextra. *M. for. v. c.* Margo foraminis venae cavae. *A.* Subdiaphragmale Abflachung der Cava inferior. *C. V. D.* Cava-Vorhofsdelle. *vert. V. Imp.* Vertikale Vorhofs-Impression. *Cr. t.* Crista terminalis. *S.* Glatter Vorhofsteil. *M. d. a.* Margo dexter atrii. *C. s.* Cava superior. *Fo. ov.* Fortsatz gegen die Fossa ovalis.

Richtung flach. Sie mündet in einem auffallend spitzen Winkel in die Vena cava inferior *(C. i.)* ein. Die rechte Vena hepatica *(V. h. d.)* ist überhaupt nur als erbsengroßer kegelförmiger Bürzel an der Einmündungsstelle angedeutet. Der untere Rand der Einmündungsstelle der rechten Vena hepatica liegt um etwa 3 mm tiefer als der der linken. In der Höhe des unteren Randes der Einmündungsstelle der beiden Venae hepaticae ist die Vena cava inferior annähernd zylindrisch. Unterhalb der Einmündung der Venae hepaticae ist von der Cava nur ein dorsal gelegener rinnenförmiger Anteil und ein ventral gelegener unregelmäßig gestalteter langer Fortsatz am Ausguß erhalten. Kranial ist die Einmündung der linken Vena hepatica gegen die Vena cava nicht abzugrenzen, sondern die schräg von links unten und vorne nach rechts oben und rückwärts aufsteigende Oberfläche der linken Vena hepatica findet eine direkte Fortsetzung in einer ebenso orientierten Abflachung der linken Hälfte der Vorderwand und eines Teiles der Seitenwand der Vena cava inferior *(A.)*. Die rechte Hälfte der Vorderwand dieses Cava-anteils bleibt weiter zylindrisch, nach oben grenzt sich die Abflachung in der linken Hälfte der Vorderwand der Cava durch eine scharfe, leicht nach unten konvexe, glatte Leiste ab, entsprechend dem Vorderrand des Foramens pro vena cava *(M. for. v. c.)*. Nach dem Ausguß läßt sich zwar nicht sagen, ob die linke Vena hepatica unterhalb oder ober-halb des Zwerchfells einmündet, jedenfalls aber muß sie bereits in diesem Abschnitt, also in ihrem intrahepatalen Verlauf gleichzeitig mit der Vena cava von links und oben her bedeutend verengt worden sein.

Oberhalb des Randes des Foramens pro vena cava findet sich eine tiefe kugelige Delle, welche ganz mit den schon bei den anderen Aus-güssen gefundenen Cavavorhofdellen übereinstimmt *(C. V. D.)*. Ihr tiefster Punkt liegt noch unterhalb des Niveaus des Margo foraminis pro vena cava. Nach aufwärts setzt sich die kugelige Delle in eine sehr tiefe vertikal aufsteigende Rinne an der Vorderfläche des rechten Vorhof-ausgusses fort, der vertikalen Vorhofsimpression *(vert. V. Imp.)* ent-sprechend. Auch darin stimmt dieser Ausguß mit unseren kindlichen Ausgüssen überein (vgl. besonders Vers. 9).

Der Grund dieser tiefen Rinne und ihre Ränder tragen deutlich die Abdrücke der Musculi pectinati; während diese Rinne nach links un-scharf gegen den übrigen Teil der Vorhofvorderwand verläuft, ist der rechte Rand durch eine sehr deutlich vorspringende, etwas zackige Leiste abgegrenzt. Diese Leiste entspricht dem Verlauf der Crista ter-minalis *(Cr. t.)*, die der Impression von außen Widerstand geleistet hat. Nach rechts schließt sich an die Crista terminalis eine flache, ebenfalls vertikal verlaufende Rinne mit glattem Grund an, die nach rechts mit einer scharfen Kante abschließt. Die glatte Rinne entspricht dem glatten Vorhofsanteil *(S.)*, die Kante dem freien rechten Vorhofsrand *(M. d. a.)*. Nach abwärts verläuft diese Kante ein wenig unregelmäßig und mehrfach unterbrochen, aber stets papierdünn. Da durch den Druck im Herz-beutel Vorder- und Hinterwand des häutigen Vorhofanteiles direkt aneinandergepreßt sind, so ist nur wenig und ungleichmäßig Metall-masse in den fest verschlossenen Vorhofsanteil hineingelangt. Siehe Querschnitt im Formolvers. Nr. 55, Abb. 40 am Erwachsenen.

Der Ausguß der Vena cava superior *(C. s.)* ist von links her knapp vor dem Eintritt in den rechten Vorhof komprimiert.

Perikard- und Venenausguß (HYRTLsche Masse) beim Erwachsenen.

Vers. 19 (Abb. 15). Franziska St., 45 Jahre alt, gest. 21. 8. 1923, 6,30 Uhr nachts (Klinik WAGNER).

Klinische Diagnose: Polyneuritis, KORSAKOWsche Psychose.

Anatomische Diagnose: Polyneuritis alcoholica, Bronchitis.

22. 8. 1923. 5,30 Uhr nachmittags. Es werden etwa 320 ccm HYRTLscher Masse mit mäßigem Druck in den Herzbeutel von vorne injiziert. Dann werden ca. 500 ccm HYRTLscher Masse in die rechte Vena jugularis eingespritzt, bis die Masse bereits in der Vena femoralis nachgewiesen wird.

9 Uhr abends Korrosion in rauchender Salzsäure.

Ausguß. Zwei Venae hepaticae. Die linke Vena hepatica *(V. h. s.)* wird nach einer Einschnürung vor der Mündung nochmals breiter, möglicherweise infolge des Zuflusses von zwei starken Seitenästen knapp vor der Einmündung. Die rechte Vena hepatica *(V. h. d.)* steigt steil auf und ist etwa dreimal so stark als die linke. Beide Venae hepaticae weisen an ihrer Einmündungsstelle eine an der rechten Lebervene tiefere, zirkuläre, aber nur an der vorderen Zirkumferenz vorhandene Furche *(h.)* auf.

Die Vena cava inferior *(C. i.)* beschreibt in der sagittalen Ebene einen leichten Bogen nach vorne, der bereits unterhalb der Einmündung der Venae hepaticae beginnt. Sie ist knapp nach der Einmündung der Venae hepaticae annähernd zylindrisch. Im obersten Teil zeigt sie an der Vorderfläche mehr nach links gewendet eine für die Kuppe des kleinen Fingers einlegbare Delle *(C. V. D.)* von annähernd gleichem Durchmesser und unregelmäßiger Kontur. An der oberen Zirkumferenz zeigt sie einen scharfen, besonders unregelmäßigen Rand *(R.),* welchem ein ebenso unregelmäßiger Rand *(R'.)* an der Fortsetzung des Gefäßes am Vorhofausguß entspricht. Es handelt sich um eine Bruchfläche, welche in diesem besonders verdünnten Teil der Vena cava bei der Korrosion entstanden ist. Knapp vor dieser Delle, in die der annähernd kugelige Fortsatz des Herzbeutelausgusses *(kug. F.)* zu liegen kommt, ist die „Cava inferior" erweitert.

Der rechte Vorhof *(A. d.).* Sein freier Rand ist zugeschärft, sein glatter Teil zu einer schmalen Leiste reduziert und liegt in einer tiefen Furche, welche vor dem Fortsatz *(kug. F.)* vertikal nach aufwärts zieht. Dem Herzbeutelausguß zugewendet zeigt der Vorhofausguß an seiner ventralen Fläche eine tiefe und breite Rinne [vertikale Vorhofimpression[1])].

Der Herzbeutelausguß ist stumpf kegelförmig. Der Defekt an der Basis klein und unregelmäßig. In der Gegend der Aorta und Pulmonalis zwei mächtige Fortsätze, welche durch eine tiefe Incisur voneinander getrennt sind, und an der dorsalen Fläche durch eine Brücke von Injektionsmasse in Verbindung stehen (Sinus transversus pericardii). Der rechte Vorhof und der Anfangsteil der Cava superior wird von zugeschärften Anteilen des Herzbeutelausgusses teilweise von der dorsalen Seite umfaßt *(Cr. rec. p. d.).* Der Fortsatz *(kug F.)* erscheint als unterstes verdicktes Ende der sehr kräftigen im untersten Anteil eben noch sichtbaren Leiste, welche die oben beschriebene Furche dorsal und links flankiert und in die Vorhofsimpression hineinragt. Der Fortsatz ist nicht rein kugelig, sondern mehr langgestreckt, ist überbohnengroß und wird auch von rückwärts und links durch eine tiefe Incisur *(Inc. s.)* abgegrenzt (Fasciculus limbicus inferior). Details

---

[1]) Im Bild nicht ersichtlich, weil durch den dem Recessus post. dext. entsprechenden Fortsatz des Perikardausgusses gedeckt.

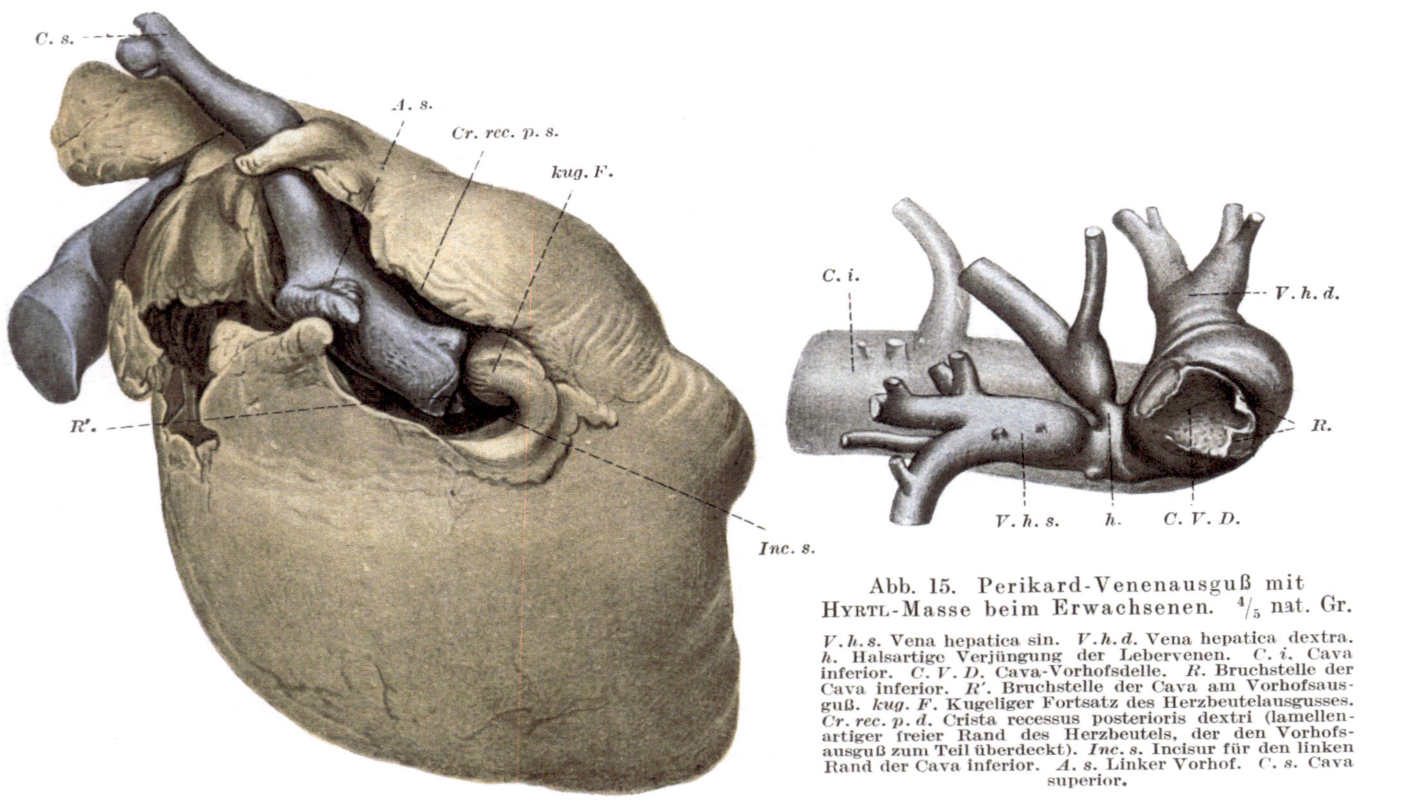

Abb. 15. Perikard-Venenausguß mit HYRTL-Masse beim Erwachsenen. $^4/_5$ nat. Gr.

V. h. s. Vena hepatica sin. *V. h. d.* Vena hepatica dextra. *h.* Halsartige Verjüngung der Lebervenen. *C. i.* Cava inferior. *C. V. D.* Cava-Vorhofsdelle. *R.* Bruchstelle der Cava inferior. *R'.* Bruchstelle der Cava am Vorhofsausguß. *kug. F.* Kugeliger Fortsatz des Herzbeutelausgusses. *Cr. rec. p. d.* Crista recessus posterioris dextri (lamellenartiger freier Rand des Herzbeutels, der den Vorhofsausguß zum Teil überdeckt). *Inc. s.* Incisur für den linken Rand der Cava inferior. *A. s.* Linker Vorhof. *C. s.* Cava superior.

der Innenseite des Herzbeutelausgusses können nicht gegeben werden, da zur Erhaltung des Präparats der Herzausguß nicht entfernt wurde. Die Cava superior *(C. s.)* ist ganz wenig in anteroposteriorer Richtung komprimiert und wird durch einen fast zu einem Ring geschlossenen Fortsatz des Herzbeutelausgusses an ihrer Eintrittsstelle in den Herzbeutel umfaßt.

Auch am kombinierten Ausguß des Erwachsenen sind im großen und ganzen die Verhältnisse mit denen am „kindlichen" Ausguß identisch. Der kugelige Fortsatz ist verhältnismäßig kleiner und nicht so gleichmäßig kugelig gestaltet wie beim Kind. Dementsprechend ist auch die Delle an der Cava kleiner und mehr unregelmäßig gestaltet. Das kann sowohl auf einen geringeren Druck im Herzbeutel bei der Perikardfüllung zurückzuführen sein als auch an der größeren Resistenz liegen, welche die Gewebe dem Druck entgegensetzen. Ebenso wie bei den kindlichen Ausgüssen reicht die Delle bis in den Bereich der Venae hepaticae herab, und sieht nicht rein nach vorne, sondern ist in bezug auf die Mitte der Vorderwand der Cava mehr nach links verschoben, so daß der Abfluß aus der linken Hepatica immer, der aus der rechten manchmal erschwert wird. Trotz der geringeren Größe des kugeligen Fortsatzes und der dadurch weniger tiefen Delle wird die Cava inferior an der Stelle der stärksten Kompression in dorsoanteriorer Richtung auf eine Dicke von 1—2 mm zusammengedrückt. Im Gegensatz dazu ist die Cava superior nur wenig, manchmal gar nicht durch den Herzbeutelausguß komprimiert.

Auffallend ist auch die schon an den kindlichen Ausgüssen beobachtete Inkongruenz zwischen der verhältnismäßig schmalen und unscheinbaren Leiste, die den glatten Teil des rechten Vorhofs darstellt und der ungleich tieferen und geräumigen Furche am Rande des Defektes des Herzbeutelausgusses, die zu seiner Aufnahme bestimmt ist. Diese Discrepanz läßt sich durch den Wegfall der Weichteile bei der Maceration ohne weiteres erklären.

C. Zusammenfassung.

Wie in der Einleitung besprochen wurde, bestand bereits lange die Vorstellung, daß Ergüsse im Perikard nicht bloß das Herz selbst beengen und in seinem Schlagvolumen beeinträchtigen, sondern daß sie direkt die zuleitenden Gefäße (Cava superior und inferior) in ihrem intraperikardialen Anteil komprimieren. Auch auf die Schwächen einer solchen Erklärung wurde in der Einleitung hingewiesen.

Die vorstehenden Versuche sollten nun zeigen, wie weit ein vermehrter Inhalt des Herzbeutels

1. den Vorhof,
2. die Hohlvenen, besonders die untere,
3. wie vermutet wurde, die Lebervenen

zu komprimieren imstande ist.

Aus der Betrachtung der Ausgüsse hat sich nun ergeben, daß der Vorhof durch den vermehrten Inhalt des Herzbeutels tatsächlich eingedrückt wird. Doch kann dieser Verlust an Fassungsvermögen für die Stauung im großen Kreislauf keine wesentliche Bedeutung haben, denn 1. ist wenigstens in unseren Versuchen, bei denen der Druck im Perikard niemals sehr hoch gestiegen ist, der Vorhof jedesmal mit Masse gefüllt worden und 2. müßte als Zeichen einer Stauung eine Erweiterung der zuführenden Venen beobachtet werden können.

Tatsächlich aber zeigt die Vena cava superior nicht einmal in den Fällen, in denen sie etwas verengt ist, eine Erweiterung vor ihrer Einmündung. Wir können daraus nicht bloß schließen, daß das Fassungsvermögen des Vorhofs für das ihm zuströmende Blut ausreicht, sondern auch, daß die Ursache für die Stauung nicht an der Vena cava superior zu suchen ist.

Anders liegen aber die Verhältnisse an der Cava inferior. Diese ist durch die beschriebene Delle, welche sich manchmal auf das ebenfalls zylindrische unterste Vorhofsegment erstreckt, außerordentlich eingeengt und zeigt unterhalb dieser Delle begreiflicherweise eine Anschwellung. Für die Frage der Stauung ist es gleichgültig, ob das Hindernis nur die Vena cava inferior oder auch noch den untersten unmittelbar anschließenden Vorhofteil mitbetrifft. An den Präparaten, an denen die Furche für die Valvula Eustachii in der Delle verschwunden ist, ist wohl auch eine Impression des Vorhofs anzunehmen. Der Druck vom Perikard aus hat also jedenfalls auch in den Injektionspräparaten eine Anstauung der Füllmasse in der Cava inferior vor ihrer Einmündung hervorgerufen (siehe Abb. 14 und 15).

Durch die besondere Lage der Cavadelle zur Einmündung der Venae hepaticae ist der Abfluß aus letzteren erschwert. Besonders gilt das für die linke Hepatica. Denn

1. liegt die Delle an der Vorderwand der Cava mehr links als rechts und

2. liegt die Mündung der linken Vena hepatica meistens höher als die der rechten[1]) (s. Kapitel Messungen, Tab. 1 und 3).

Zur näheren Untersuchung der Topographie der Lebervenenmündung, der Mündung der Cava inferior, des untersten Vorhofabschnittes und des Zwerchfells bei zunehmendem Herzbeutelinhalt wurden andere Versuche an gehärteten Weichteilpräparaten vorgenommen. An diesen Präparaten läßt sich auch entscheiden, wie weit die Delle der Cava und wie weit sie dem Vorhof angehört, was aus den Ausgüssen nicht leicht möglich war.

2. Formol- und Formolchlorzinkpräparate.

Methodik.

Nach Injektion von Formolchlorzinklösung oder von 20%iger Formollösung von der r. Carotis communis und Jugularis interna aus konnte

---

[1]) Nach Hasse liegt die rechte Lebervene höher als die linke. Arch. f. Anat. 1906. S. 295.

man nach 24 Stunden ohne Schwierigkeiten die Brustorgane mit der Leber im Zusammenhang aus dem Thorax ausschälen. Vorher wurden die härtenden Lösungen so wie in der vorausgegangenen Versuchsreihe zum Teil vom Abdomen aus durch das Zwerchfell, zum Teil von vorne nach Resektion des 2. und 3. linken Rippenknorpels in das Perikard eingespritzt. Das entnommene Präparat wurde in 95%igem Alkohol nachgehärtet. Erst dann wurde es in Frontalscheiben oder in Horizontalscheiben zerlegt, manchmal wurden Frontal- und Horizontalschnitte in Kombination verwendet.

A. An Kindern.

a) Formolinjektion des Herzens ohne Herzbeutelfüllung (Normalpräparat).

Normal-Formolpräparat am Kind.

Vers. 73 (Abb. 16). Franz Fr., tot geboren am 21. 11. 1924, Frauenhospiz. 22. 11. 1924. Konserviert durch Injektion von 10% Formol von der rechten Vena jugularis und der rechten Carotis communis aus. Entnahme von Brustorganen und Leber im Zusammenhang und Nachhärtung in 90%igem Alkohol.

Frontalschnitt, der die Herzspitze abkappt und das rechte Herzohr etwa in der Mitte seines anterioposterioren Durchmessers trifft. Dann Eröffnung der Vena cava inferior von rückwärts und Entfernung ihrer Hinterwand.

Präparat.

Von vorne: Herzbeutel- und Herzmaße: Diagonale 44 mm, quer 35 mm. Herzbeutelraum spaltförmig.

Distanz vom Zwerchfell bis zum Vorhof 0.

Der intraperikardiale Teil der Vena cava inferior ist durch den rechten Vorhof und rechten Ventrikel überdeckt.

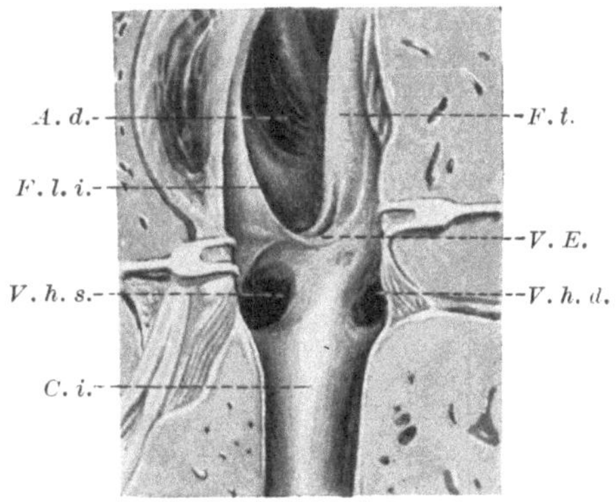

Abb. 16. Normalpräparat (Kind). Venen mit Formol injiziert, Herzbeutel nicht gefüllt. Frontalschnitt, Ansicht von hinten. $^6/_5$ nat. Gr.

C. i. Cava inferior. V. h. d. Vena hepatica dextra. V. h. s. Vena hepatica sinistra. V. E. Valvula Eustachii. F. t. Fasciculus terminalis. F. l. i. Fasciculus limbicus inferior. A. d. Atrium dextrum, Vorderwand.

Cavawand zylindrisch, ohne Besonderheiten. Rechter Verstärkungsrand der Vena cava deutlich (Fasciculus terminalis), linker (Fasciculus limbicus inferior) undeutlich.

Von hinten (Abb. 16): Distanz vom Zwerchfell zum Ansatz d. Valv. Eustachii links 5 mm, rechts 3 mm.

Vena hep. dext. Ostium 3 × 3 mm, oberer Rand d. Hep. Ost. 1 mm über dem Zwerchfell.

Tabelle 8. Formolpräparate
Maße

Prä-parat	Be-zeich-nung	Name	Alter	Art der Präparation	Schnitt-führung	Be-merkung	Herzbeutel		Herz	
							Dia-gonale	Quer-durch-messer	Dia-gonale	Quer-durch-messer
Normal	Vers. 63	B. Fried-rich	6 W.	Formol, von der V. jug. aus injiziert	Frontal	Normal (Test-objekt)	42	31	42	31
Normal	Vers. 73	Tr. Franz	Totge-boren	Formol. von der r. V. jugu-laris u. Carot. communis aus injiziert	Frontal	Normal (Test-objekt) (Abb. 16)	44	35	44	35
Herz-beutel-füllung	Vers. 3	R. Fried-rich	$2^1/_2$ M.	10% Formol. Perikard von unten. Cava inf. von unten injiziert	Frontal und trans-versal	Geringe Herzbeutel-füllung (Abb. 18 u. 19)	47	32	34	27
Herz-beutel-füllung	Vers. 12	G. Richard	$3^1/_2$ M.	ClZ Formol. Perikard von unten 90 ccm. Venen v. oben (Jugularis) injiziert	Frontal	Hoch-gradige Herzbeutel-füllung (Abb. 20—22)	70	50	40	35
Herz-beutel-füllung	Vers. 59	Kr. Grete	7 M.	10% Formol. Perikard von vorn, Venen von oben (Jugularis) und Carotis injiziert	Frontal	Besonders hoch-gradige Herzbeutel-füllung (Abb. 23 u. 24)	63	50	44	30
Herz-beutel-füllung	Vers. 13	R. Martha	3 M.	ClZn Formol. Perikard von vorne (100 ccm). Venen von oben (Jugu-laris) injiziert	Trans-versal	Hoch-gradige Herzbeutel-füllung (Abb. 25—28)	—	—	—	—

Vena hep. sin. Ostium 8 × 7 mm, oberer Rand d. Hep. Ost. 4 mm
über dem Zwerchfell.

Seit H. Luschka und namentlich seit Keith und Hasse (vgl. auch
die Handbücher von Merckel, Langer-Toldt, Tandler und die anatomischen Atlanten Braune, Toldt, Spalteholz und Zuckerkandl)
sind die topographischen Verhältnisse der Lebervenen- und Cavamün-
dungen hinlänglich bekannt. Es seien einige Details, die für die weitere
Auseinandersetzung von Bedeutung sind, hervorgehoben.

von Kindern (Gefäße, Herz, Herzbeutel).

in mm.

Herzbeutelraum			D V	Cavahöhe		D E	Vv. hepaticae (Ostien) Durchmesser		Lage zum Zwerchfell[1]		Resultat
Sp.	Vorh.	r. Vent.		links	rechts		links	rechts	links	rechts	
0	0	0	0	—	—	7	6	—	+2	−1	—
0	0	0	0	—	—	4	8×7	3×3	+1	+4	—
11	7	12	4	5	3	—	—	—	—	—	Kugelige Einstülpung verlegt die r. Hälfte des Cavalumens und d. r. V. hep. Vert. Einstülpung vorhanden. Cava sup. wenig abgeflacht
25	4,5	8	7	10	?	—	?×5	?×3	D	+1	Hep.-Abfluß erschwert. Cavalumen halbmondf. Spalt, l. Hepat. durch Druck von oben nicht zu verengen (Mündung in Zwerchfellhöhe). Kugelige und leistenförmige Einstülpung. Cava sup. komprimiert
15	5	17	15	4	3	9	9×6	7×4	+3	−4	Kugelige und seitliche Einstülpungen. Langer Durchmesser der l. Hep. durch die seitliche Einstülpung verlängert, ihr Ostium quer verengt. Mächtige langgestr. Einstülpung. Cava sup. konvex, etwas flacher als sonst
—	—	—	—	—	—	—	—	—	—	—	Kugelige Einstülpung hinten oben vom Vorhof, vorne unten von der Cava gebildet. Abfluß aus Vv. hep. u. V. cava unmöglich.: r. V. hep.-Ostium durch die Einstülpung verlegt, l. V. hep. durch das Diaphragma (Herzbeutel) von oben her verengt

[1] + bedeutet Lage des oberen Ostiumrandes in mm über dem Zwerchfell,
− „ „ „ „ „ „ „ „ unter „ „
D „ „ „ „ „ „ „ Zwerchfellhöhe.

Das Herz befindet sich in unseren Normalpräparaten infolge Injektion der Konservierungsflüssigkeit in Venen und Arterien in Diastole. Zunächst sei betont, daß fast ausnahmslos die Einmündungen beider Venae hepaticae mit dem oberen Rand ihres Ostiums oberhalb des Zwerchfells liegen, die der linken gewöhnlich höher. Es kann aber auch, wie schon bei den Ausgüssen angeführt, die linke Hepatica mit ihrer Einmündung tiefer liegen als die rechte.

Die in der Folge eine wichtige Rolle spielende Muskulatur des Vorhofs tritt am Normalpräparat an der Innenfläche des Vorhofs sehr deutlich hervor. Am besten lassen sich die seit KEITH und LUSCHKA bekannten, etwas komplizierten Verhältnisse der Muskulatur des rechten Vorhofs, besonders in der Gegend der Cava inferior-Mündung, an der Hand einer Abbildung aus TANDLERS Abhandlung über „Die Anatomie des Herzens" wiedergeben (Abb. 17).

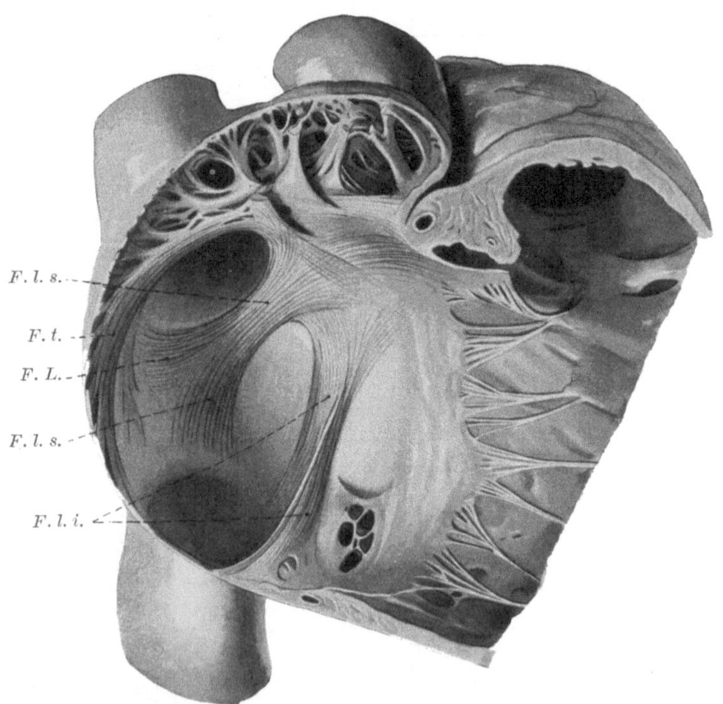

Abb. 17. Die Muskulatur des rechten Vorhofes in diastolischem Zustand von der Innenseite aus präpariert. Die laterale Wand des Vorhofes wurde entfernt, ebenso jene des Ventrikels. Man sieht die von der Vorhofsscheidewand kommenden Muskelzüge.

F. L. Fasciculus Loweri.   *F. l. i.* Fasciculus limbicus inferior.   *F. l. s.* Fasciculus limbicus superior.   *F. t.* Fasciculus terminalis.   (Nach TANDLER.)

TANDLER schreibt S. 156: „Der Fasciculus terminalis beginnt knapp oberhalb des Ostium venosum am Septum als ein breiter, unmittelbar unter dem Endokard gelegener Muskelzug, läuft von hier nach aufwärts bis an jene Stelle, an welcher die vordere Umrandung der Vena cava superior ans Septum stößt. Die bis dahin flächenhaft ausgebreiteten Fasern sammeln sich, laufen über die vordere laterale Umrandung der Hohlvene nach hinten und gehen als wohlabgrenzbarer Zug in die Crista terminalis ein. Als Substrat der Crista terminalis gelangt dieser Faszikel nach abwärts und strahlt hier teils von hinten oben her in die Valvula Eustachii, teils in die hintere und äußere Umrandung der unteren Hohlvene aus. Von seinem lateralen Abhang entspringen die Musculi pectinati.

Der Fasciculus limbicus superior entspringt ebenfalls am Trigonum fibrosum dextrum, jedoch unter dem eben erwähnten Muskelzug. Seine Bündel verlaufen am Septum bogenförmig nach aufwärts und bilden hier das Substrat des vorderen und oberen Schenkels des Limbus Vieussenii. An der oberen Zirkumferenz des Foramen angelangt, teilt sich dieser Muskelzug in zwei Abschnitte. Der eine mächtige Teil, welcher an der hinteren Vorhofwand lateralwärts läuft, wirft daselbst den Torus Loweri auf. Seine Fasern enden an der Crista terminalis. Es ist dies der als Fasciculus Loweri bezeichnete Faserzug. Der zweite Anteil, die eigentliche Fortsetzung des Fasciculus limbicus superior umgreift weiterhin die Fovea ovalis, zieht längs der medialen und der hinteren Wand des Vorhofs nach abwärts und verliert sich in der hinteren äußeren Wand der Cava inferior.

Der Fasciculus limbicus inferior. Dieser Muskelzug beginnt am linken Abhang des Trigonum fibrosum, durchbricht die Vorhofscheidewand, schiebt sich medial von dem eben beschriebenen Fasciculus limbicus superior vorbei und gelangt in das Crus inferius des Limbus Vieussenii. Von hier strahlt dieser Muskelzug, stark verbreitert, an die mediale und vordere Wand der Cava inferior aus. Einige Fasern gelangen in das mediale untere Ende der Valvula Eustachii."

Den klassischen Ausführungen TANDLERS über die Anordnung Vorhofmuskulatur an Erwachsenen können wir nach unseren Formolpräparaten nichts hinzufügen.

Es war auch wichtig, zahlenmäßig die Entfernung zwischen Zwerchfell und Ansatz der Valvula Eustachii, zwischen Zwerchfell und oberem Rande der Lebervenenmündung, sowie die Dimensionen der Hepaticaostien zu kennen. Daher wurden an einer Reihe von 25 Kindern Messungen durchgeführt. Die Ergebnisse dieser Messungen sind im Kap. III angegeben und in Tabelle 4 zusammengefaßt.

b) Formolpräparate mit Herzbeutelfüllung.

In dieser Versuchsreihe ist die Beschreibung mehrerer ausgeführter Herzbeutelfüllungen nötig,

1. da die Präparate bei verschiedenem Druck verschiedene Bilder ergeben;

2. weil sich gerade aus diesen Formolobjekten für die Erklärung der Genese des perikardialen Stauungstypus wichtige Schlüsse ableiten lassen;

3. weil auch infolge der komplizierten anatomischen Verhältnisse eine Untersuchung in verschiedenen Schnittebenen nötig war und

4. wegen der beträchtlichen Variationsbreite in den topographisch anatomischen Beziehungen der in Frage stehenden Regionen. —

Wir beginnen mit einem Präparat, an dem der Herzbeutel mit geringem Druck gefüllt ist (der Fassungsraum des Herzbeutels hat ungefähr um die Hälfte zugenommen).

Formolpräparat mit mäßiger Herzbeutelfüllung beim Kind.

Vers. 3 (Abb. 18 und 19). Friedrich R., 2½ Monate alt, gest. 29. 7. 1923, 9,30 Uhr abends, Kinderklinik (Säuglingsstation).

Klinische Diagnose: Chronischer Magen- und Darmkatarrh.

Anatomische Diagnose: Enteritis chron.

30. 7. 1923. Füllung des Herzbeutels durch das Zwerchfell (etwa 70 ccm Formol) und Injektion von Formol in die Vena cava inferior.

31. 7. 23. Brusteingeweide und Leber im Zusammenhange entnommen.

2. 8. 1923. Zerlegung des Objektes in 4 Frontalscheiben.

Präparat.

Herzbeutelmaße: Diagonale 4,5 cm, quer 3,2 cm.

Herzmaße: ,,   3,4 cm, ,,   2,7 cm.

Herzbeutelraum: Distanz von der Herzspitze zum Herzbeutel 11 mm

            ,,   vom rechten Vorhof ,,   ,,   7 ,,

            ,,   ,,   ,,   Ventrikel zum ,,   12 ,,

Von vorne (Abb. 18): Distanz vom Zwerchfell zum Vorhof 4 mm.

Cavahöhe linker Rand 5 mm,

         rechter Rand 3 mm.

Die Vena cava inferior und das unterste Vorhofsegment sind in ihrer rechten Hälfte platt gedrückt. Man sieht dort deutlich eine Grube in der Vorderwand der Cava inferior (C. V. D.), die sich auf den unmittelbar an die Vena cava anschließenden Teil des rechten Vorhofs fortsetzt (Vorhofanteil der Delle) (V. D.). Zwischen Cava und rechtem Vorhof findet sich eine caudal-konvexe undeutliche Furche (M. c. o.), die der Verbindung der in die Valvula Eustachii einstrahlenden Schenkel des Fasciculus limbicus und terminalis entspricht. Beide Ränder der Cava inferior treten scharf hervor und namentlich der linke (F. l. i.), welch letzterer besonders weit mit der Sonde von rückwärts zu umfahren ist. Gegen den Vorhof zu springt der linke Rand deutlicher vor, so daß der untere Rand des rechten Vorhofs als zweiter lateral ziehender tieferliegender Schenkel der linken Seitenleiste der Grube erscheint. Der mediale Schenkel des linken Seitenrandes entspricht dem Fasciculus limbicus (F. l. i.). Die vordere Zirkumferenz der Vena cava inferior wird dort, wo sie aus dem Zwerchfell hervorkommt, von einer halbmondförmigen Falte umgeben (,,*Plica foraminis venae cavae*" = *Pl. for. v. c.*); es macht den Eindruck, als ob die Falte durch eine Einstülpung der vorderen Cavawand nach abwärts entstanden wäre.

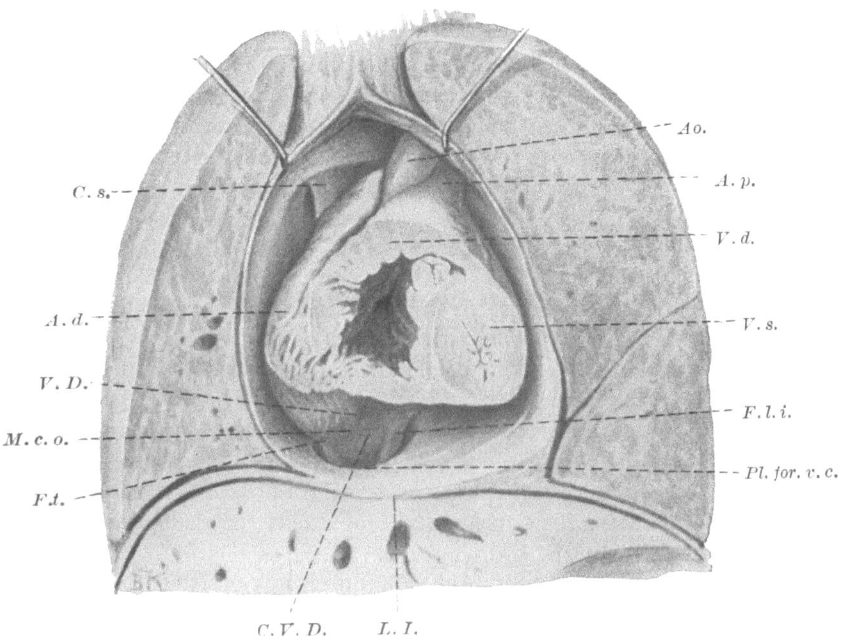

Abb. 18.

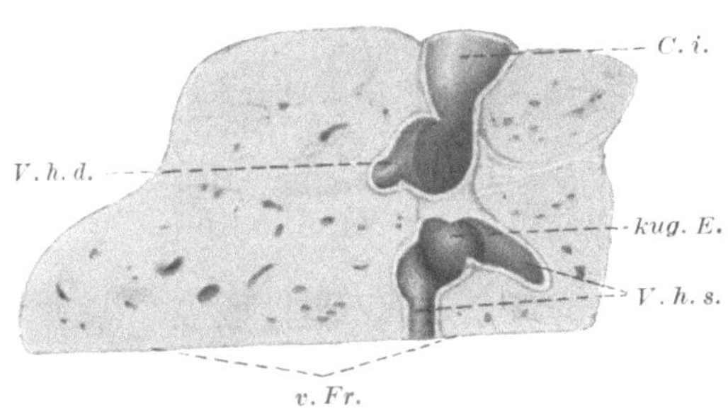

Abb. 19.

**Abb. 18 und 19. Formolpräparat mit mäßig starker Herzbeutelfüllung
beim Kind. Nat. Gr.**

Abb. 18. Frontalschnitt, Vorderansicht.

C. V. D. Cava-Vorhofsdelle. *V. D.* Vorhofsteil der Delle. *M. c. o.* Cava-Vorhofsgrenze.
F. t. Rechter Rand der Cava inferior, Ausläufer des Fasciculus terminalis. *F. l. i.* Linker
Cavarand, Ausläufer des Fasciculus limbicus inferior. *Pl. for. v. c.* Plica foraminis venae
cavae. *A. d.* Rechter Vorhof. *V. d.* Rechter Ventrikel. *V. s.* Linker Ventrikel. *C. s.*
Cava superior. *Ao.* Aorta. *A. p.* Arteria pulmonalis. *L. I.* Leberimpression.

**Abb. 19. Transversalschnitt in der Höhe der Einmündung der Vv. hepaticae.
Ansicht des Leberquerschnittes von unten.**

C. i. Cava inferior. *V. h. d.* Vena hepatica dextra. *V. h. s.* Vena hepatica sinistra. *kug. E.*
Kugelige Einstülpung. *v. Fr.* Fläche des vorderen Frontalschnittes.

Hinter dem rechten Rand der Vena cava inferior (Ausläufer der Crista terminalis *(F. t.)* findet sich eine vertikal aufsteigende Furche, welche die Grenze zwischen dem platten und dem Musculi pectinati tragenden Vorhof-Anteil darstellt (physiologischer Sulcus terminalis). Der glatte Vorhofsteil selbst ist ein schmales flaches Band und hat einen leistenförmig zugeschärften freien rechten Rand, der Cava superior und inferior miteinander verbindet. Hinter diesem Rand findet sich nur ein weniger tiefer Recessus. Von der Basis des rechten Herzrohrs zieht eine sehr flache breite Rinne über den rechten Vorhof herab und verliert sich in der Gegend des rechten Cavarandes (ähnlich wie im Ausguß, Vers. 1, Abb. 5). Die Cava superior *(C. s.)* und die beiden großen Arterien erscheinen abgeflacht, die Vena cava superior in ihrem rechten Drittel flachgedrückt, der rechte Rand kantig in den übrigen zwei Dritteln, d. i. in ihrem linken Anteil zwar flacher, aber immer noch gewölbt.

Die Vena cava inferior wurde von hinten nicht eröffnet, sondern zur Darstellung der Verhältnisse des perikardialen Umschlages an der Vena cava benützt. Die Vena cava inferior ist auch von rückwärts bis auf ein frontales Septum am rechten Rande innerhalb des Herzbeutels gelegen.

Im Transversalschnitt (Abb. 19) durch den obersten Anteil der Leber an der Einmündungsstelle der Vena hepatica sieht man an der vorderen Cavawand eine linsengroße längsovale Vorwölbung *(kugelige Einstülpung = kug. E.)*, entsprechend dem Grübchen an dem untersten Teil der vorderen Cavawand. Durch diese Vorwölbung wird die rechte Hälfte des Cavalumens *(C. i.)* in einen queren capillaren Spalt umgewandelt, so daß nur die Sondierung der linken Hälfte der Cava gelingt. In diesem Falle würde der Abfluß aus der rechten Vena hepatica *(V. h. d.)* sehr erschwert sein. Vor der „Plica foraminis venae cavae" erscheint beim Eindrücken mit der Sonde gegen das Zwerchfell der Widerstand an dieser Stelle im Verhältnis zur Umgebung geringer zu sein.

Als nächstes lassen wir ein Präparat mit hochgradiger Herzbeutelfüllung folgen (der Fassungsraum des Herzbeutels hat sich mehr als verdoppelt).

Hochgradige Füllung des Herzbeutels mit Formalin (Kind).

Vers. 12 (Abb. 20—22). Richard G., 3½ Monate alt, gest. 9. 8. 1923.
Klinische Diagnose: Abzehrung, Lungenentzündung.
Anatomische Diagnose: Darmkatarrh, Furunculose.
10. 8. 1923. Perikard vom Zwerchfell aus mit 90 ccm Chlorzinkformol gefüllt. Der Herzbeutel wölbt sich daraufhin prall vor. Dann Gefäßfüllung von der Vena jugularis interna aus mit etwa 85 ccm Chlorzinkformol.
12. 8. 1923. 11 Uhr abends Entnahme der Brust- und Bauchorgane im Zusammenhang und Einlegung in 95% Alkohol. Herzbeutel sehr gut gewölbt.
16. 8. 1923. Frontalschnitte: Der vordere Schnitt kappt den Herzbeutel und verläuft knapp vor dem Herz, der hintere Schnitt eröffnet die Vena cava inferior der Länge nach an der Durchtrittsstelle durch das Zwerchfell.

Präparat.

Herzbeutelmaße: Diagonale 70 mm, quer 50 mm.
Herzmaße: „ 40 „ , „ 35 „
Herzbeutelraum:

Distanz von der Herzspitze zum Herzbeutel 25 mm,
„ vom rechten Vorhof „ „ 4,5 „
„ „ „ Ventrikel „ „ 8 „

Präparat von vorne (Abb. 20):

Distanz vom Zwerchfell zum Vorhof 7 mm.

Cavahöhe linker Rand 10 mm, rechter Rand nicht anzugeben, denn die sehr tiefe Einstülpung der Vena cava inferior reicht vom linken Seitenrand des Cavavorhofsegmentes bis zum rechten Seitenrand des Vorhofs *(M. d. a.)* und läßt die Cavavorhofgrenze nicht erkennen.

Während am Normalpräparat das Herz den Herzbeutel vollkommen ausfüllt, so daß die Gegend der Cavaeinmündung vom Herzbeutel aus auch nach Abdrängen des Herzens vom Herzbeutel kaum zur Ansicht zu bringen ist, ist hier durch die Injektionsflüssigkeit im Herzbeutel das Herz stark hinaufgedrängt und die fragliche Gegend ohne weiteres zu sehen. Unterhalb des rechten Vorhofs sieht man in der Cavagegend an Stelle der zylindrischen u n t e r e n H o h l v e n e eine eigenartige Bildung mit kompliziertem Relief, dem intraperikardialen Teil der Cava und dem untersten Vorhofsegment entsprechend. Es ziehen zwei Leisten vom Vorhof in kraniocaudaler Richtung zum rechten und linken Seitenrand des Foramens pro vena cava herab. Die rechte *(F. t.)* ist die Fortsetzung des scharfkantigen freien Randes des glatten Vorhofanteiles. Die linke mehr bandförmig gestaltete 3 mm breite Leiste *(F. l. i.)* geht aus dem mit Musculi pectinati versehenen Anteil des rechten Vorhofs *(p.)* hervor und wird durch den caudalen Anteil des Fasciculus limbicus inferior hervorgerufen. Zwischen diesen beiden Leisten liegt eine 7 mm breite und sehr tiefe Grube *(C. V. D.)*, welche an ihrem linken Rand 9 mm hoch ist, nach rechts zunächst niedriger (d. h. in kraniocaudaler Richtung kürzer) wird, an ihrem rechten Rand aber kranial sich in die schon von den Ausgüssen her bekannte vertikale Vorhofimpression *(vert. V. Imp.)* fortsetzt. Der obere Rand der Grube hat keine einheitliche horizontale Abgrenzung, vielmehr strahlt von dem Mm. pectinati tragenden Vorhofsanteil *(p.)* eine dritte kürzere Leiste in die Grube ein (Valvula Eustachii-Anteil des Fasciculus terminalis). Diese Leiste verjüngt sich nach unten keilförmig und verengt die Kommunikation zwischen kugeliger Grube („Delle" der Ausgüsse) und vertikaler Vorhofsimpression.

Die Grube ist auch auffallend tief, so daß an ihrem unteren und vorderen Rand eine Falte des Perikards entsteht *(Pl. for. v. c.)*, wobei der Grund der Grube noch unter das Niveau der Falte zu liegen kommt. Der glatte Teil des rechten Vorhofs *(S.)* ist in anteroposteriorer Richtung so stark abgeplattet, daß er zu einem vertikalen Band wird und sein rechter Rand *(M . d . a .)* zu einer scharfen Kante umgestaltet ist. An seiner Grenze gegen den ursprünglichen Vorhofanteil liegt eine kraniocaudale

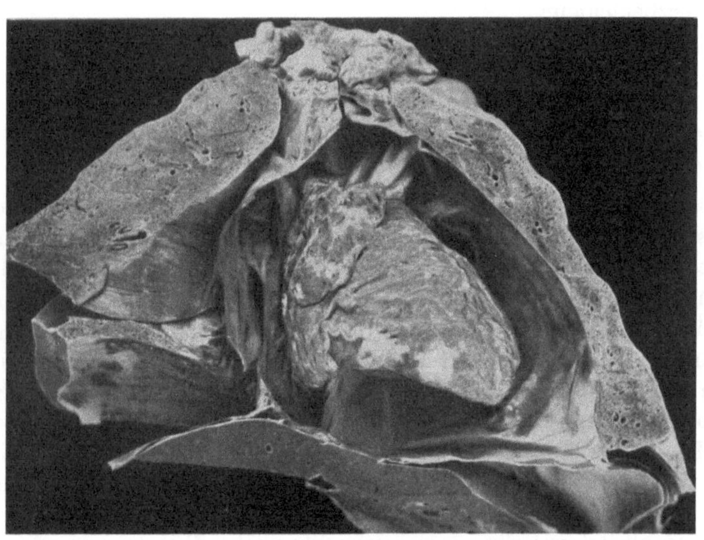

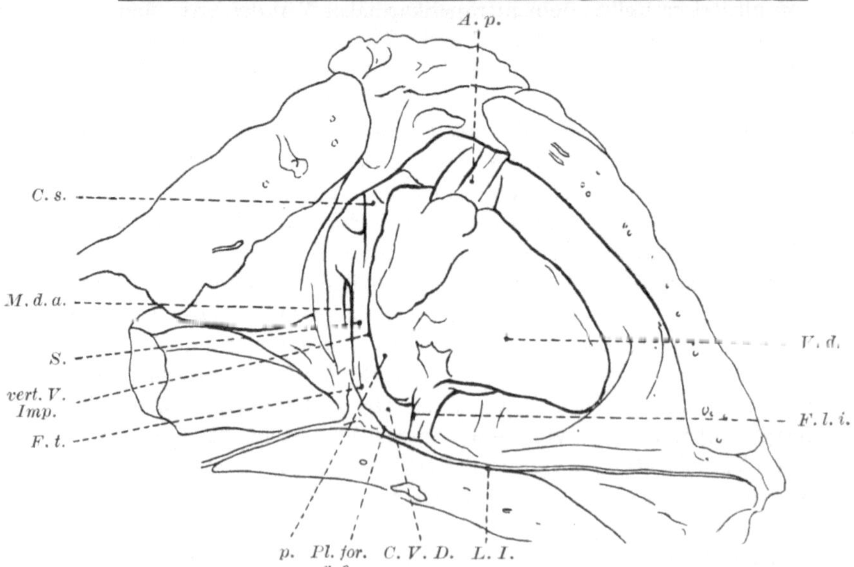

Abb. 20. Hochgradige Füllung hes Herzbeutels mit Formalin (Kind). Frontalschnitt, Ansicht von vorne. Nat. Gr.

M. d. a. Rechter Seitenrand des rechten Vorhofs. *C. V. D.* Cava Vorhofsdelle. *F. t.* Rechter Rand der Delle. *F. l. i.* Linker Rand der Delle. *vert. V. Imp.* Vertikale Vorhofsimpression. *p.* Mm. pectinati-Anteil des rechten Vorhofes. *S.* Glatter Vorhofsanteil. *Pl. for. v. c.* Plica foraminis pro vena cava. *L. I.* Leberimpression. *V. d.* Ventriculus dexter. *C. s.* Cava superior. *A. p.* Arteria pulmonalis.

mäßig tiefe und mäßig breite Furche, in ihrem linken Teil der Vorhofimpression *(vert. V. Imp.)* der Ausgüsse entsprechend; sie gehört mit ihrer linken Wand bereits dem mit Mm. pectinati versehenen Vorhofanteil an und kommuniziert mit der kugeligen Grube in der Cavagegend. Diese Grube senkt sich nicht dorsal, sondern mehr nach links in die vordere Vorhofswand ein.

Die **Vena cava superior** *(C. s.)* ist stark flachgedrückt und durch eine scharfe nach rechts konkave Kante dem rechten Seitenrand des Vorhofs *(M. d. a.)* entsprechend in Verbindung mit dem ebenfalls kantigen Seitenrand der Cava inferior. Unterhalb der unteren rechten Lungenvene befindet sich eine besonders tiefe schlitzförmige Bucht, welche sich bis hinter den scharfen Rand des Vorhofs fortsetzt.

Arteria pulmonalis und Arteria aorta sind stark komprimiert.

Präparat von hinten (Abb. 21): Distanz vom Zwerchfell zum Ansatz der Val. Eustachii 1 mm.

Die **Vena cava inferior** ist im caudalen Anteil rund. Nach der Einmündung der Venae hepaticae ist sowohl die Cava als besonders das untere Vorhofsegment durch die nach hinten gewendete kugelige Vorwölbung der vorderen Wand *(kugelförmige Einstülpung = kug. E.)* in dorsoanteriorer Richtung im höchsten Grad verengt. Das Cavalumen ist in dieser Höhe am Querschnitt ein halbmondförmiger Spalt (vgl. Cavaquerschnitt Vers. 17). Quer über die „kugelige Einstülpung" verläuft die stark nach abwärts gedrängte Valvula Eustachii *(V. E.)* und teilt diese dadurch in einen kranialen weitaus größeren ziemlich rein kugeligen Vorhofanteil (Relief der Mm. pectinati an seiner Oberfläche) und in einen wesentlich kleineren mehr links liegenden caudalen Anteil, der der vorderen Cavawand angehört. Die Valvula Eustachii ist unter das Niveau des Zwerchfells herabgedrängt, so daß ihr freier Rand nicht nach oben, sondern nach hinten sieht. Ebenso sieht der der Cavaeinstülpung angehörende Teil der Cavawand nicht nach hinten, sondern nach unten und bildet den Grund der hinter der Plica for. pro vena cava liegenden und vorne beschriebenen Grube. Es wölbt sich also der intraperikardiale Anteil der vorderen Cavawand hernienartig nach unten in das Cavalumen vor. Ebenso wird durch den Druck der Injektionsflüssigkeit im Herzbeutel die Valvula Eustachii und die Vorderwand des untersten Vorhofsegments nicht nur nach hinten, sondern auch nach unten gedrängt.

Drei Venae hepaticae. Die Ostien sind wegen der Schnittführung nicht mehr zu messen. Der obere Rand der linken Vena hepatica 1,5 mm unter dem Zwerchfell. Oberer Rand der rechten 2 mm über dem Zwerchfell. Oberer Rand der mittleren etwa 1 mm unterhalb der Valvula. Der Abfluß aus den Vv. hepaticae wäre fast unmöglich. Knapp oberhalb und vor der linken Vena hepatica liegt die Cavaeinstülpung, oberhalb und vor dem rechten Lebervenenostium liegt der Vorhofteil der kugeligen Einstülpung. Das aus den Lebervenen fließende Blut müßte an den Einstülpungen ein Hindernis finden.

Rechter Vorhof: Entsprechend der mäßigen „vertikalen Vorhofimpression" ist von innen gesehen eine caudal an Höhe zunehmende,
nach abwärts ziehende Leiste *(l. E.)* erkennbar, die ohne Grenze in

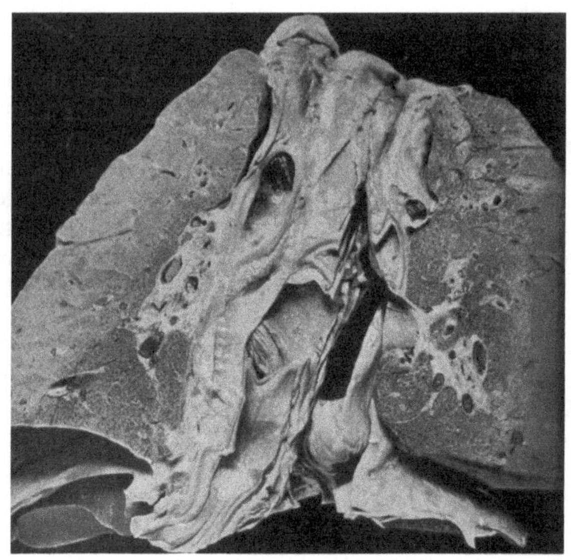

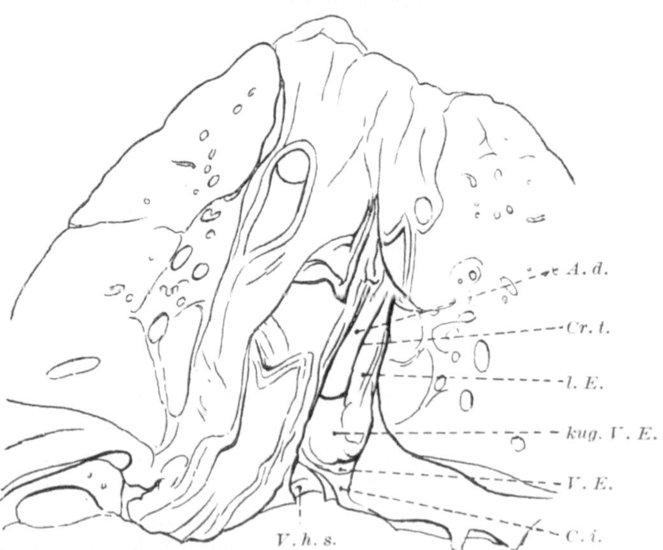

Abb. 21. **Hochgradige Füllung des Herzbeutels mit Formalin (Kind).**
Frontalschnitt, Ansicht von hinten, hintere Cava- und Vorhofswand abgetragen.
Nat. Gr.

C. i. Cava inferior.   *V. h. s.* Vena hepatica sinistra.   *V. E.* Valvula Eustachii.   *kug. V. E.*
Kugelige Vorhofseinstülpung.   *l. E.* Langgestreckte Einstülpung.   *Cr. t.* Crista terminalis.
A. d. Atrium dextrum.

den Mm. pectinati tragenden Anteil der Vorhofeinstülpung übergeht. Der Rand der Leiste entspricht der „Crista terminalis" *(C. t.)*; dementsprechend ist ihr linker Abhang leicht vorgewölbt, trägt Mm. pectinati und gehört dem ursprünglichen Vorhofteil an.

Transversalschnitt durch die Leber in der Höhe der Einmündung der Venae hepaticae: Von der Schnittfläche aus in kranialer Richtung gesehen, wölbt sich ein kugeliges Gebilde *(kug. E.)* gegen die Hinterwand des rechten Vorhofs und gegen den obersten Teil der Vena cava inferior *(C. i.)* vor. Die Mündungen der Venae hepaticae sind selbst nicht verlegt, jedoch ist der Abfluß des Blutes aus der Vena cava in den rechten Vorhof infolge der hochgradigen Einstülpung der Wand nur durch

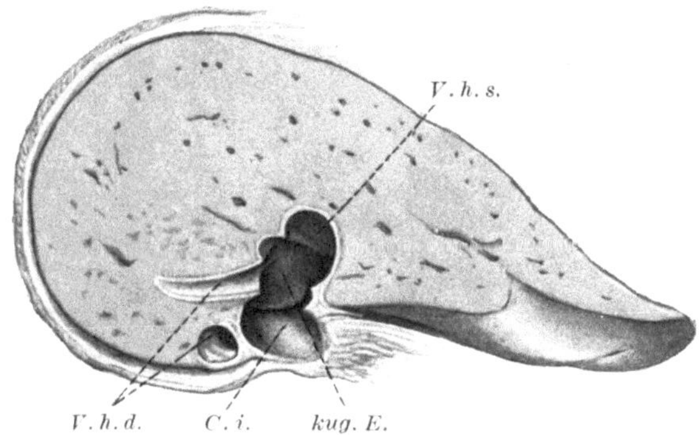

Abb. 22. **Hochgradige Füllung des Herzbeutels mit Formalin (Kind).** Horizontalschnitt in der Höhe der Einmündung der linken Vena hepatica. Ansicht der Leber von unten. Nat. Gr.

C. i. Cava inferior. *V. h. s.* Vena hepatica sinistra. *V. h. d.* Vena hepatica dextra. *kug. E.* Kugelige Einstülpung.

einen feinen halbmondförmigen nach hinten konvexen, an der hinteren Wand der Vena cava gelegenen Spalt denkbar, so daß auch eine Stauung in beiden Venae hepaticae eintreten müßte. Bei geringerem Vortreten dieser Einstülpung würde die Cava zwar wegsam sein, jedoch würde der Abfluß der linken Vena hepatica *(V. h. s.)* auch dann noch direkt gegen die Einstülpung führen und bedeutend erschwert sein, während der Abfluß aus der rechten Vena hepatica *(V. h. d.)* eher möglich wäre (Abb. 22).

Über die Verengerung der linken Vena hepatica durch Herabdrücken des Zwerchfells läßt sich an diesem Präparat nichts aussagen.

Wir schließen die Beschreibung eines Versuches an, bei dem der Druck im Herzbeutel den Verhältnissen bei Herztamponade nahekommt.

Besonders hochgradige Füllung des Herzbeutels mit Formol (Kind).

Vers. 59 (Abb. 23 und 24). Grete Kr., 7 Monate alt, gest. 9. 8. 1924, 9 Uhr a. m. (Kinderklinik).

Klinische Diagnose: Alimentäre Intoxikation, Pneumonie.

Anatomische Diagnose: Enteritis.

10. 8. 1924. 4 Uhr nachmittags Resektion des linken 3. und 4 Rippenknorpels wird in das Perikard von vorne, ebenso in die Jugularis interna d. und in die Carotis communis d. 10%iges Formol injiziert. Das Perikard ist prall gespannt. Nach

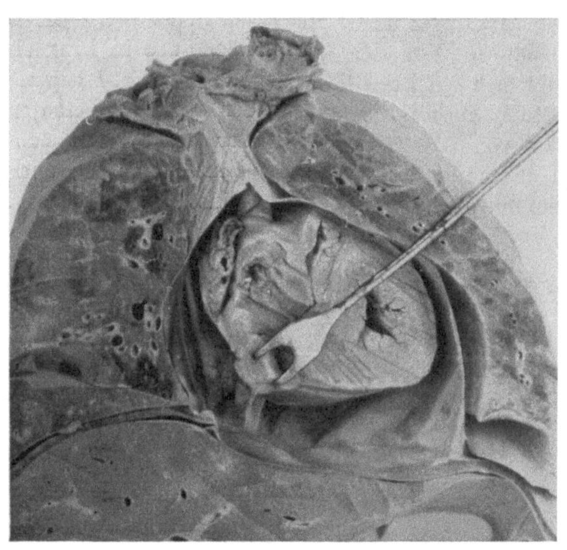

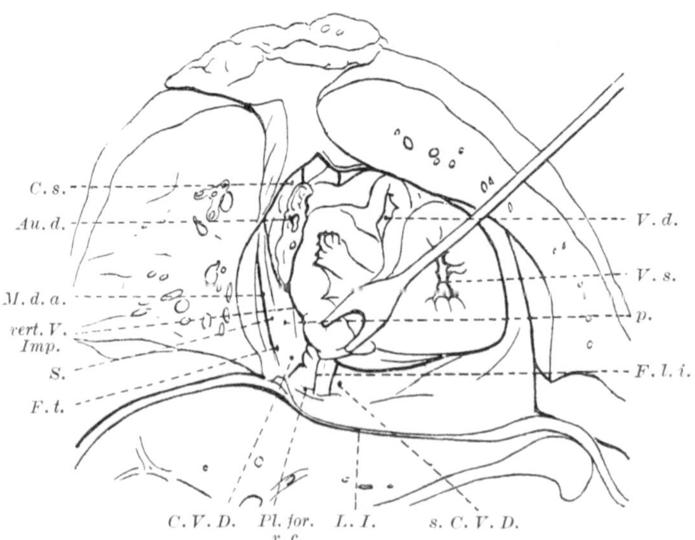

Abb. 23. Hochgradige Füllung des Herzbeutels mit Formol beim Kind. Frontalschnitt, Vorderansicht. ⁵/₆ nat. Gr.

V. s. Linker Ventrikel. V. d. Rechter Ventrikel. vert. V. Imp. Vertikale Vorhofsimpression. S. Glatter Vorhofsteil. p. Muskulärer Teil des rechten Vorhofs. C. V. D. Cava-Vorhofsdelle. F. t. Rechter Rand der Delle. F. l. i. Linker Rand der Delle. s. C. V. D. Seitliche Cava-Vorhofsdelle. M. d. a. Margo dexter atrii. Pl. for. v. c. Plica foraminis venae cavae. L. I. Leberimpression. Au. d. Auricula dextra. C. s. Cava superior.

der Weiterbehandlung in gewohnter Weise wird vorne ein Frontalschnitt in der
Höhe des Vorderrandes des rechten Herzohrs und hinten ein solcher in der Ebene der
Vena cava inferior geführt.

Präparat.

Von vorne (Abb. 23): Herzbeutelmaße: Diagonale 63 mm, quer 50 mm,
Herzmaße: Diagonale 44 mm, quer 30 mm[1]),
Herzbeutelraum:

Distanz von der Herzspitze zum Herzbeutel 15 mm (Wert zu groß, weil die
      Spitze des Herzens bei der Schnittführung abgekappt wurde),
Distanz vom rechten Vorhof zum Herzbeutel 5 mm (konvexer Teil),
Distanz vom rechten Ventrikel zum Herzbeutel 17 mm (besonders groß, Herz
      vom Zwerchfell stark abgehoben),
Distanz vom Zwerchfell zum Ventrikel *(DV.)* 15 mm,
Cavahöhe linker Rand 4 mm, rechter Rand 3 mm.

Der rechte Ventrikel ist in seiner linken Hälfte stark eingedrückt, besonders
entsprechend dem Conus arteriosus. Es entsteht an der Vorderfläche des rechten
Ventrikels eine breite und tiefe Furche parallel dem Sulcus longitudinalis anterior
und eine zweite ebenso breite senkrecht darauf gerichtete Furche parallel zum
Margo acutus („T-förmige Ventrikelkompression). Rechts von der longitudinalen
Furche ist die vordere Fläche des rechten Ventrikels gut gewölbt. Beide Ventrikel
sind durch die Herzbeutelfüllung nach oben und rechts gedrängt, so daß der rechte
seitlich flach gedrückte Vorhof am unteren Herzrand über den rechten Ventrikel
überhängt.

Der rechte Vorhof ist in dem ganzen, Musculi pectinati tragenden Anteil,
abgesehen von der nur leicht abgeplatteten rechten Aurikel *(Au. d.)* eingedrückt.
Es entsteht eine ovale, vertikal gestellte, mit ihrem tiefsten Punkt nach links
gewendete Bucht *(vert. V. Imp.),* auf deren Grund man das Relief der Musculi
pectinati erkennt. Diese Bucht reicht über die nach aufwärts gedachte Verlängerung
des linken Cavarandes weit hinaus. Nach rechts zu schließt der glatte Anteil des
rechten Vorhofs *(S.)* in Form einer abgerundeten vertikalen Leiste an. Sie liegt
in der direkten Fortsetzung der Vena cava superior und inferior.

Die Grube *(C. V. D.)* liegt z. T. im Bereich der Vena cava inferior, z. T. gehört
sie dem unteren Vorhofsegment an.

Die Furche an der vorderen Fläche des rechten Vorhofs setzt sich nach abwärts
in eine halbkugelige Grube direkt fort, nach rechts ist diese Grube durch eine bis
an das Diaphragma reichende nach rechts konvexe Leiste *(Ausläufer des Fasciculus
terminalis = F. t.)* begrenzt. Nach links ist sie ebenfalls durch eine scharfe
Leiste *(F. l. i.)* begrenzt, die aber hier, weil von links her komprimiert, schmäler
ist als in den oben angeführten Fällen. Beide Leisten konvergieren nach unten
in der Höhe der Valvula Eustachii. Die Grube selbst ist auffallend schmal
und tief, denn es ist die Vena cava inferior und das untere Vorhofssegment von links her eingedrückt, so daß sich Fasciculus terminalis
und limbicus einander nähern. Dadurch wird auf den ersten Blick der Eindruck einer Zweiteilung der „Cavadelle“ hervorgerufen (vgl. geringer Grad einer
seitlichen Cavadelle in Vers. 3). Links vom scharf vortretenden Fasciculus
limbicus inferior entsteht also eine zweite etwas weniger tiefe Grube,
die wir als seitliche Cavavorhofdelle *(s. C. V. D.)* bezeichnen können.
Eine Plica foraminis pro vena cava ist vorne wenig, am Rand der seitlichen Cavadelle sehr deutlich ausgeprägt *(Pl. for. v. c.).* Die Cava superior *(C. s.)* ist konvex,
etwas flacher als sonst.

---

[1]) Wegen Drehung des Herzens durch die Herzbeutelfüllmasse ist der Diagonal-
wert unverläßlich.

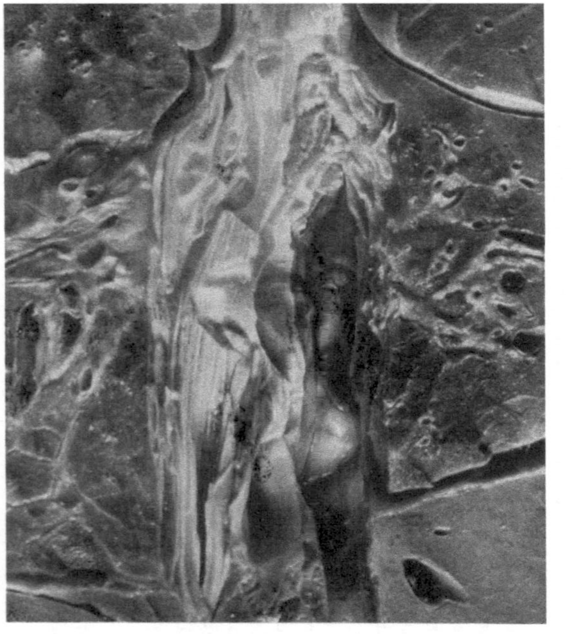

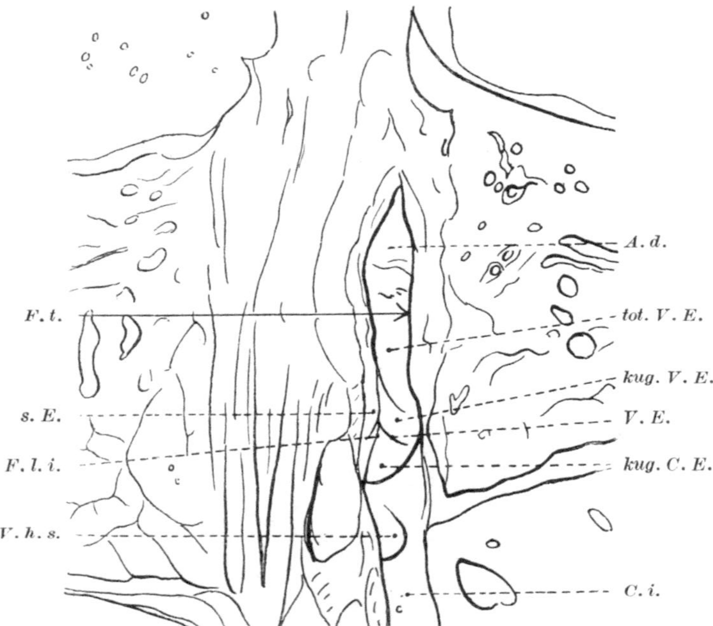

Abb. 24. Hochgradige Füllung des Herzbeutels mit Formol beim Kind. Frontalschnitt, Rückansicht. $^4/_3$ nat. Gr. C. i. Cava inferior. V. h. s. Vena hepatica sinistra. kug. C. E. Kugelige Cavaeinstülpung. V. E. Valvula Eustachii. s. E. Seitliche Einstülpung. F. l. i. Furche zwischen kugeliger und seitlicher Einstülpung. kug. V. E. Kugelige Vorhofseinstülpung. tot. V. E. Totale Vorhofseinstülpung. F. t. Pfeil in der Richtung des Zuganges zum Fasciculus terminalis. A. d. Atrium dextrum.

Die Oberfläche des linken Leberlappens ist stark konkav (durch den dilatierten Herzbeutel eingestellt).

Von rückwärts (Abb. 24): Distanz des Zwerchfells zum Ansatz der Valvula Eustachii 9 mm.

Vena hep. dext. Ostium 4×2 mm, oberer Rand 1 mm unter dem Zwerchfell,
„   „   sin.   „   5×2 mm,   „   „   3 mm über   „   „
unterer   „   1 mm unter   „   „

Die Vena cava inferior ist kranial von der Einmündungsstelle der Venae hepaticae etwas breiter. Ihr Lumen ist nicht rein zylindrisch, sondern wird durch zwei Vorwölbungen modifiziert, und zwar: etwa in ihrer Mitte knapp unterhalb der Valvula wölbt sich das obere Stück der Vorderwand nach rückwärts halbkugelig vor und bildet mit einer kugeligen Einstülpung des Vorhofs eine gemeinsame Vorwölbung *(kug. E.)*. Die Valvula *(v. E.)* verläuft nach oben stark konkav (herabgedrückt), mehr nach hinten gewendet, annähernd quer über der Mitte der kugeligen Vorwölbung. Eine zweite längsovale Vorwölbung *(s. E.)* findet sich knapp links neben der kugeligen Vorwölbung, von der ersteren durch eine tiefe vertikale Furche entsprechend dem Fasciculus limbicus inferior *(F. l. i.)* abgegrenzt. Die Kuppe dieser Vorwölbung wendet sich schräg nach hinten und rechts und kann als seitliche Cavaeinstülpung bezeichnet werden (verursacht durch die seitliche Cavadelle).

Eine von der Herzbeutelhöhle aus in die kugelige Delle eingeführte Sonde wölbt die kugelige Vorhofeinstülpung vor. Hinter der Plica *(Pl. for. v. c.)* gelangt man nach abwärts mit der Sonde in die Cavaeinstülpung. Führt man die Sonde in die seitliche Cavadelle, so bewegt der Sondenknopf die linksliegende seitliche Cavaeinstülpung. Diese reicht mit ihrem caudalen Ende bis etwas unter den oberen Rand des linken Hepaticaostiums *(V. h. s.)* in die Lebervene hinein und führt dadurch eine mäßige Verengerung derselben herbei. Das linke Hepaticaostium ist queroval, die unmittelbar an das linke Hepaticaostium kranial anschließende ventrale Cavawand ist andeutungsweise ziehharmonikaartig in leichte Fältchen gelegt, was als Effekt der beiden in caudaler Richtung drückenden Einstülpungen aufzufassen ist. Der vor dem Ostium liegende letzte Abschnitt der linken Vena hepatica ist in kraniocaudaler Richtung auffallend verengt. Gerade über dem linken Leberlappen — dieser Gegend entsprechend — ist die Oberfläche der Leber durch den vergrößerten Herzbeutel stark eingedrückt. Die kugelige Vorhofseinstülpung setzt sich nach oben ohne Grenze in einen zunächst verjüngten, weiter kranial mächtig verbreiterten Wulst, in die „langgestreckte" Einstülpung *(l. E.)* der vorderen Vorhofwand fort, die diesmal fast als komplette Vorhofseinstülpung aufgefaßt werden kann.

Die Einstülpung der vorderen Vorhofwand wendet sich deutlich nach links gegen das Vorhofseptum. Der durch die eingestülpte Vorderwand nach hinten vorspringende Wulst läßt die Modellierung der Musculi pectinati sehr deutlich erkennen. Die Blutpassage durch den Vorhof könnte nur mehr entlang dem glatten Randteil des rechten Vorhofs und nahe dem Sulcus coronarius gedacht werden. —

Um einen besseren Einblick in die Art der Verengung des Cava- und Vorhoflumens durch Ergüsse in den Herzbeutel zu gewinnen, möge noch ein Fall angeführt werden, der in Transversalschnitten untersucht wurde.

Chlorzinkformol-Perikardfüllung, Transversalschnitte (Kind).

Vers. 13 (Abb. 25—28). Martha R., 3 Monate alt, gest. 10. 8. 1923 (Kinderklinik).
Klinische Diagnose: Enteritis.
Anatomische Diagnose: Enteritis.
11. 8. 1923. Nach Resektion des 4. und 5. Rippenknorpels links werden 100 ccm Chlorzinkformollösung in das Perikard injiziert. Ferner werden in die rechte Vena jugularis etwa 150 ccm der gleichen Lösung injiziert. Die Leber wölbt sich vor. Nach einigen Minuten wird noch Chlorzinkformol nachinjiziert.
12. 8. 1923. 10,23 Uhr abends Entnahme des Präparats, das in 95%igen Alkohol eingelegt wird. Die Leber ist groß, der Herzbeutel gut vorgewölbt.
16. 8. 1923. Horizontalschnittserie. Nach Anlegung der obersten Schnitte kann man bereits in den Herzbeutel hineinsehen und beobachtet das bekannte Relief: Scheiben von etwa 5 mm Dicke bis unterhalb des Zwerchfells.

Präparat.

Die Grube an der Vorderwand der Vena cava inferior ist ganz besonders tief und von zwei scharfen Rändern umsäumt. Die Plica anterior (For. pro vena cava) ist deutlich ausgebildet. Seitlich von dem rechten Rand der Grube findet sich eine tiefe Furche, die sich nach aufwärts auf die vordere Fläche des Vorhofs fortsetzt (vertikale Vorhofimpression). Nach rechts von ihr ein besonders scharfer, leistenförmiger Vorhofrand. Diese Grube setzt sich nach oben gegen den Vorhof ohne scharfe Grenze, und zwar auf den untersten Teil der vorderen Vorhofwand fort.

Die untere Fläche der ersten Transversalscheibe (Abb. 25) trifft den rechten Vorhof, das oberste Stück des rechten Ventrikels und den linken Ventrikel. Der rechte Vorhof erscheint dabei durch einen von rechts her sich vorwölbenden Buckel der Wand sehr stark eingeengt; der Buckel *(vert. V. Imp.)* entspricht der langgestreckten Einstülpung und wird durch die schon beschriebene tiefe vertikale Furche parallel dem freien Rand des rechten Vorhofs erzeugt. Hinter diesem Buckel ist das Vorhoflumen ein capillarer Spalt. Hintere und vordere Vorhofwand berühren sich vollkommen *(glatter Teil des rechten Vorhofs = S. [Sinusteil])*. Ein größeres Lumen, das noch für die Blutpassage in Betracht kommt, ist nur in der linken Hälfte des rechten Vorhofs vorhanden.

Der nächste Schnitt (Abb. 26) trifft das unterste Vorhofsegment des rechten Vorhofes *(A. d.)* und beide Ventrikel *(V. d., V. s.)*. Man sieht dabei eine kugelige aus der vorderen Vorhofwand (Relief der Musculi pectinati!) hervorkommende und aus ihr gebildete Einstülpung, welche einen großen Teil des Vorhofcavums erfüllt und die hintere Vorhofwand berührt *(kugelige Vorhofeinstülpung = kug. V. E.)*. Zu beiden Seiten dieses kugeligen Gebildes findet sich je ein annähernd keilförmig begrenzter Vorhofanteil.

Die untere Fläche derselben 7 mm dicken Scheibe (Abb. 27) trifft den Querschnitt der Vena cava inferior in Höhe der Einmündung der rechten Vena hepatica. Das Cavalumen ist hier komplett durch

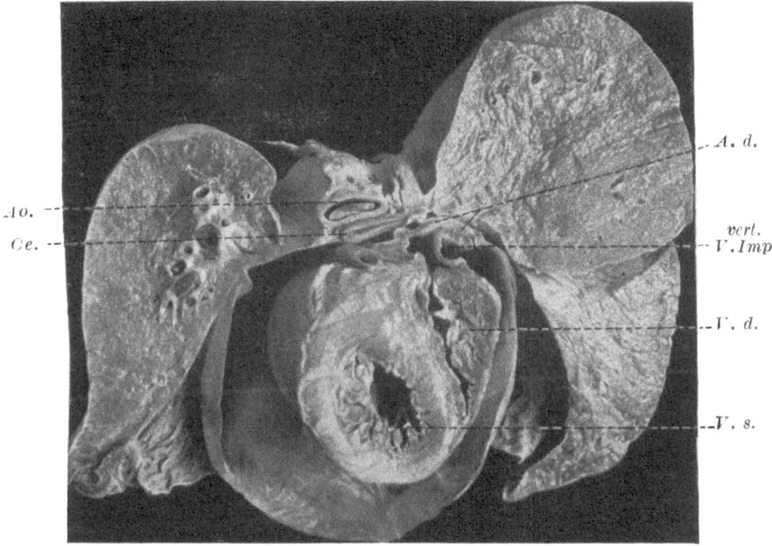

Abb. 25. Chlorzink-Formol-Herzbeutelfüllung (Kind). Transversalschnitt. Oberster Transversalschnitt in der Mitte der vertikalen Vorhofsimpression geführt. (Ansicht von unten.) Nat. Gr.

V. d. Ventriculus dexter. *V. s.* Ventriculus sinister. *A. d.* Atrium dextrum. *vert. V. Imp.* Vertikale Vorhofsimpression. *Oe.* Oesophagus. *Ao.* Aorta descendens.

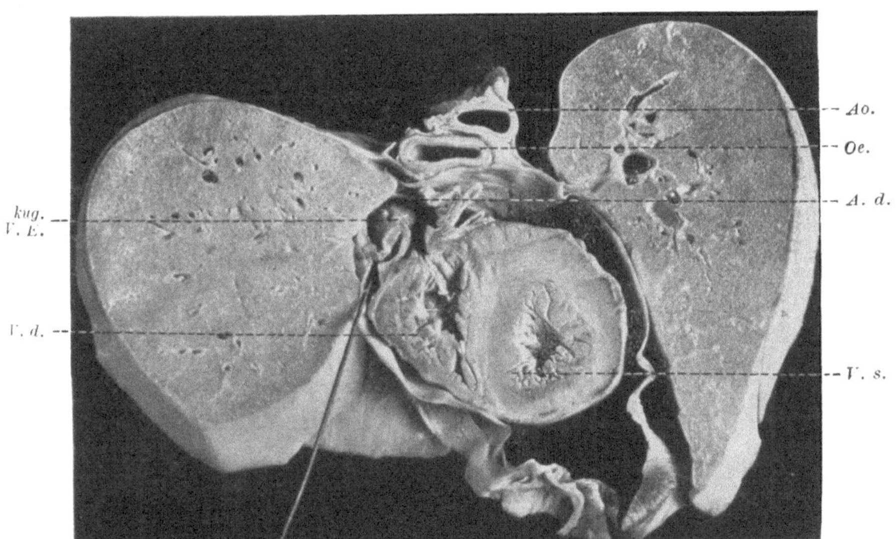

Abb. 26. Chlorzink-Formol-Herzbeutelfüllung (Kind). Transversalschnitt. Horizontalschnitt in der Höhe des untersten Vorhofsegmentes knapp ober der Cava-Vorhofsdelle. Ansicht der Scheibe von oben. Nat. Gr.

V. s. Ventriculus sinister. *V. d.* Ventriculus dexter. *A. d.* Atrium dextrum. *kug. V. E.* Kugelige Vorhofseinstülpung. *Oe.* Oesophagus. *Ao.* Aorta descendens. *Sonde* liegt in der Cavavorhofsdelle.

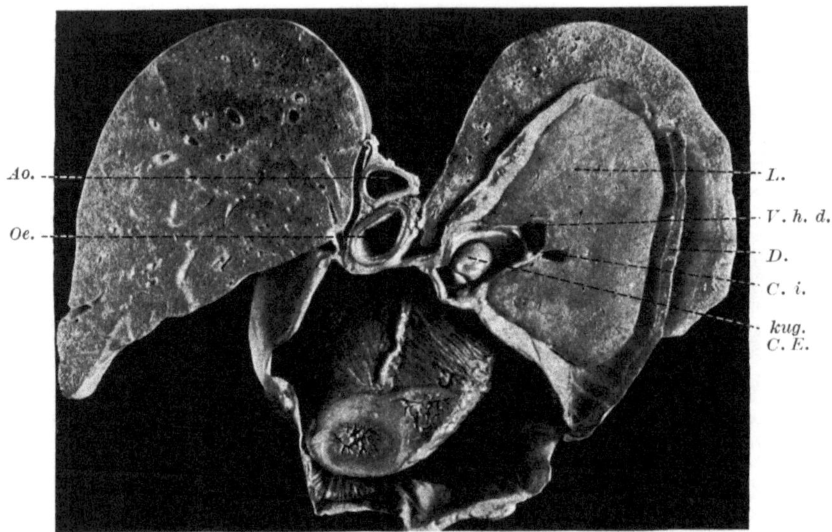

Abb. 27. Chlorzink-Formol-Herzbeutelfüllung (Kind). Transversal-schnitt. Horizontalschnitt, untere Fläche derselben Scheibe wie in Abb. 26; knapp unterhalb der Cava-Vorhofsdelle geführt. Nat. Gr.

V. h. d. Vena hepatica dextra. *kug. C. E.* Kugelige Cavaeinstülpung. *C. i.* Cava inferior. *Oe.* Oesophagus. *Ao.* Aorta. *L.* Rechter Leberlappen. *D.* Diaphragma.

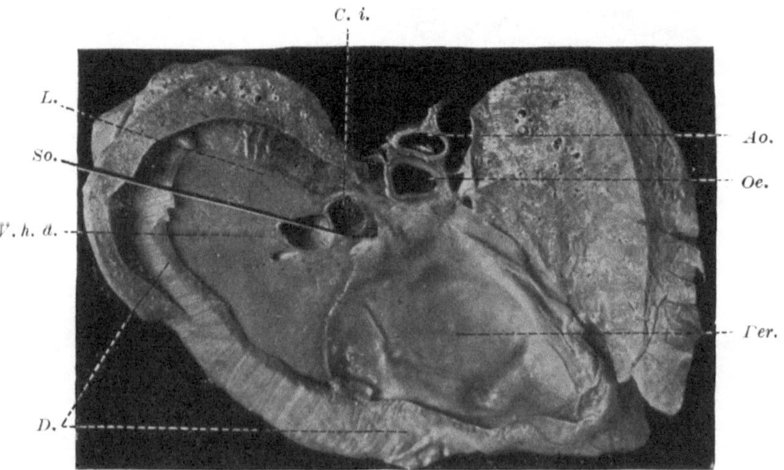

Abb. 28. Chlorzink-Formol-Herzbeutelfüllung (Kind). Transversal-schnitt. Horizontalschnitt, in der Höhe der Einmündung der Vena hepatica sinistra in die Cava inferior. Nat. Gr.

So. Sonde in dem von oben her flachgedrückten Ostium der Vena hepatica sinistra. *V. h. d.* Vena hepatica dextra. *C. i.* Cava inferior. *Per.* Herzbeutel. *L.* Rechter Leberlappen. *D.* Diaphragma. *Oe.* Oesophagus. *Ao.* Aorta descendens.

ein erbsengroßes, kugeliges Gebilde erfüllt, welches in seinen hinteren
zwei Dritteln deutlich die Modellierung der Musculi pectinati erkennen
läßt *(kugelige Vorhofseinstülpung = kug. V. E.),* in seinem vorderen
Drittel besonders dünn und transparent ist der eingestülpten Cavawand
entsprechend *(kugelige Cavaeinstülpung = kug. C. E.).* Ein Abfluß aus
der Vena cava und damit auch aus den Venae hepaticae ist dadurch
unmöglich gemacht. Da die Einstülpung direkt der Mündung der
rechten Vena hepatica vorgelagert ist, wäre ein Abfluß aus dieser
undenkbar.

Der letzte Schnitt (Abb. 28) trifft die Vena cava inferior an der Einmündungsstelle der linken Vena hepatica *(V. h. s.)* und zeigt das
unterste in die Leber eingedrückte Segment des Herzbeutels *(Per.).* Das
Ostium der Vena hepatica sinistra *(O. s.)* ist durch dieses in kraniocaudaler Richtung zusammengedrückt und spaltförmig. Durch Drücken
auf das Herzbeutelsegment von oben läßt sich der Spalt beliebig verengern.

c) Zusammenfassung.

Die mit Formol konservierten Präparate bringen uns eine
Bestätigung und Ergänzung der an den Ausgüssen erhobenen Befunde.
Die beiden Versuchsreihen verhalten sich zueinander wie das Positiv
zum Negativ.

Der Cavadelle des Ausgusses entspricht hier die kugelige Grube
der Cava von vorne, resp. die kugelige Cavaeinstülpung von hinten.

Der Vorhofsdelle des Ausgusses entspricht die Fortsetzung der
kugeligen Grube auf dem untersten Vorhofsegment von vorne gesehen
und die kugelige Vorhofeinstülpung von hinten gesehen an den Weichteilpräparaten.

Die Ränder der Cavadelle im Venenausguß resp. die Incisuren
zu beiden Seiten des kugeligen Fortsatzes am Herzbeutelausguß entsprechen den leistenförmigen Rändern der kugeligen Cava- und Vorhof-
grube von vorne (Fasciculus terminalis und limbicus inferior),
resp. den Recessus zu beiden Seiten der Cava- und Vorhofeinstülpung
von hinten.

Der vertikalen Vorhofimpression des Venenausgusses resp.
der keilförmigen Leiste des Herzbeutelausgusses (Crista longitudinalis)
entspricht von vorne die vertikale Vorhofimpression, von hinten die
langgestreckte Vorhofeinstülpung der Formolpräparate.

Die Ränder der vertikalen Vorhofimpression der Ausgüsse
entsprechen den beiden keilförmigen Spalten zu beiden Seiten der longitudinalen Einstülpung am Querschnitt der Formolpräparate.

Dem lamellenartig zugeschärften Rand an der rechten Zirkumferenz des Defektes im Herzbeutelausguß entspricht an den Formolpräparaten der Recessus hinter dem abgeflachten freien Vorhofrand.

Die Rinne (Sulc. marginis atrii dextri) am rechten Rand des Defektes im Herzbeutelausguß entspricht der plattgedrückte glatte Anteil des rechten Vorhofes.

Dem konvexen Anteil des Vorhofes am Venenausguß resp. der breiten Rinne nach innen von der keilförmigen Leiste am Herzbeutelausguß entspricht am Formolpräparate der mehr oder weniger konvexe Musculi pectinati tragende Anteil des Vorhofs.

Der am Ausguß nicht immer vorhandenen zirkulären nach unten konvexen Furche an der vorderen Zirkumferenz der Vorhofcavagrenze entspricht im Formolpräparat die Commissur der beiden „Valvula Eustachii-Schenkel" des Fasciculus terminalis und limbicus inferior.

Wie an den Ausgüssen die Hepaticastämme in den Bereich der Cava-Vorhofdelle fallen, reicht auch an den Formolpräparaten die Cavaeinstülpung bis an die Mündung der Hepaticae heran resp. in diese hinein, d. i. unter das Niveau des Foramen pro vena cava.

Entsprechend dem papierdünnen Anteil der komprimierten Cava am Ausguß ist das Lumen der Cava in dieser Höhe am Weichteilquerschnitt ein halbkreisförmiger nach hinten konvexer linearer Spalt.

An den Ausgüssen und Weichteilpräparaten ist in gleicher Weise das unterste Vorhofsegment und das intraperikardial gelegene Stück der Cava inferior verlängert (vgl. auch Röntgenversuche S. 98 u. 100).

Die Verschiedenartigkeit der an den Formolpräparaten erhaltenen Befunde ist 1. auf eine in dieser Gegend ziemlich bedeutende Variationsbreite der von vornherein gegebenen anatomischen Verhältnisse zurückzuführen (z. B. wechselnde Höhe der Hepaticamündung, verschiedene Höhe der Valvula Eustachii gegenüber dem Zwerchfell); 2. auf die verschiedene Stärke des Druckes im Perikardialraum.

Bei geringem Druck ändert sich am Verhalten des Vorhofs wenig; es entsteht eine ganz seichte vertikale Furche, die an der Basis der Aurikel beginnt, wobei der Fassungsraum des Vorhofs sicher nur wenig beeinträchtigt wird. Die Cava superior ist in solchen Fällen ganz wenig oder gar nicht komprimiert. Hingegen findet man am unteren Vorhofsegment und an der Cava inferior eine zwar seichte, aber breite und deutliche kugelige Grube, resp. von hinten gesehen eine kugelige Einstülpung des Vorhofs und der Cava inferior, welche das Lumen der Cava schon stark einengt und auch den Abfluß der Venae hepaticae in wechselnder Weise beeinflußt. Die Abflußbehinderung der Venae hepaticae kann bei geringem perikardialem Druck dadurch begründet sein, daß der supradiaphragmal gelegene obere Rand einer Lebervenenmündung bereits in die kugelige Einstülpung einbezogen ist und das Ostium auf diese Weise eingeengt wird; oder es kann schon bei etwas höherem Druck die meist höher mündende Vena hepatica sinistra unterhalb des Zwerchfells durch Druck des erweiterten Herzbeutels von oben her komprimiert werden.

Bei hohem Druck im Herzbeutel sind die Veränderungen am Vorhof bedeutend: statt der ganz seichten vertikalen Furche finden wir eine tiefe „vertikale Vorhofimpression", welche das Vorhofcavum zum größeren Teil erfüllt. Dadurch, daß ein Recessus des Herzbeutels den rechten Vorhof von hinten her umgreift, wird dieser auch von hinten eingedrückt, so daß durch den doppelten Druck von vorn und hinten der glatte Teil des rechten Vorhofs bis auf einen engen Spalt zusammengedrückt wird (s. Abb. 25), daher seine bandförmige Gestalt begreiflich erscheint. Durch den Druck von rechts wird der freie Vorhofrand konkav. Durch komplette Kompression des glatten Vorhofanteiles kann die langgestreckte Vorhofeinstülpung, die nun weder nach rechts noch in antero-posteriorer Richtung Platz findet, sich nur nach links in das noch erhalten gebliebene Cavum des linken Anteiles des rechten Vorhofes gegen das Vorhofseptum wenden.

Die Vena cava superior ist an ihrem rechten Rand bereits vollkommen flachgedrückt, während das Lumen in der linken Hälfte erhalten bleibt, wenn auch hier die Wölbung schon geringer ist. Die Cava inferior und das untere Vorhofsegment sind bereits so weit komprimiert, daß eine Sondierung der Cava inferior meist unmöglich ist. Denn die bei geringer Füllung flache Delle ist in eine tiefe, halbkugelige Grube umgewandelt, die mit ihrem caudalen Anteil unter das Niveau des vorderen Randes des Foramen quadrilaterum herabreicht. Dieser Grube entspricht eine große kugelige Einstülpung, die mit dem untersten der Cavawand angehörenden Anteil bis in die Höhe der Lebervenenmündungen reicht und diese sogar verschließen kann.

Die großen Arterien sind zwar sehr abgeflacht, aber noch durchgängig.

Bei ganz hohem Druck (ähnlich den Verhältnissen bei Herztamponade) wird die vertikale Vorhofimpression noch breiter, kann zu einer totalen Einstülpung der vorderen Vorhofwand führen (Vers. 59), die links von der Crista terminalis gelegen ist. In solchen Fällen ist dann auch zu beiden Seiten der Einstülpung eine Sondierung nicht mehr möglich.

Es verschmilzt dann die Delle an der Cava und dem Vorhofsegment mit der vertikalen Vorhofimpression zu einer gemeinsamen breiten und tiefen Furche, welche vom linken Seitenrand der Cava superior bis an die Plica anterior foraminis pro vena cava reicht. Ebenso geht die kugelige Einstülpung ohne scharfe Grenze in die langgestreckte Einstülpung über. Dabei kann die Vena cava inferior durch Druck von links auch eine seitliche Delle erhalten, der dann eine seitliche Cavaeinstülpung entspricht.

Alle intraperikardialen Gefäße, außer der Cava inferior, die in der angegebenen Weise verengert ist, sind zu flachen Bändern zusammengedrückt. Durch sehr hohen Druck wird der Ventrikelteil des Herzens gegen den Vorhofteil nach rechts oben gepreßt, so daß der runde Anteil des rechten Vorhofs über den Sulcus coronarius überhängt, wodurch am unteren Herzkontur eine Knickung entsteht (z. B. Vers. 59).

Gleichzeitig kommt es bei dieser hochgradigen Erweiterung des Herzbeutels durch Auseinanderrücken der beiden Fixpunkte: Perikarddurchtritt der Cava superior und Cava inferior nach oben respektive nach unten zu einer Verlängerung des rechten Vorhofrandes.

Von anatomischen Ursachen für die Vielgestaltigkeit der erhaltenen Befunde an den Formolpräparaten seien vor allem die Varianten in Zahl, Stärke und Verlauf der Lebervenen erwähnt. So wird eine oberhalb des Diaphragma mündende Vena hepatica am oberen Rand ihrer Mündung durch den Herzbeutelerguß direkt komprimiert (Abb. 28), während eine etwa unterhalb des Diaphragma mündende Vena hepatica unter Umständen nicht einmal vom caudalsten Anteil der kugeligen Cavaeinstülpung erreicht werden kann. Eine nahe der Oberfläche der Leber fast horizontal verlaufende Lebervene (nach HASSE und ebenso nach unseren Untersuchungen meist die linke) kann durch die dünne bedeckende Leberparenchymschicht bei Impression der Oberfläche des linken Leberlappens durch den Herzbeutelerguß in kraniocaudaler Richtung komprimiert werden, während eine mehr steil aufwärtsziehende Lebervene durch die dickere darübergelegene Parenchymschichte der Leber vor Kompression geschützt ist.

Aber auch bei Kompression des linken Hepaticaostiums durch eine Cavaeinstülpung usw. könnten die isolierten Stauungserscheinungen in der Leber gering sein, wenn eine kräftigere mittlere Vena hepatica mit tiefer Mündung vorliegt; dadurch wird auch die Zahl der Lebervenen auf die Leberstauung Einfluß gewinnen. Das Überwiegen einmal einer Vorhof-, einmal einer Cavaeinstülpung an Ausdehnung ist auf die Entfernung des Valvula Eustachii-Ansatzes vom Zwerchfell zurückzuführen. Dabei kann diese Entfernung von vorneherein infolge anatomischer Anlage verschieden groß sein, durch den Druck im Herzbeutel verändert sein oder von dem zufälligen Füllungszustand dieser Hohlräume abhängen. Steht die Valvula höher, so ist die Cavaeinstülpung größer, steht sie tiefer, so gewinnt die Vorhofeinstülpung an Ausdehnung.

Eine gewisse Variabilität in Form und Größe der Delle an Cava und Vorhof ist auf die verschiedene Stärke und den verschiedenen Verlauf der Ausstrahlungen des Fasciculus terminalis und limbicus inferior gegen die Valvula Eustachii und gegen die Cavawand zurückzuführen (s. darüber auch nächsten Abschnitt). Ein schwächerer Fasciculus terminalis oder limbicus inferior kann in seinem caudalen Verlaufstück durch die Einstülpung mit vorgewölbt werden, während ein kräftig entwickelter Fasciculus terminalis oder limbicus inferior entweder von der Einstülpung beiseite gedrängt wird, oder, wenn er dazu zu kräftig ausgebildet ist, die Einstülpung verschmälert.

Trotz der Mannigfaltigkeit der Befunde bei den verschiedenen Injektionsversuchen resultiert die Tatsache, daß bei geringem Druck im Herzbeutel zunächst der Abfluß aus dem Gebiet der Vena cava inferior und besonders aus den Venae hepaticae erschwert wird, während bei sehr gesteigertem Druck im Herzbeutelraum ebenfalls ein Abflußhindernis für diese Gefäße entsteht, außerdem aber auch oberhalb dieser Stelle im rechten Vorhof und im Gebiet der Cava superior.

B. An Erwachsenen.

a) Ohne Herzbeutelfüllung.

Um die bereits öfters zitierten Ergebnisse der Untersuchungen von HASSE über die Lagebeziehungen der Lebervenen zum Zwerchfell nachzuprüfen, um Testzahlen zum Vergleich mit den Zahlen an Herzbeutel-

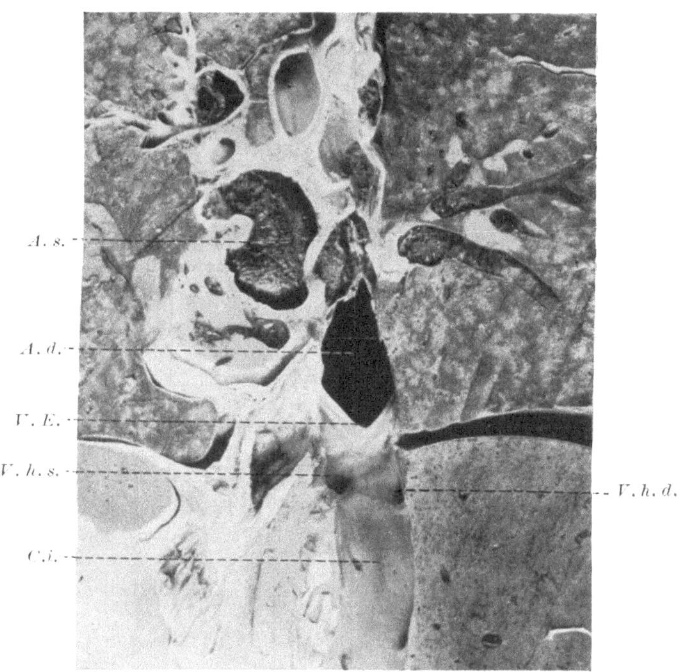

Abb. 29. Normalpräparat (Erwachsener). Chlorzink-Formolfüllung der Venen ohne Herzbeutelinjektion. Frontalschnitt, Ansicht von hinten. $^1/_2$ d. nat. Gr.

V. h. s. Vena hepatica sinistra. *V. h. d.* Vena hepatica dextra. *C. i.* Cava inferior. *V. E.* Valvula Eustachii. *A. d.* Atrium dextrum. *A. s.* Atrium sinistrum.

füllungen zu gewinnen, wie auch besonders, um ein anatomisches zum Vergleich geeignetes Bild von der Cavamündung, den Hepaticaostien und der Valvula Eustachii zu erhalten, wurden einige Präparate mit härtender Flüssigkeit injiziert, ohne den Herzbeutel zu füllen. Eines davon sei im nachfolgenden angeführt, eine nähere Erklärung dazu erscheint überflüssig.

Tabelle 9. Formolpräparate von
Maße

Präparat.	Be-zeich-nung	Name	Alter	Art der Präparation	Schnitt-führung	Bemerkung	Herzbeutel		Herz	
							Diago-nale	Quer-durch-messer	Dia-gonale	Quer-durch-messer
Normal	V. 28	W. Hedwig	17 J.	ClZn Formol: nur Ge-fäßsystem	frontal	Normal-präp. (Test-objekt) Abb. 29	125	110	125	110
Normal	V. 6	S. Karl	50 J.	ClZn Formol: nur Ge-fäßsystem	frontal	Normal (unbeab-sichtigt)	130	115	130	115
Herzbeutel-füllung	V. 14	J. Franzi	15 J.	ClZn Formol in Perikard nnd Venen	frontal	Abb. 30—32	130	90	95	75
Herzbeutel-füllung	V. 54	Br. Franz	47 J.	20%iges Formol in Perikard und Venen	frontal	Abb. 33, 34	167	134	114	106
Herzbeutel-füllung	V. 23	V. Sonnia	58 J.	ClZn Formol in Perikard und Venen	frontal	Empyema thoracis. Abb. 35, 36	140	100	90	75
Herzbeutel-füllung	V. 56	K. Hermine	18 J.	20%iges Formol in Perikard und Venen	sagittal	Abb. 37, 38	—	—	—	—
Herzbeutel-füllung	V. 55	P. Marie	45 J.	20%iges Formol in Perikard und Venen	trans-versal	Abb. 39—41	—	—	—	—
Herzbeutel-füllung	V. 52	M. Marie	69 J.	20%iges Formol in Perikard und Venen	frontal	Coagula im r. Vorhof u. in der Cava inf.	105	95	108	85

Chlorzinkformolfüllung der Venen (Normal-Testobjekt, Erwachsener).

Vers. 28 (Abb. 29). Hedwig W., 17 Jahre alt, gest. 11. 4. 1924 (Klinik WAGNER-JAUREGG).

Klinische Diagnose: Hirnblutung.

Anatomische Diagnose: Haemangioma racemosum cerebri mit Hämorrhagien.

11. 4. 1924. Mit Formolchlorzinklösung von der Carotis und von der Vena jugularis d. injiziert. Keine Herzbeutelfüllung. Im ganzen etwa 1½ Liter Lösung verwendet.

Erwachsenen (Gefäße, Herz, Herzbeutel).
in mm.

Herzbeutelraum			D. V.	Cavahöhe		DE	Vv. hepaticae (Ostien)				Resultat
							Durchmesser		Lage zum Zwerchfell[1])		
Sp.	Vorh.	r. Vent.		links	rechts		links	rechts	links	rechts	
0	0	0	0	10	1	7	—	—	+ 4	− 2,5	—
0	0	0	10	—		10	—	—	− 2	D	—
4)	10	20	16	—	—	4	8 × 11	11 × 14	+ 7	+ 3	l. V. hep. komprimiert; r. V. hep.: Auslauf erschwert. Kugelige und langgestreckte Einstülpung.
34	12	30	—	—	—	10	17 × 9	21 × 13	+ 2	+ 3	l. V. hep. verengt. Statt kugeliger dreieckige Einstülpung mit 2 Ausläufern. l. Hepatica im queren Durchmesser durch die Cavaeinstülpung verengt.
35	7	20	10	?	—	12	15 × 12	16 × 10	+ 12	D	Kugelige Einstülpung, geeignet, die l. V. hep. zu verengen.
32	—	22	15	14	7	14	15 × 9	12 × 6	+ 4	D	l. V. hep. verengt; kugelige und totale Einstülpung.
—	—	—	—	—	—	—	—	—	—	—	l. V. hep. von oben u. vorne komprimiert. Delle a. d. C. i. bis unter das Niveau des For. quadril. Kugel. u. totale Einstülpung.Kompress. d. C. sup. u. d. Aorta.
25	8	26	13	16	2 − 3	3	12 × 11	21 × 19	+ 5	− 1	l. V. hep. verengt, Cavaquerschnitt halbmondförmig. Kugelige langgestreckte Einstülpung V. Eust. tief.

[1]) + bedeutet Lage des oberen Ostiumrandes in mm über dem Zwerchfell,
− „ „ „ „ „ „ „ „ unter „
D „ „ „ „ „ „ Zwerchfellhöhe.

Präparat.

Von vorne:
Herzbeutelmaße: Diagonale 125 mm, quer 100 mm,
Herzmaße: Diagonale 125 mm quer 100 mm,
Herzbeutelraum: Spaltförmig.
Vena cava inferior: Distanz vom Zwerchfell bis zum Vorhof = 0. Relief zylindrisch ohne Besonderheit. Cava nur durch Hinaufziehen des rechten Vorhofes zur Ansicht zu bringen. Der Verstärkungsrand der Cava links undeutlich tastbar (Fasciculus terminalis).

Von hinten: Distanz des Zwerchfells bis zur Valvula Eustachii links 3 mm, rechts 1 mm.

Von der linken Vena hepatica liegt links ⅓ des Ostiums über der Zwerchfellhöhe, rechts steht der obere Rand des Ostiums 1 mm über dem Zwerchfell.

Weder rechts noch links eine Eindellung oder Verzerrung.

Leber fac. super. ganz konvex.

Vena hepatica: Linke Ostium 15×15 mm.
          Rechte   „   7×6   „ .

b) Mit Herzbeutelfüllung.

Zur möglichst einwandfreien Klarlegung der anatomischen Veränderungen innerhalb des Herzbeutels bei seiner Füllung und zum leichteren Verständnis der schwierigen topographischen Verhältnisse werden wir im folgenden wie bei den Formolpräparaten der Kinder je ein Objekt mit geringer, mit höhergradiger und mit maximaler Füllung (Tamponade) des Herzbeutels in frontaler Ansicht wiedergeben, dann je ein Präparat, das im sagittalen und eines, das im Transversalschnitt untersucht wurde: Vers. 14 (Abb. 30—32), Vers. 54 (Abb. 33, 34), Vers. 23 (Abb. 35, 36), besonders hochgradige Füllung.

Mäßig starke Füllung des Herzbeutels mit Formol beim Erwachsenen.

Vers. 14 (Abb. 30—32). Franziska J., 15jährige Hausgehilfin, gest. 11. 8. 1923 (Klinik RIEHL).

Klinische Diagnose: Pemphigus.

Anatomische Diagnose: Pemphigus.

12. 8. 1923. 12,45 Uhr Injektion von Chlorzinkformol in den Herzbeutel, etwa 300 ccm durch das Centrum tendineum. Injektion von etwa 1000 ccm Formol in die Venen von der Vena cava inferior aus.

14. 8. 1923. 8 Uhr vormittags Entnahme der Brustorgane mit der Leber und Übertragung des Präparates in Alkohol.

16. 8. 1923. Frontalschnitt: Der ventrale Teil des Perikards, der sich deutlich vorwölbt, wird abgetragen. Horizontalschnitt durch die Leber knapp unterhalb des Zwerchfelles.

Präparat.

Herzbeutelmaße: Diagonale 130 mm, quer 90 mm.

Herzmaße: „   95 mm, „ 78 mm.

Herzbeutelinhaltmaße:

Distanz von der Herzspitze bis zur entsprechenden Stelle des Perikards 40 mm.

Distanz von dem rechten Seitenrand des rechten Vorhofs zum Perikard 10 mm.

Distanz von dem rechten Ventrikel bis zum Perikard (Diaphragma) 20 mm.

Von vorne (Abb. 30): Vena cava inferior. Distanz vom Zwerchfell bis zum Vorhof *(D. V.)* 16 mm. Die Cava inferior (27 mm Querdurchmesser) zeigt an der Vorderseite von der Perikardialhöhle aus gesehen eine Delle *(C. V. D.)* (20 × 20 mm), welche etwa zwei Drittel ihrer vorderen Zirkumferenz vom rechten Rand bis über die Mitte einnimmt. Der linke Rand springt als flache Leiste *(F. l. i.)* von 7 mm Breite vor. Das Herz ist 20 mm vom Centrum tendineum abgehoben, die horizontal gestellte Herzspitze etwas mehr (28 mm) als der Vorhof

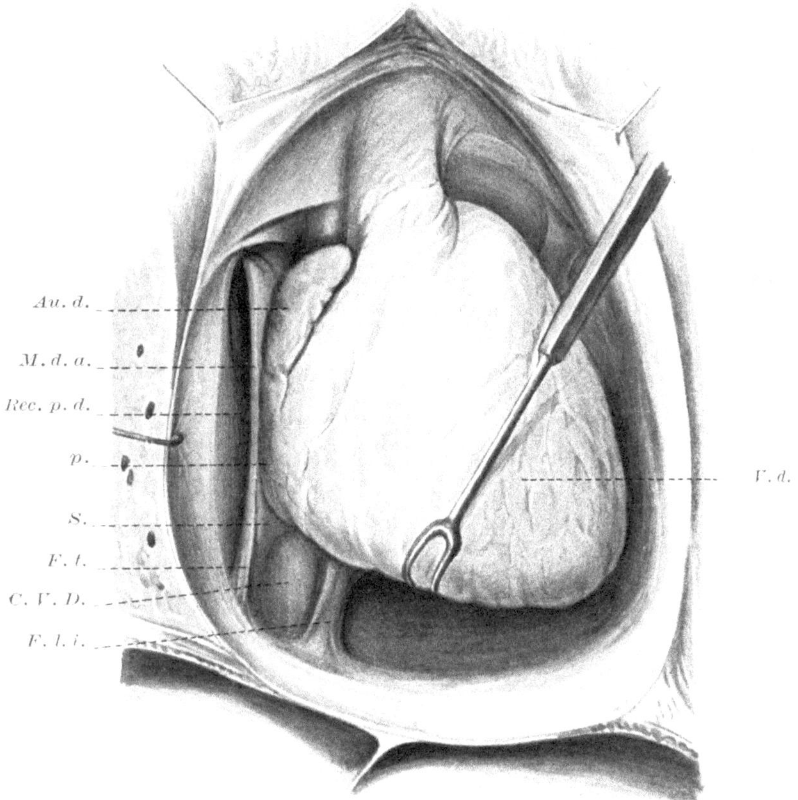

Abb. 30. Formolpräparat beim Erwachsenen: Mäßig starke Füllung des Herzbeutels. Frontalschnitt, Vorderansicht. $^4/_7$ d. nat. Gr.

C. V. D. Cavavorhofsdelle. *F. l. i.* Linker Rand der Delle. *F. t.* Rechter Rand der Delle. *M. d. a.* Rechter Seitenrand des Vorhofs. *S.* Glatter Vorhofsteil. *Au. d.* Auricula dextra. *p.* Mm. pectinati-Anteil des rechten Vorhofs. *V. d.* Rechter Ventrikel. *Rec. p. d.* Recessus posterior dexter pericardii.

(15 mm). Die Cava inferior ist daher in einer Länge von etwa 2 cm im Herzbeutel sichtbar.

Der rechte Rand der Delle *(F. t.)* scharfkantig und ist durch den Fasciculus terminalis hervorgerufen. Der Seitenrand des rechten Vorhofs *(M. d. a.)* springt leistenförmig vor und verbindet den seitlichen Rand der Cava superior und inferior. An der letzteren vereinigt sich

mit diesem Rand eine von links kommende, den oberen Rand der Cava-
grube bildende Leiste vom rechten Vorhof *(Fasc. term.)*.

Der schmale glatte Vorhofsteil *(S.)* ist durch eine deutliche Furche,

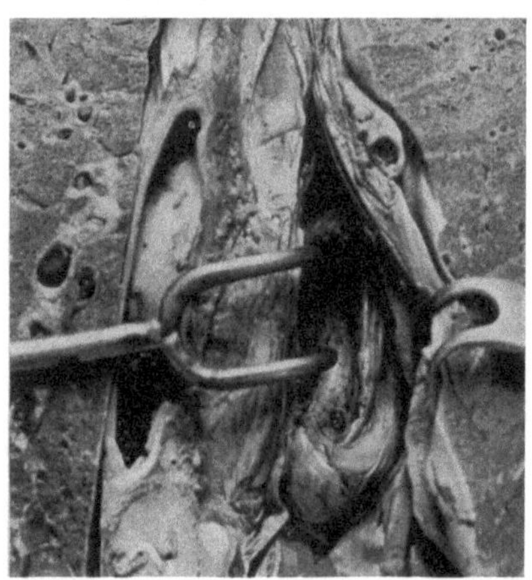

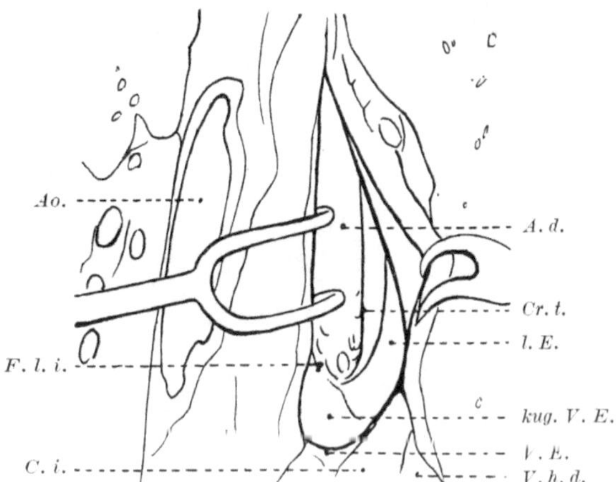

**Abb. 31. Formolpräparat beim Erwachsenen: Mäßig starke Füllung
des Herzbeutels. Frontalschnitt, Rückansicht. $^1/_2$ d. nat. Gr.**

C. i. Cava inferior. *V. h. d.* Vena hepatica dextra. *V. E.* Valvula Eustachii. *kug. V. E.*
Kugelige Vorhofseinstülpung. *l. E.* Langgestreckte Einstülpung. *Cr. t.* Crista terminalis.
A. d. Atrium dextrum. *F. l. i.* Fasciculus limbicus inferior. *Ao.* Aorta descendens.

welche nach rechts konvex verläuft, gegen den noch gut gewölbten Teil
des rechten Vorhofs scharf abgegrenzt.

Von rückwärts (Abb. 31): Vena cava inferior. Distanz vom
Zwerchfell zum Ansatz der Valvula Eustachii 6 mm.

Die Vena cava inferior in Zwerchfellhöhe zylindrisch. In der Höhe
der Valvula Eustachii liegt eine kirschgroße, kugelige Einstülpung

(kug. E.), der das Lumen des unteren Vorhofsegmentes und der Cava
inferior sichelförmig einengt. Nahe dem unteren Rand der Einstülpung
verläuft in nach unten konvexem Bogen die Valvula Eustachii *(v. E.)*,
wodurch der weitaus größte kraniale Teil der Einstülpung als kugelige
Vorhofseinstülpung *(kugl. V. E.)* gekennzeichnet ist. Die Valvula
Eustachii ist schmal und mit dem freien Rand dorsal gewendet. Sie
liegt auf der rechten Seite 10 mm unterhalb des Zwerchfells, links in
Zwerchfellhöhe.

Venae hepaticae: Maße der Ostien: rechts 11 × 14 mm (quer);
oberer Rand 7 mm unter dem Zwerchfell; links 8 × 11 mm (quer);
oberer Rand 2 mm über dem oberen Rand des Zwerchfells.

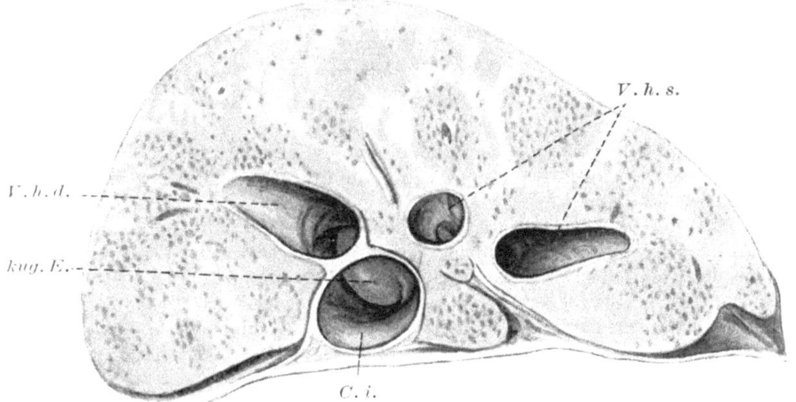

Abb. 32. Formolpräparat beim Erwachsenen: Mäßig starke Füllung
des Herzbeutels. Horizontalschnitt in der Höhe der Lebervenenmündung;
Blick auf die Leberschnittfläche von unten. ⁴/₇ d. nat. Gr.
C. i. Cava inferior. *V. h. d.* Vena hepatica dextra. *V. h. s.* Vena hepatica sinistra. *kug. E.*
Kugelige Einstülpung.

Das Ostium der Vena hepatica sinistra ist queroval, in anteroposteriorer
Richtung komprimiert. Das Ostium der Vena hepatica dextra ist nur
wenig queroval, die kirschgroße Einstülpung des unteren Teils der vorderen
Vorhofwand knapp oberhalb der Valvula Eustachii liegt noch zum größeren
Teil im Vorhof, verengt aber bereits mit seinem untersten Drittel das
Cavalumen, indem es über die Valvula herabhängt und liegt zum Teil
direkt oberhalb des Ostiums der linken Vena hepatica, weniger oberhalb
der rechten Vena hepatica.

Entsprechend der vertikalen Vorhofimpression (s. Abb. 31) sieht
man bei von hinten eröffnetem Vorhof rechts eine langgestreckte Einstülpung *(l. E.)*, deren rechter Abhang sanft und glatt ist, deren linker
Mm. pectinati trägt, steil abfällt und mit dem kugeligen Wulst in direkter
Verbindung steht. Oberhalb der Einstülpung ist die vordere Vorhofwand von rückwärts gesehen wieder konkav und der hinteren Wand
nicht genähert (erscheint auf der Abbildung durch Reflex näher).

Der oberhalb des Foramen quadrilaterum in die Herzbeutelhöhle eingeführte Finger ist bei geringem Druck bereits imstande, das Ostium der linken Vena hepatica in kraniocaudaler Richtung weiter bis auf einen Spalt zu verengen. Das Ostium der rechten Vena hepatica wird auf diese Weise nicht erreicht.

Leber. Facies superior: Die Umgebung des Ligamentum suspens. hepat. rechts und links etwas eingedellt.

Vom Leberquerschnitt (Abb. 32) aus gesehen ragt die Vorhofeinstülpung *(kug. V. E.)* als halbkugelige haselnußgroße Vorwölbung von der ventralen Seite sowohl in das Lumen der Vena cava inferior *(C. i.)*, wie in das der beiden Venae hepaticae hinein.

Höhergradige Füllung des Herzbeutels mit Formol beim Erwachsenen.

Vers. 54. (Abb. 33, 34.) Franz Br., 47 Jahre alt, Oberheizer, gest. 8. 8. 1924 (Klinik WAGNER-JAUREGG). Prot. Nr. 167684/1601.

Klinische Diagnose: Chronischer Alkoholismus, Herzschwäche.

Anatomische Diagnose: Aspirationspneumonie im rechten Unterlappen. Lipomatosis cordis destruens.

9. 8. 1924. 5 Uhr nachmittags. Nachdem die Gefäße an den Extremitäten abgebunden sind, wird 50%iges Formol in die Arteria carotis und Vena jugularis dextra eingespritzt. Nach Resektion des 3. und 4. Rippenknorpels wird eine Kanüle in den Herzbeutel von vorne eingebunden und etwa 500 ccm 50%iges Formol injiziert. Im Laufe der nächsten Tage wird nachinjiziert und das Präparat in Alkohol gelegt. Nach Führung der gewöhnlichen Frontalschnitte erweist es sich, daß reichlich Koagula im Vorhof und in mäßiger Menge auch in der Vena cava inferior vorhanden sind.

Präparat.

Von vorne (Abb. 33): Herzbeutelmaße: Diagonale 167 mm, quer 134 mm.

Herzmaße: Diagonale 114 mm, quer 106 mm (Herzspitze abgekappt, daher
      Diagonale zu kurz).

Herzbeutelraummaße:

    Distanz von der Herzspitze zum Herzbeutel 34 mm,
      ,,   vom recht. Vorhof   ,,   ,,   12 mm,
      ,,   ,,   ,, Ventrikel ,.   ,,   30 mm.

Aorta *(A. o.)* und Pulmonalis *(A. p.)* sind stark eingedrückt, ebenso ist das rechte Herz abgeplattet. Die Vena cava superior *(C. s.)* ist in ihrer vorderen Zirkumferenz etwas abgeflacht. Der rechte Ventrikel zeigt die bei stärkeren Ergüssen gewöhnliche T-förmige Furche an der Vorderfläche. Das Cavum des rechten, besonders des linken Ventrikels ist stark verengt. Das Cavum des rechten Ventrikels enthält Leichengerinnsel, ist daher nicht vollkommen komprimiert. Die vordere Fläche des rechten Vorhofs ist an dem mit Mm. pectinati *(p.)* versehenen Anteil nach vorne konvex. Gegen den glatten Anteil *(S.)*, der sich rechts anschließt, durch eine deutliche vertikale Furche abgegrenzt. Die vordere Fläche des glatten Teiles ist infolge Füllung des Vorhofs mit Koagula leicht konvex. Der unterste Teil der vorderen Vorhofwand zeigt eine deutlich grubige Vertiefung *(vert. V. Imp.)*, welche langgestreckt ist und zwischen glattem Teil und Mm. pectinati tragendem Teil des Vorhofs liegt. Die erwähnte Impression im unteren Teil des Vorhofs erweitert sich nach abwärts zu einer annähernd dreieckigen tiefen Grube *(Cava-Vorhofsdelle = C. V. D.)*, welche nach rechts durch eine verhältnismäßig scharf

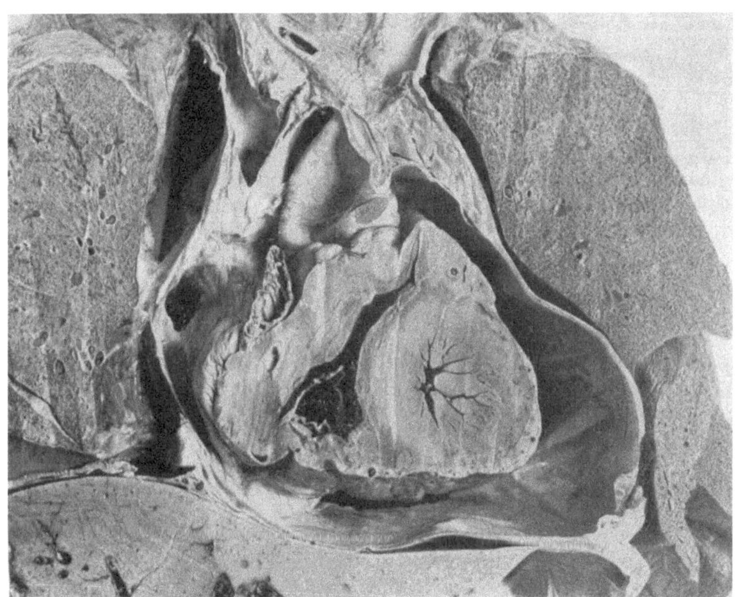

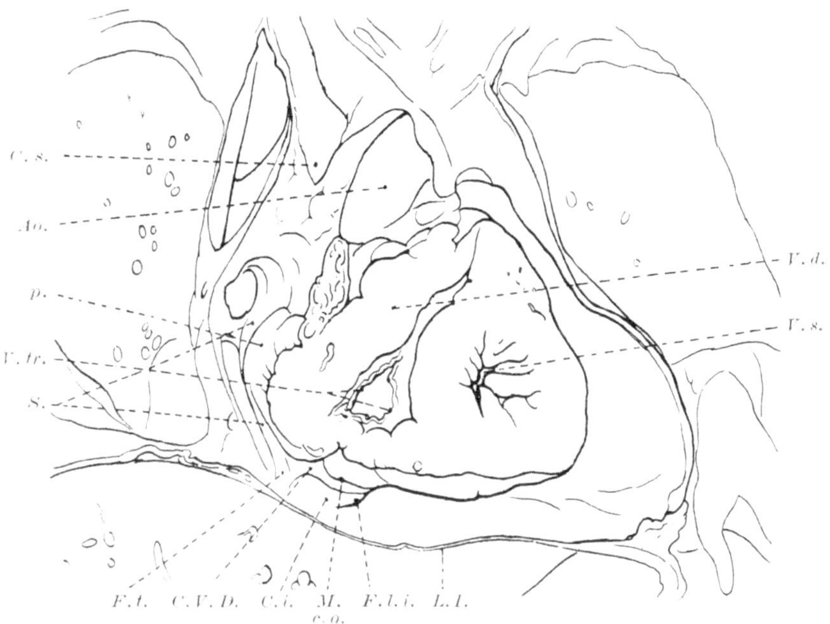

Abb. 33.   Höhergradige Füllung des Herzbeutels mit Formol beim
Erwachsenen. Frontalschnitt, Vorderansicht. $^2/_5$ d. nat. Gr.

C. i. Cava inferior.   *F. l. i.* Fasciculus limbicus inferior.   *F. t.* Fasciculus terminalis.   *C. V. D.*
Cavavorhofsdelle.   *M. c. o.* Margo cavae orificii.   *S.* Glatter Vorhofsteil.   *p.* Muskulärer
Vorhofsteil.   *V. tr.* Valvula tricuspidalis.   *V. d.* Ventriculus dexter.   *V. s.* Ventriculus
sinister.   *Ao.* Aorta.   *C. s.* Cava superior.   *L. I.* Leberimpression.

vorspringende Leiste des rechten Vorhofs, Fasciculus terminalis *(F. t.)*, begrenzt ist. Nach links verläuft die Grube allmählich gegen die linke Hälfte der weniger eingedrückten vorderen Cavawand und wird durch den Fasciculus limbicus inferior *(F. l. i.)* begrenzt. Kranial wird diese Grube durch den etwas überhängenden rechten Ventrikel begrenzt.

Die Distanz von der die Grube rechts begrenzenden Leiste bis zum linken Rand des zylindrischen Teils der Cava inferior, also die ganze Breite des unteres Teiles des rechten Vorhofs beträgt 34 mm. Die dreieckige Grube ist an der dem Ventrikel angrenzenden Basis 10 mm breit, der linke Seitenrand 16 mm, der rechte Seiten-

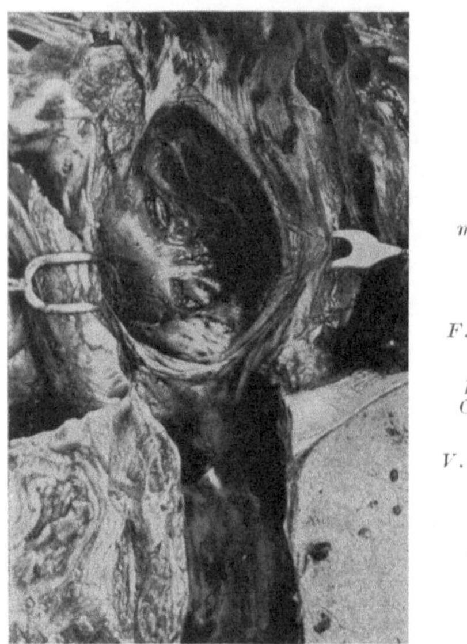
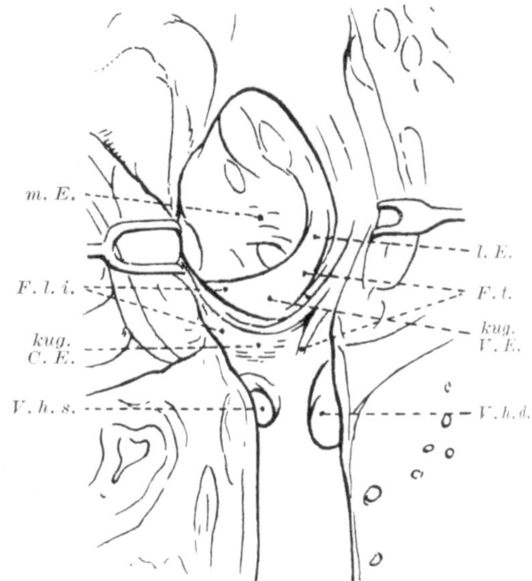

Abb. 34. **Höhergradige Füllung des Herzbeutels mit Formol beim Erwachsenen.** Frontalschnitt, Rückansicht; hintere Cava- und Vorhofswand entfernt, der Vorhof durch Haken stark auseinander gedrängt. $^6/_{11}$ d. nat. Gr.

V. h. s. Vena hepatica sinistra. *V. h. d.* Vena hepatica dextra. *kug. C. E.* Kugelige Cavaeinstülpung. *kug. V. E.* Kugelige Vorhofseinstülpung. *F. t.* Fasciculus terminalis in einen kranialen „valvulären" und in einen caudalen „Cava"-Schenkel geteilt, in der Abbildung durch eine obere und untere Hinweisungslinie angedeutet. *F. l. i.* Fasciculus limbicus inferior, kranialer „valvulärer" und caudaler „Cava"-Schenkel. *l. E.* Langgestreckte Einstülpung. *m. E.* Mittlere Einstülpung (entspricht einer geringgradigen Totaleinstülpung).

rand etwa ebensobreit. Der rechte Seitenrand läßt sich nach oben nicht scharf begrenzen, da er direkt in die beschriebene Furche (vertikale Vorhofsimpression) sich fortsetzt. Diese Grube stellt ein auf die Spitze gestelltes, großes, aber weniger tiefes Dreieck dar *(C. V. D.)*, dessen rechte obere Spitze in Form eines tieferen Dreieckes (Vorhofeinstülpung) besonders tief einsinkt. Der flachere übrige Teil entspricht der Einstülpung der Cavawand. An dem konvexen Teil der Cava ist die Grenze gegen den Vorhof durch eine leicht vorspringende Leiste *(M. c. o.)*. gut markiert. Die Oberfläche des linken Leberlappens wird durch das nach unten sich vorwölbende Perikard stark eingedrückt.

Die sonst rechts an den freien Rand des Vorhofs sich anschließende Bucht ist hier in Form eines engen, vertikalen Spaltes ausgebildet.

Von rückwärts (Abb. 34): Unterhalb der Einmündung der Venae hepaticae ist der Cavaquerschnitt zylindrisch. Das Gefäß wendet sich in einem nach hinten leicht konvexen Bogen nach vorne zur Einmündung der Venae hepaticae. Oberhalb des rechten Randes des linken Hepaticaostiums ist die vordere Cavawand in Form eines flachen, konvexen, andeutungsweise dreieckigen Buckels *(kug. C. E.)* nach hinten vorgewölbt, entsprechend dem von vorne sichtbaren flachen Teil der dreieckigen Grube. Er bildet mit einem ebenfalls dreieckigen Buckel der Vorhof-wand eine gemeinsame längsovale Vorwölbung, welche durch den Verlauf der Valvula Eustachii in einen Vorhof- und Cavaanteil geschieden wird.

Venae hep. Ostien: links 15×10 mm, oberer Rand etwa 3 mm oberhalb des Zwerchfells; rechts 21×13 mm, oberer Rand etwa in gleicher Höhe mit dem Zwerchfell.

Das Ostium der linken Vena hepatica wird von oben her durch den Buckel der vorderen Cavawand leicht eingeengt. Durch Druck unter und vor dem zylin-drischen Teil der Cava vom Herzbeutelcavum aus kann das Ostium der linken Vena hepatica weiter verengt werden. Fasciculus terminalis *(F. t.)* und Fasciculus limbicus inferior *(F. l. i.)* teilen sich jeder in zwei Schenkeln. Die kranial nach innen gelegenen streben einander zu und vereinigen sich in einem nach unten und hinten konvexen Bogen, welcher im Ansatz der Valvula Eustachii liegt. Die zwei lateralen konvergieren in einem spitzen Winkel, so daß zwischen diesen Schen-keln ein dreieckiger Raum entsteht, dessen Basis die Valvula bildet und dessen Spitze nach unten sieht und in welchen die Cavawand prolabiert *(kugl. C. E.)*. Zwischen den kranialen Schenkeln entsteht ebenfalls ein dreieckiger Raum, inner-halb dessen die Vorhofwand prolabiert. Man hat den Eindruck, daß die sonst kugelige Einstülpung durch die beiden kranialen Schenkel des Fasciculus limbicus und terminalis eine mehr dreieckige Form gewonnen hat.

Nach beiden Seiten setzt sich die dreieckige Einstülpung schräg nach aufwärts in je einen Wulst fort, welcher rechts mehr kantig ist und der bereits früher be-sprochenen langgestreckten Einstülpung entspricht *(l. E.)*. Nach links setzt sie sich in einen mehr rundlichen Wulst fort, welcher von dem rechten durch eine breite und kräftige annähernd kraniocaudale Leiste getrennt wird *(mittleren Ein-stülpung = m. E.)*

Dieser Versuch zeigt besonders deutlich, wie die Gestaltung der Impression und Einstülpung durch die hier sehr kräftig ausgebildeten Fasciculi beeinflußt wird.

Hochgradige Perikardfüllung mit Chlorzinkformol beim Erwachsenen.

Vers. 23. (Abb. 35, 36.) Sonia V., 58 Jahre alt, gest. 27. 8. 1923, 5 Uhr früh (Abt. PAL).

Klinische Diagnose: Tbc. pulmonum.

Anatomische Diagnose: Pneumonia lobularis caseosa, Pleuritis tbc., Empyema thoracis lateris utriusque imprimis dextri, Atelectasis lobi inf. pulmonis d.

28. 8. 1923. 7 Uhr Injektion von Chlorzinkformol in den Herzbeutel (550 ccm) von vorne und in die Vena jugularis 950 ccm abwechselnd. (Zuerst 400 ccm in die Vene, dann 400 ccm in den Herzbeutel, dann 400 ccm in die Vene und 150 ccm in den Herzbeutel und endlich 150 ccm in die Vene.)

Nachinjektion am nächsten Tage.

29. 8. 1923. 8 Uhr früh. Präparatentnahme — 95% Alkohol.

Frontalschnitt, der die Herzspitze kappt, beide Ventrikel eröffnet, ferner ein Horizontalschnitt einen Querfinger unterhalb der höchsten Kuppe des rechten Zwerchfells. Befund eines abgesackten Empyems über dem rechten Unterlappen und den abhängigen Partien des Oberlappens. Peritonitis mit reichlichem Exsudat

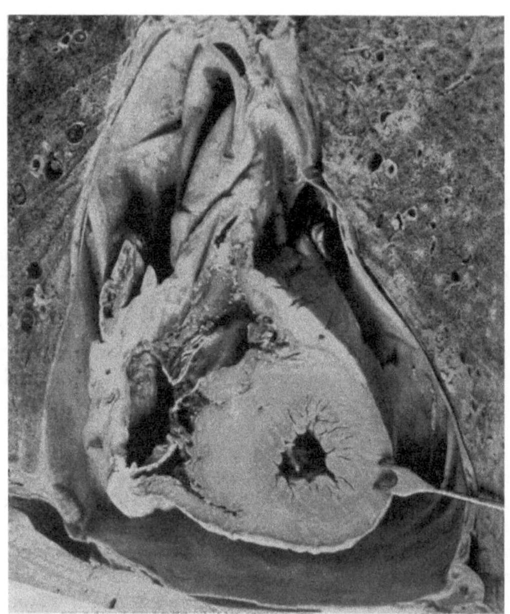

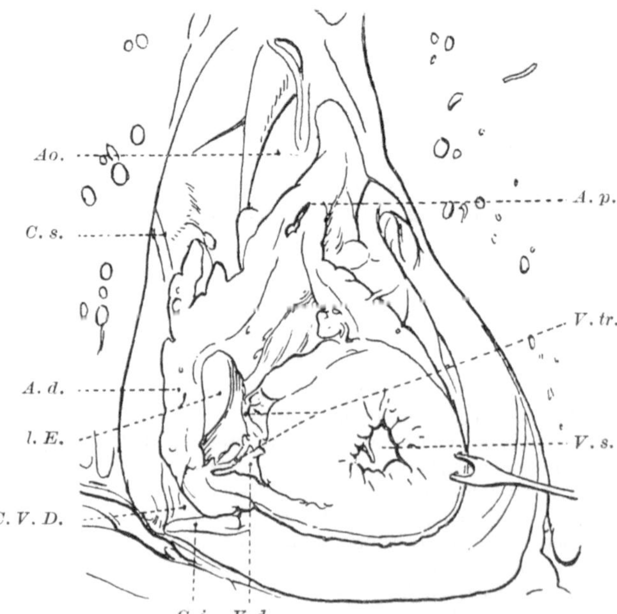

Abb. 35. Hochgradige Perikardfüllung mit Chlorzink-Formol beim
Erwachsenen. Frontalschnitt, Vorderansicht. $^6/_{11}$ d. nat. Gr.

V. s. Ventriculus sinistra. *V. d.* Ventriculus dexter. *V. tr.* Valvula tricuspidalis. *A. d.*
Atrium dextrum. *C. i.* Cava inferior. *C. V. D.* Cava-Vorhofsdelle. *l. E.* Langgestreckte
Einstülpung. *C. s.* Cava superior. *Ao.* Aorta. *A. p.* Arteria pulmonalis.

unter dem Zwerchfell und Abhebung der Leber. Nur geringe Vorwölbung des Herzbeutels, der nur mäßig dilatiert ist.

Präparat.

Frontalschnitt von vorne (Abb. 35): Herzbeutelmaße: Diagonale 140 mm, quer 100 mm.

Herzmaße: Diagonale 90 mm, quer 75 mm.

Herzbeutelraummaße:

  Distanz von der Herzspitze zum Herzbeutel 35 mm,

   ,,   vom recht. Vorhof   ,,   ,,   7 mm,

   ,,   ,,   ,, Ventrikel ,,   ,,   20 mm.

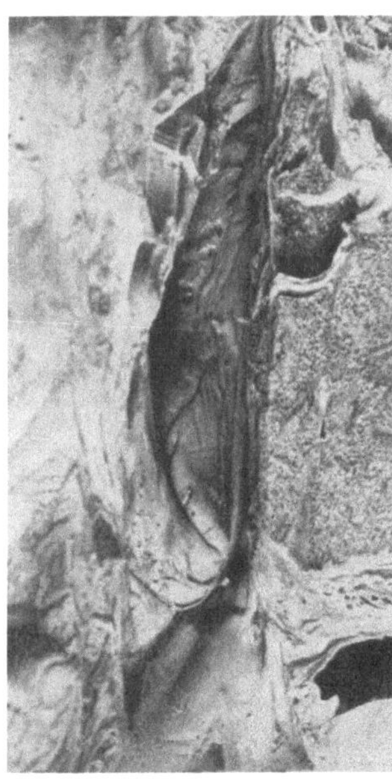
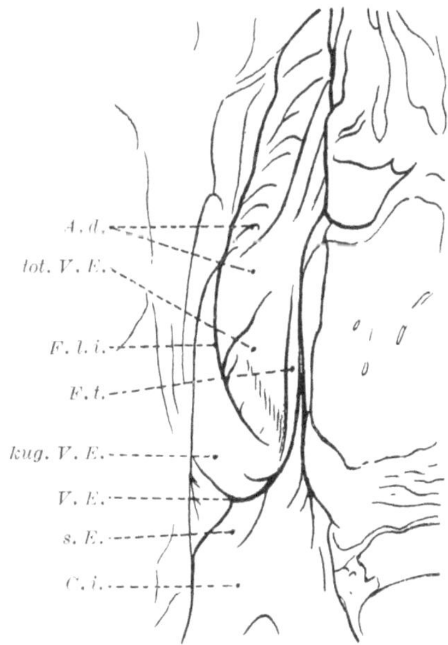

Abb. 36. **Hochgradige Perikardfüllung mit Chlorzink-Formol beim Erwachsenen.** Frontalschnitt, Rückansicht. ²/₃ d. nat. Gr.

C. i. Cava inferior. *s. E.* Seitliche Einstülpung. *V. E.* Valvula Eustachii. *kug. V. E.* Kugelige Vorhofseinstülpung. *tot. V. E.* Totale Vorhofseinstülpung. *F. t.* Fasciculus terminalis. *F. l. i.* Fasciculus limbicus inferior. *A. d.* Rechter Vorhof.

Die großen Arterien, besonders die Pulmonalis *(A. p.)* stark komprimiert. Das Cavum des linken Ventrikels *(V. s.)* sehr enge, des rechten Ventrikels *(V. d.)* etwas weiter, die Cava superior *(C. s.)* ist stark abgeplattet. Knapp nach ihrem Eintritt in den Herzbeutel eine median und vorn gelegene Grube, welche nach oben durch eine scharfe Leiste begrenzt ist. An der Vorderfläche des rechten Ventrikels eine sehr tiefe nach links gewendete Furche an dem Mm. pectinati tragenden Anteil. An sie schließt rechts der von vorne her abgeplattete glatte Teil des Vorhofs an, nach abwärts reicht die Furche bis nahe an das Zwerchfell, nach aufwärts verliert sie sich an der Einmündungsstelle der Cava superior. Der leistenförmig zugeschärfte rechte Vorhofrand wird von einem Fortsatz der Herzbeutelhöhle von hinten umgriffen. Ventrikelteil des Herzens in den Vorhofteil hineingepreßt, der untere Herzkontur geknickt, der plattgedrückte Vorhofanteil über den Ventrikel

6*

überhängend (analog dem Versuch 59). Im Lumen des von vorne gekappten rechten Vorhofs sieht man an der rechten Seitenwand einen vertikalen Wulst mit der Modellierung der Mm. pectinati, welche durch die nach links gewendete vertikale langgestreckte Vorhofimpression *(l. E.)* erzeugt ist.

Die Vena cava inferior *(C. i.):* Das untere Vorhofsegment + Cava inferior ist 23 mm breit, die Distanz vom Zwerchfell zum Vorhof beträgt 10 mm, die Cavahöhe ist nicht sicher zu messen. Durch eine vom rechten Vorhof gegen das Zwerchfell verlaufende plumpe Leiste *(Fasc. limb. inf.),* die sich etwas nach rechts wendet, wird die obere Hälfte der Cava-Vorhof-Delle nach links gegen eine flache seitliche Cavadelle abgegrenzt (in der Abbildung nicht zu sehen). Der caudale Teil der Delle wird gegen das Diaphragma seicht (schwacher caudaler Ausläufer des Fasc. term.). Nach vorne grenzt sich die verflachte Delle durch die Plica anterior foraminis pro vena cava ab. Beim Betasten fühlt sich der Grund dieses Grübchens weich an, während der umgebende Herzbeutel eine sehr derbe Resistenz zeigt, da man die Leber durchtastet. Es ist hier der unterste Teil der vorderen Cavawand, resp. des Vorhofsegmentes gegen das Foramen quadrilaterum nach unten gedrängt, damit auch der zugehörige perikardiale Überzug. Die Oberfläche des linken Leberlappens zeigt eine flache Impression.

Frontalschnitt von hinten (Abb. 36):

Die Vena cava inferior *(C. i.)* ist in ihrem unteren Abschnitt deutlich zylindrisch. Nach Einmündung der Hepaticae *(V. h. d.* und *V. h. s.)* verbreitert sie sich und nimmt einen ovalen Querschnitt an.

Distanz vom Zwerchfell zur Valvula Eustachii rechts 0, links 15 mm.

Vena hep. Ostium links 10 (quer) × 7 mm, oberer Rand 5 mm oberhalb des Zwerchfells; Vena hep. Ostium rechts 13 (quer) ×10 mm, oberer Rand 11 mm unterhalb des Zwerchfells.

Die Valvula Eustachii *(v. E.)* ist an ihrer breitesten Stelle 5 mm hoch. Infolge starker Fensterung nur in Form von feinen Fäden erhalten. Sie ist durch eine kugelige Vorwölbung *(kug. V. E.),* welche nach rechts und links sich in je einen annähernd vertikalen Wulst fortsetzt, nach abwärts gedrängt. Die beiden vertikalen Wülste divergieren nach oben, der rechte ist besonders lang und entspricht der prolabierten vorderen Vorhofwand *(langgestreckte Vorhofseinstülpung == l. E.).* Der linke ist viel kürzer und verliert sich gegen das Vorhofseptum zu.

Unterhalb der linken Hälfte der Valvula Eustachii ist die linke Seitenwand der Cava sanft nach hinten und rechts gewölbt. Diese Vorwölbung *(s. E.)* reicht unter den oberen Rand des linken Hepatocaostiums herab und ist geeignet, diese zu verengern.

Um die Topographie der vertikalen Vorhofimpression und die Kompression der Cava und des Vorhofs in anteroposteriorer Richtung gut zur Darstellung zu bringen, folgt die Beschreibung eines Präparates, das im Sagittalschnitt untersucht wurde.

Herzbeutelfüllung mit Chlorzinkformol beim Erwachsenen (Sagittalschnitt).

Vers. 56 (Abb. 37, 38). Hermine K., 18 Jahre, gest. 30. 7. 1924 (Klinik EISELSBERG).

Klinische Diagnose: Tumor cerebelli.

Anatomische Diagnose: Gliosarcoma cerebelli.

31. 7. 1924. Nach Abbindung der Gefäße der unteren und oberen Extremitäten und nach Resektion des 3. und 4. linken Rippenknorpels wird in das Perikard von vorne etwa 350 ccm, in die Jugularis etwa 440 ccm, in die Carotis 220 ccm

Chlorzinkformollösung injiziert. Am 31. 7. und am 1. 8. wird noch mehrfach
Alkohol nachgespritzt und dann das der Leiche entnommene Brustorgane-Leber-
Präparat in Alkohol gelegt.

Das Präparat wird durch einen Sagittalschnitt durch die Mitte der Cava, die
durch einen Schlitz im Perikard zur Ansicht gebracht worden war, zerlegt, und zwar
führt ein Sagittalschnitt durch die Stelle, an welcher sich eine flache Grube der
Vena cava inferior (Cavadelle) befindet.

Präparat. (Abb. 37.)

Der Herzbeutel ist stark erweitert.

Distanz von der Herzspitze zum Herzbeutel 32 mm.

     ,,   vom rechten Vorhof ,,   ,,   nicht zu messen.

     ,,   ,,   ,,   Ventrikel zum Zwerchfell 22 mm.

     ,,   von der vorderen Seite des rechten Ventrikels 36 mm.

Herzmaße in der gewohnten Weise nicht zu bestimmen.

Zwei blinde Recessus des Herzbeutels begleiten nach oben den Anfangsteil der Arteria pulmonalis und Aorta entsprechend den bereits beschriebenen Fortsätzen des Herzbeutelausgusses. Der rechte Recessus ist nuß-
groß und im Sagittalschnitt (Abb. 37) deutlich zur Ansicht gebracht
(Dup. a.).

Herzoberfläche: Die Vorderwand des rechten Ventrikels *(V. d.)* ist
stark eingedrückt. Das Ventrikelcavum ein enger Spalt. Die Arteria
pulmonalis ist von vorne bandartig plattgedrückt. Der Rand des rechten
Vorhofs ist kantig, nach einwärts davon eine sehr tiefe Bucht *(vertikale Vorhofsimpression = vert. V. Imp.)*, welche durch Sagittalschnitt gekappt ist.

Das Cavum des rechten Vorhofs *(A. d.)* ist durch die Einstülpung
der Vorderwand *(l. E.)* vollkommen bis zu einem capillaren Spalt ausgefüllt. Die höchste Kuppe der Einstülpung wendet sich nach links gegen
das Vorhofseptum *(S. a.)*. Durch den Sagittalschnitt ist der nach links
gewendete Teil der Kuppe abgekappt, so daß auf der Schnittfläche der
linken Hälfte die Kalotte der Einstülpung mit einem Teil des Perikardial-
raumes innerhalb des Vorhofs sichtbar wird. Klappt man die Kalotte
zurück (Abb. 38), so wird dadurch die Oberfläche der Kalotte mit
dem Relief der Mm. pectinati zur Ansicht gebracht.

Der Vorhofsrand verläuft nach rechts konkav und setzt sich direkt
in die besonders plattgedrückte C. superior *(C. s.)* und inferior *(C. i.)* fort.
Hinter dem rechten Vorhofrand eine sehr tiefe Bucht, die von der
C. superior bis zur C. inferior reicht (entsprechend dem lamellenartig zugeschärften rechten Rand des Defektes im Herzbeutelausguß). (Abb. 37.)

Die Vena cava inferior von vorne:

Distanz vom Zwerchfell zum Vorhof 15 mm.

Cavahöhe linker Rand 14 mm, rechter Rand 7 mm.

Distanz vom rechten Rand der Cava zum freien Rand des Vorhofs 11 mm.

Rechter und linker Rand der Cava deutlich sichtbar dadurch, daß zu
ihren beiden Seiten eine Bucht entsteht, welche besonders links sehr

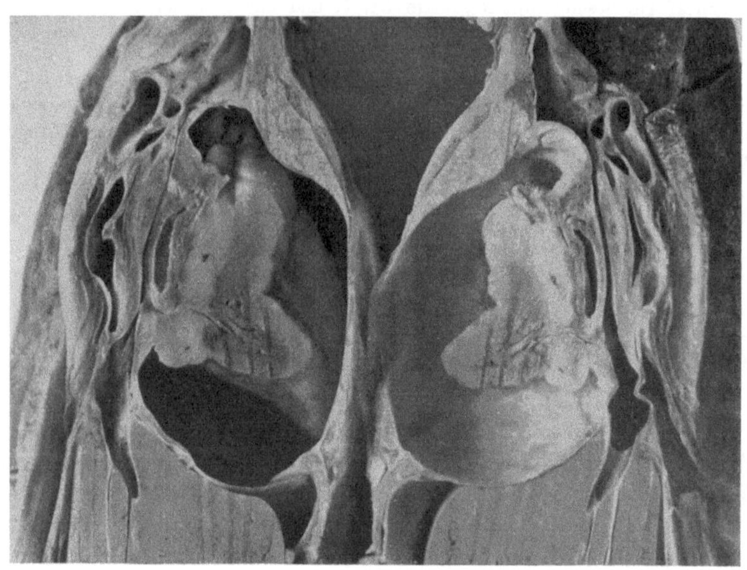

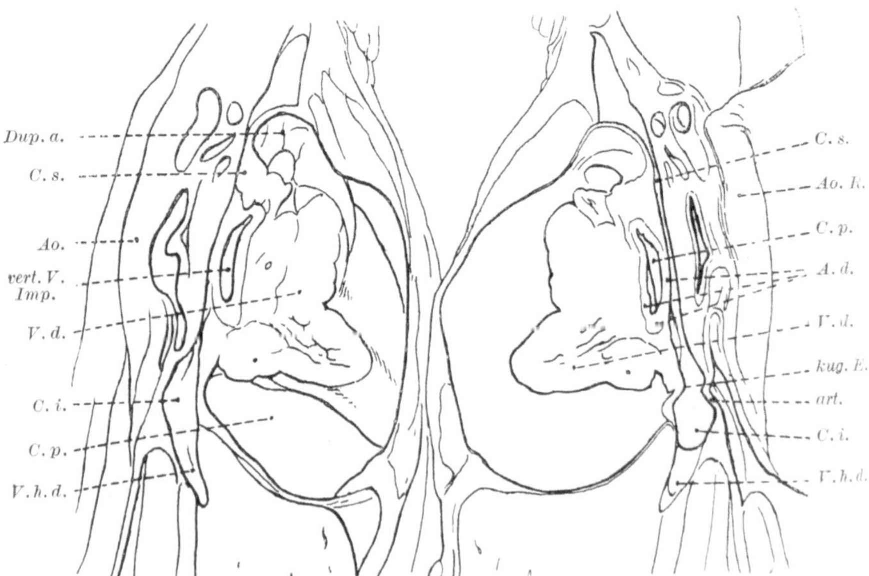

Abb. 37. Herzbeutelfüllung mit Chlorzink-Formol beim Erwachsenen, Sagittalschnitt, durch die Cavadelle unverändert. $^1/_2$ d. nat. Gr.

Dup. a. Recessus des Herzbeutels um die Aorta. *V. d.* Rechter Ventrikel. *A. d.* Rechter Vorhof. *C. i.* Cava inferior. *V. h. d.* Vena hepatica dextra. *kug. E.* Kugelige Einstülpung. *C. p.* Cavum pericardiale. *C. s.* Cava superior. *vert. V. Imp.* Vertikale Vorhofsimpression. *Ao.* Aorta. *Ao. R.* Aortenrinne. *art.* Artefizielle Faltung der hinteren Cavawand.

ausgeprägt ist. Dadurch tritt auch der linke Rand der Vena cava sehr scharf hervor.

Die vordere Fläche der Cava zeigt eine deutliche, mäßig tiefe Grube, die beiderseits von stark vorspringenden Leisten flankiert wird. Die rechte Leiste ist die direkte Fortsetzung des freien rechten Vorhofrandes, die linke ist etwas weniger hoch, zieht aus dem muskulären Teil des Vorhofs herab und strahlt in die Cavawand ein (Fasciculus limbicus inferior).

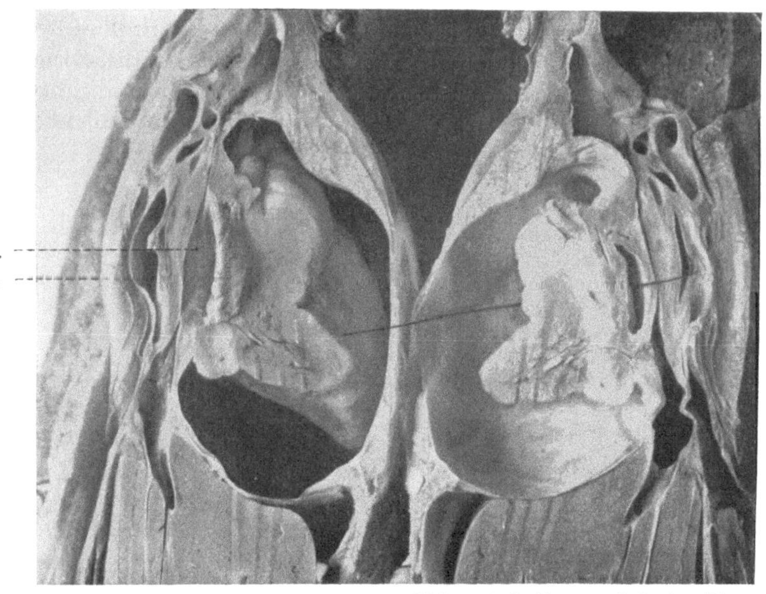

Abb. 38. **Herzbeutelfüllung mit Chlorzink-Formol beim Erwachsenen, Sagittalschnitt**, Kuppe der langgestreckten Vorhofseinstülpung aus dem Vorhofscavum herausgehoben und umgeklappt. $^1/_2$ d. nat. Gr.

l. E. Langgestreckte Einstülpung (abgekappt) des Vorhofes. *S. a.* Septum atriorum von rechts gesehen. Die Sonde ist vom Herzbeutelcavum gegen die vertikale Vorhofsimpression vorgeschoben und nach Abkappung der langgestreckten Einstülpung durchgezogen.

Die Vena cava inferior von innen:
Distanz vom Zwerchfell zum Ansatz d. Val. Eustachii rechts 22 mm.
,,   ,,   ,,   ,,   ,,   ,,   ,,   ,,   links 38 mm.
Die Vena cava inferior ist direkt oberhalb des Zwerchfells erweitert, daselbst zylindrisch, gegen die Valvula Eustachii *(V. E.)* wird sie immer enger und verjüngt sich an der Valvula zu einem capillaren Spalt, der sich in das hier ebenfalls spaltförmige Vorhofcavum *(A. d.)* fortsetzt. Die Verengung wird durch eine kugelige über bohnengroße Vorwölbung an der vorderen Cavawand *(kugelige Cavaeinstülpung = kug. E.)* bedingt. Um diese Einstülpung vom Perikard aus zu sondieren, muß man die Sonde in das unterste Ende der Delle an der vorderen Wand der Cava inferior einlegen. Die Valvula Eustachii ist sehr niedrig und gegen ihren

linken Rand zu deutlich heruntergedrängt. Das Herunterdrängen geschieht durch die Einstülpung der vorderen Vorhofwand gegen das Vorhoflumen, die sich kontinuierlich in die Cavaeinstülpung fortsetzt. Die Valvula zieht quer nach unten bogenförmig über die Grenze zwischen beiden.

Venae hep. Ostien: links 7 × ? mm, oberer Rand 7 mm unter dem Zwerchfell; rechts ? mm, oberer Rand 2 mm oberhalb des Zwerchfells.

Leber: Facies superior des linken Leberlappens deutlich eingedellt.

Zur Untersuchung der Beziehungen der kugeligen Einstülpung, des Fasciculus terminalis und limbicus inferior zum Foramen quadrilaterum, ferner zur Feststellung der Beziehung des häutigen und muskulären Vorhofanteiles zur vertikalen Vorhofimpression wurde ein Objekt in Transversalschnitten untersucht; es folgt seine Beschreibung.

Herzbeutelfüllung mit Formol am Erwachsenen (Transversalschnitt).

Vers. 55 (Abb. 39—41). Marie P., 45 Jahre, Küchengehilfin, gest. 16. 8. 1924, 2 Uhr nachts (Klinik WAGNER-JAUREGG).

Klinische Diagnose: Delirium tremens.

Anatomische Diagnose: Aspirationspneumonie.

In die Arteria carotis communis dextra und Vena jugularis interna und in den Herzbeutel nach Resektion des 3. und 4. Rippenknorpels von vorne je 500 ccm 20%iges Formalin injiziert.

Präparat.

Präparat in mehrere Transversalschnitte zerlegt.

Der tiefste Transversalschnitt (Abb. 39) kappt (in der Höhe des For. pro vena cava) eine etwa 1 cm hohe Kalotte der rechten Zwerchfellkuppe und ein darin liegendes Stück des rechten Leberlappens *(L.)* ab. Dabei bleibt etwa das unterste Fünftel des Herzbeutels *(Per.)* (25 mm tief) und der untere Rand des rechten Ventrikels an der unteren Schnittfläche. Nach Entfernung dieses Herzanteiles stellt sich der Herzbeutel als konkave schalenförmige querovale Mulde ähnlich dem Segment einer großen Eischale dar, im längeren Querdurchmesser 115 mm, im kürzeren sagittalen Durchmesser 73 mm haltend. Der tiefste Punkt dieser Schale befindet sich knapp medial und neben dem unteren Rand der mediastinalen Fläche der rechten Lunge. Der untere Lungenrand wird dort von dem erweiterten Herzbeutel ein wenig von unten umfaßt, indem sich der Herzbeutel über den unteren Rand des rechten Lungenunterlappens etwas nach rechts vorwölbt. Bei der Daraufsicht auf die Gegend des Foramen pro vena cava sieht man, daß nur ihr hinterstes Drittel von dem im Querschnitt halbmondförmigen Lumen der Vena cava inferior *(C. i.)* eingenommen wird. Die vorderen zwei Drittel präsentieren sich als eine in der Sagittalrichtung 15 mm, in der queren Richtung 22 mm im Durchmesser haltende Grube *(Cavadelle = C. D.),* die sich nach hinten ohne Grenze in die Delle an

der vorderen Wand der Cava und des untersten Vorhofabschnittes fortsetzt. Nach vorne grenzt sich diese Grube scharf gegen den übrigen Herzbeutel ab, dadurch daß der Rand des Foramens quadrilaterum in Form
einer annähernd halbkreisförmigen Kante *(Plica foraminis pro vena
cava = Pl. for. v. c.)* sie abgrenzt.

Das so den vorderen Abschnitt des Foramen quadrilaterum von
oben her bedeckende Grübchen entsteht dadurch, daß der Herzbeutel
und die von ihm in diesem Abschnitt bekleidete vordere Cavawand
von oben her gegen das Foramen quadrilaterum hinuntergedrückt wird.

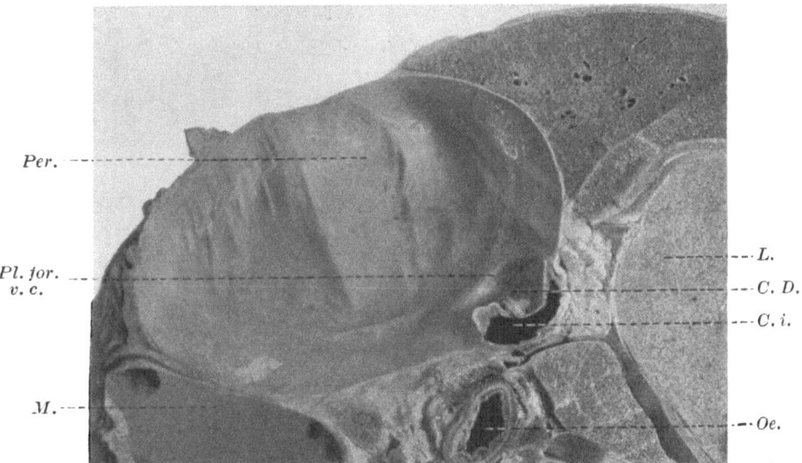

Abb. 39. Herzbeutelfüllung mit Formol beim Erwachsenen.
Transversalschnitt. Tiefster Transversalschnitt in der Höhe des Foramen
quadrilaterum. $^1/_2$ d. nat. Gr.

Per. Herzbeutel. *L.* Rechter Leberlappen. *C. i.* Cava inferior. *Pl. for. v. c.* Plica foraminis
pro vena cava. *C. D.* Cavadelle. *Oe.* Oesophagus. *M.* Magen.

Durch Betasten erweist sich der übrige Grund des Herzbeutels sehr
resistent (Oberfläche des linken Leberlappens), während der Grund
dieses Grübchens sich weich anfühlt. Der vordere Kontur dieses Grübchens entspricht den schon bei anderen Präparaten festgestellten halbmondförmigen Fältchen.

Nach Auseinanderdrängen des halbmondförmigen Lumens der Vena
cava inferior findet man, daß der obere Rand des linken Hepaticaostiums
etwas über das Niveau des tiefsten Punktes des beschriebenen Grübchens hinaufreicht. Die dem Grübchen entsprechende
nach unten vorgewölbte Kuppe (unterer Rand der kugeligen Einstülpung)
engt daher das Ostium der linken Vena hepatica von oben und
vorne her ein. Das caudale Segment des linken Hepaticaostiums ist
unverändert kreisförmig. Der nach hinten und oben gewendete Teil
der kugeligen Einstülpung zeigt das Relief der Musculi pectinati.

Der zweite Schnitt (Abb. 40) wurde 4 cm höher geführt. Er trifft beide Ventrikel und beide Vorhöfe und verläuft in der Höhe des rechten Lungenhilus *(Hil. p. d.)*: die caudale rechte Pulmonalvene *(V. pulm.)* ist an der Einmündung in den linken Vorhof getroffen. Der Abstand zwischen Herz und Herzbeutel ist vorne etwas größer, durchschnittlich über 20 mm und rückwärts etwas kleiner, durchschnittlich über 10 mm. An der Herzspitze ist das Cavum durch Adhäsionen *(Concr.)* zwischen Herz und Herzbeutel obliteriert. Das Cavum des

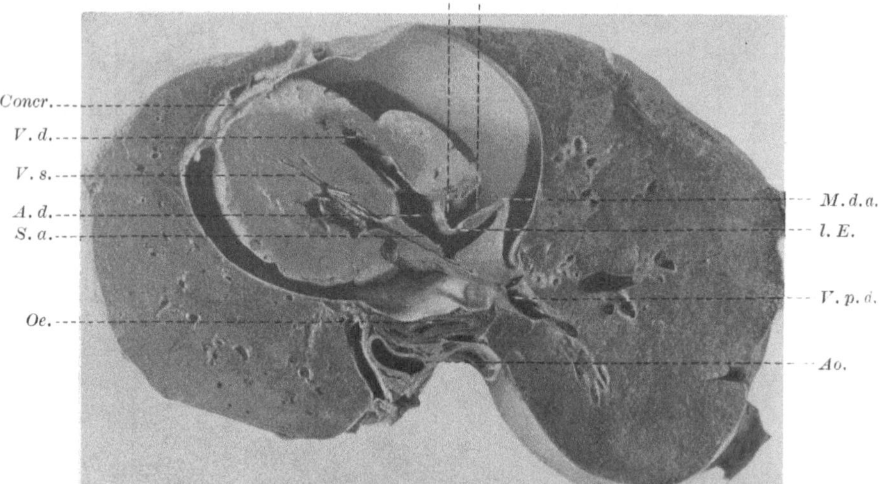

Abb. 40. Herzbeutelfüllung mit Formol beim Erwachsenen. Transversalschnitt. II. Transversalschnitt 4 cm höher trifft den rechten Lungenhilus. ²/₃ d. nat. Gr.

V. d. Ventriculus dexter. *V. s.* Ventriculus sinister. *A. d.* Atrium dextrum. *vert. V. Imp.* Vertikale Vorhofsimpression. *S.* Glatter Vorhofsteil. *M. d. a.* Margo dexter atrii dextri. *V. p. d.* Vena pulmonalis dextra. *Concr.* Concretio cordis cum pericardio partialis. *Oe.* Oesophagus. *Ao.* Aorta. *l. E.* Langgestreckte Einstülpung. *S. a.* Septum atriorum.

rechten Ventrikels *(V. d.)* ist verengt und in einen queren etwa 6 mm breiten Spalt umgewandelt. Sein Lumen setzt sich in das ebenfalls spaltförmige Lumen des rechten Vorhofs fort *(A. d.)*.

Die vordere Fläche des rechten Ventrikels zeigt wieder eine T-förmige Impression. Die vordere Fläche des rechten Vorhofs zeigt eine sehr tiefe und breite vertikale Furche *(vert. V. Imp.)*, welche innerhalb des Mm. pectinati tragenden Anteils gelegen ist. Nach links begrenzt sich die Vorhoffurche durch den Sulcus coronarius, nach rechts durch den Sulcus terminalis, der rechts davon gelegene glatte Teil des Vorhofs *(S.)* setzt sich aber in der Richtung des rechten Randes der Furche fort, so daß diese dadurch noch tiefer erscheint. Dem rechten freien Vorhofrand *(M. d. a.)* entsprechend findet sich eine spitzwinkelige Abknickung zwischen vorderer und rechter Seitenwand des Vorhofes. Dieser

Rand springt dadurch als scharfe Kante in das Herzbeutellumen vor. Die rechte Seitenwand des Vorhofes nimmt vom freien Rand an nach rückwärts an Dicke ständig zu und erreicht fast die doppelte Stärke der vorderen Wand. Die vertikale Furche der vorderen Vorhofwand wölbt diese in Form eines ebenfalls vertikalen Wulstes *(langgestreckte vertikale Vorhofeinstülpung = l. E.)* in das Vorhofcavum vor. Dieser Wulst wendet sich nicht rein nach rückwärts, sondern deutlich nach links und gegen das Vorhofseptum *(S. a.)*, so daß ein sagittal durch die

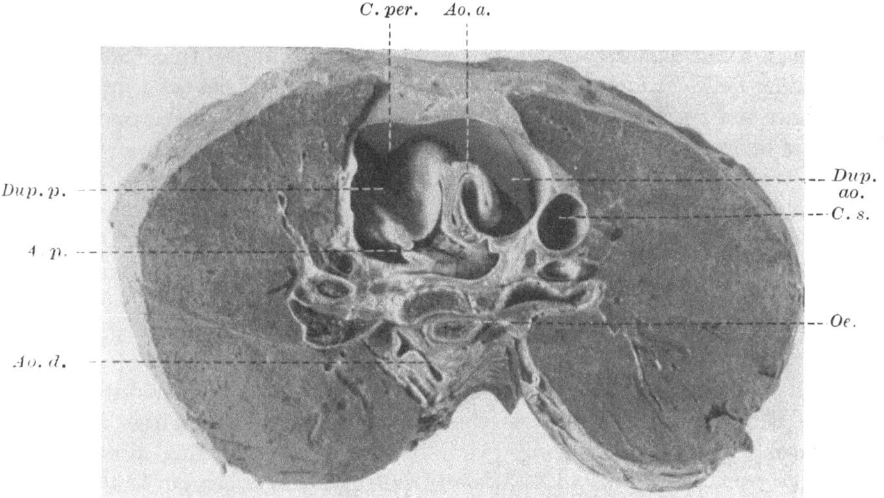

Abb. 41. Herzbeutelfüllung mit Formol beim Erwachsenen. Transversalschnitt. III. Transversalschnitt in der Höhe der Teilungsstelle der Arteria pulmonalis. ³/₇ d. nat. Gr.

C. per. Cavum pericardiale. *A. p.* Arteria pulmonalis. *Ao. a.* Aorta ascendens. *C. s.* Cava superior. *Oe.* Oesophagus. *Ao. d.* Aorta descendens. *Dup. ao.* Duplikatur des Herzbeutels um die Aorta. *Dup. p.* Duplikatur des Herzbeutels um die Pulmonalis.

Rinne geführter Schnitt diesen Teil der eingestülpten Vorhofwand abkappen müßte, wie in Vers. 56.

Ein dritter Transversalschnitt (Abb. 41) in der Höhe der Teilungsstelle der Arteria pulmonalis *(A. p.)* in ihre beiden Äste zeigt eine komplette Kompression der Aorta *(Ao.)*, Arteria pulmonalis *(A. p.)*, der Vena cava superior *(C. s.)*. Letztere wird durch eine Ausstülpung des Perikards gerade vor dem Eintritt in den rechten Vorhof von ihrer medialen Seite verengt. Hier wölbt sich eine kugelige Einstülpung ihrer Wand so stark vor, daß er die gegenüberliegende Wand erreicht und das Lumen der Cava superior verschließt. Durch die Einstülpung des Herzbeutels gegen die mediale Wand der Vena cava superior entsteht eine für die Fingerkuppe einlegbare Grube, welche nach oben durch eine rechts konvexe, die mediale Cavawand überkreuzende scharfe Leiste sich begrenzt.

C. Zusammenfassung.

In den Grundzügen decken sich die Ergebnisse der Untersuchungen der Formolpräparate beim Erwachsenen mit denen an Kindern und erfordern soweit keine ausführliche Besprechung. Nur die wichtigsten Unterschiede in den Resultaten der beiden Versuchsreihen sollen hier Erwähnung finden.

Die kräftiger ausgebildeten Fasciculi des rechten Vorhofs beim Erwachsenen beeinflussen in höherem Ausmaß die bereits bei den Kindern beschriebenen durch die Herzbeutelfüllung hervorgerufenen Impressionen und Einstülpungen (vgl. Vers. 54). So wird das Relief im Bereich der Delle im unteren Vorhofsegment und an der Vena cava inferior präziser und reicher an Details. Die beim Kind mehr rundliche und unscharf begrenzte kugelige Cavaeinstülpung wird durch die in ihrer Lage eher verharrenden kräftigen Faszikel zu einer besser begrenzten Dreiecksform eingeengt. Beim Erwachsenen entsteht auch häufiger eine linksseitige Cavadelle, da der Fasciculus limbicus inferior hier kräftiger ist und sich nicht wie beim Kind nach links verschieben läßt, so daß einfach die vordere Cavadelle breiter wird, sondern es entsteht seitlich vom Fasciculus limbicus eine zweite Delle. Dadurch wird naturgemäß die vordere Cavadelle schmäler und seichter werden (Vers. 23).

In ähnlicher Weise entsteht statt einer totalen Vorhofeinstülpung beim Kind, beim Erwachsenen eine rechte und eine linksseitige langgestreckte Vorhofeinstülpung jederseits an den Fasciculus limbicus inferior resp. terminalis angeschlossen, während dazwischen ein kräftiger Muskelzug die vordere Vorhofwand zwischen beiden Einstülpungen nach vorne gespannt erhält.

Anstatt wie beim Kind die verschiedenen Stadien der Drucksteigerung im Herzbeutel und ihre Wirkung auf die Oberfläche des Herzens und der Gefäße einzeln zu verfolgen und zu beschreiben, wurde hier zur Feststellung der Folgen eines allmählichen Anwachsens des Druckes im Perikard ein Versuch angestellt, dessen Ergebnis sich am besten aus dem unten angeführten Versuchsprotokoll entnehmen läßt (Vers. 64, vgl. ferner Versuch Kap. VI, Durchspülungsversuche, S. 115).

Vers. 64. Ernst F., gest. 7. 9. 1924, 7 Uhr abends (Klinik Eisels-berg).

Klinische Diagnose: Meningitis nach retrobulbärer Phlegmone.

Anatomische Diagnose: Pyämie, eiterige Meningitis.

Hals-, Brust- und Bauchorgane werden in toto entnommen. Die Vena cava inferior wird von rückwärts bis in die Höhe der Valvula Eustachii geöffnet. Dann wird eine Kanüle im Herzbeutel eingebunden und so 120 ccm einer 50%igen Formollösung langsam eingespritzt. Dabei wird die Gegend der Lebervenenmündung und der Valvula Eustachii beobachtet.

Gleich zu Beginn der Herzbeutelfüllung wölbt sich das oberste Stück der Vena cava und das an die Cava anschließende unterste Stück der vorderen Vorhofwand in Form einer kleinpflaumengroßen Einstülpung nach rückwärts vor. Quer über seine Mitte zieht die Valvula Eustachii. Letztere wird durch die Vorhofeinstülpung nach abwärts verdrängt. Die Cavaeinstülpung befindet sich zum Schluß der Herzbeutelfüllung in der linken Hälfte der Cavawand, und verengt dabei die oberen zwei Drittel des linken Hepaticaostiums zu einem annähernd vertikalen schräg nach links oben verlaufenden Spalt. Seine größte Querausdehnung beträgt nur 7 mm. Durch das Herabdrücken der Valvula Eustachii ist auch die Distanz zwischen ihr und dem Zwerchfell verringert.

Nach diesem Versuch werden die Brustorgane mit der Leber bei formolgefülltem Herzbeutel durch Einlegen in Formollösung gehärtet:

Maße vor und nach der Herzbeutelfüllung und nach der Konservierung:

Distanz vom Zwerchfell zum Ansatz der Valvula Eustachii:

vor der Füllung   links **16** mm, rechts **13,5** mm
nach der Füllung   ,,   **8** mm, ,,   **6**   mm
nach der Konservierung ,,   **8** mm, ,,   **6**   mm.

Linkes Lebervenenostium:

     vor der Füllung   **30** × **10** mm
     nach der Füllung   **20** × **7** mm
     nach der Konservierung **19** × **6** mm.

Der obere Rand des Ostiums liegt über dem Zwerchfell:

     vor der Füllung   **8** mm
     nach der Füllung   **8** mm
     nach der Konservierung **8** mm.

Rechtes Lebervenenostium:

     vor der Füllung   **14** × **8** mm
     nach der Füllung   **12** × **8** mm
     nach der Konservierung **12** × **8** mm.

Der obere Rand des Ostiums liegt über dem Zwerchfell:

     vor der Füllung   **2** mm
     nach der Füllung   **2** mm
     nach der Konservierung **2** mm.

Aus den angeführten Maßen ergibt sich, daß 1. die Valvula Eustachii durch die Herzbeutelfüllung bedeutend gegen das Diaphragma heruntergedrängt wurde, daß 2. nach der Füllung das linke Lebervenenostium in beiden Durchmessern bedeutend, das rechte im Höhendurchmesser etwas verengt wurde, 3. daß die Distanz zwischen oberem Ostiumrand und Diaphragma durch die Perikardfüllung unbeeinflußt blieb und 4. daß die Konservierung die Größe der Maße kaum nennenswert veränderte.

3. Untersuchungen vor dem Röntgenschirm.

Die bisherigen Versuche lassen bis auf einen (Nr. 64) die Resultate der gesetzten Drucksteigerung im Perikard immer nur als etwas Fertiges erscheinen. Es war wünschenswert, eine Methode zu finden, bei der es möglich war, die Entstehung der Veränderung direkt zu beobachten und möglichst objektiv (photographisch) festzuhalten. Für diesen Zweck schien uns das Röntgenverfahren geeignet, das uns gestattete, durch Einführung spezifisch schwerer (schattengebender) Lösungen, wie z. B. Bromnatrium oder Jodnatrium in Herz und Gefäße und durch Einbringung von leichten Substanzen in den Herzbeutel (Luft) gute Kontrastwirkungen zu erzielen.

Methodik.

An dem suspendierten Kinderkadaver wurde das Gefäßsystem zuerst von der Vena cava inferior oder von der Vena saphena aus mit 30—60%iger Bromnatriumlösung als Kontrastlösung gefüllt. Dazu wurde in die Vene eine Glaskanüle eingebunden, die durch einen mit Bromnatriumlösung gefüllten Schlauch mit einem Trichter in Verbindung stand, der als Niveaugefäß diente. Durch Heben des immer mit Bromnatriumlösung nachzufüllenden Trichters konnte die Kontrastlösung beliebig hoch, auch bis in die Vena jugularis hinaufgedrückt werden, wie man sich jederzeit vor dem Röntgenschirm, hinter dem diese Manipulationen durchgeführt wurden, überzeugen konnte. Bei Injektion von der Vena saphena aus konnte das Abdomen uneröffnet bleiben. Um eine Kanüle in das Perikard einzuführen, wurde in gewohnter Weise eine Rippenresektion gemacht. Dabei war der linksseitige Pneumothorax unvermeidlich. Nachdem die Kanüle durch zwei Ligaturen luftdicht in das Perikard eingebunden worden war, wurde mit einer gut schließenden größeren Spritze 50—150 ccm Luft langsam in den Herzbeutel eingeblasen.

So konnte man die allmähliche Füllung der Gefäße mit Kontrastlösung sowohl wie die zunehmende Füllung des Herzbeutels mit Luft und die daraus entstehenden Veränderungen in jedem Augenblick vor dem Röntgenschirm beobachten und verfolgen. Die näheren Details gehen aus den anzuführenden Versuchsprotokollen hervor.

Versuche.

Von acht angestellten Versuchen sei zunächst einer angeführt (Abb. 42), bei dem, nach Füllung mit Kontrastlösung von der Vena jugularis aus, die topographischen Beziehungen des Venensystems zum rechten Herzen und zur Leber festgehalten wurden.

Die Abbildung gibt die Verhältnisse so klar wieder, daß eine nähere Beschreibung überflüssig ist. Hervorgehoben zu werden verdient die verschiedene Verlaufsrichtung der Venae hepaticae: links fast horizontal, rechts steil ansteigend. Vom Herzen ist der rechte Vorhof und der rechte Ventrikel gefüllt. Dadurch wird das untere Vorhofsegment

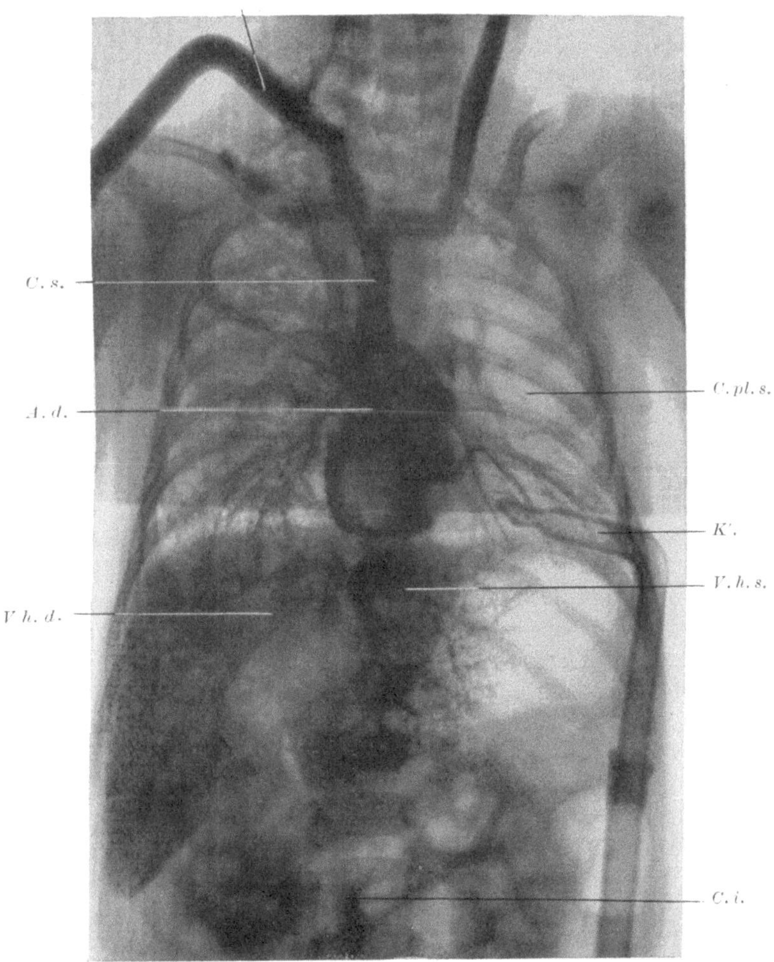

Abb. 42. Normalpräparat (Kind). Durchleuchtung der Venen und des rechten Herzens nach vorheriger Füllung mit Bromnatriumlösung.

C. s. Cava superior. *A. d.* Atrium dextrum. *C. i.* Cava inferior. *V. h. d.* Vena hepatica dextra. *V. h. s.* Vena hepatica sinistra. *K.* Kanüle in der rechten Vena jugularis. *K'.* Kanüle im Herzbeutel. *C. pl. s.* Cavum pleurale sin. mit Pneumothorax (infolge Eröffnung des linken Pleurasackes bei Einführung der Kanüle in den Herzbeutel).

überdeckt und erscheint darum nicht auf der Abbildung. Die mit Kontrastlösung gefüllte Kanüle liegt in der Vena jugularis dextra, die zur Lufteinblasung bestimmte ist ebenfalls bereits ins Perikard eingebunden.

Es folgen weitere Versuche:

Rö. 1. Karl Schw., 8 Monate alt, gest. 11. 8. 1923, $1/_2$9 Uhr abends (Zentralkinderheim).

Klinische Diagnose: Capillärer Lungenkatarrh und Abzehrung bei Keuchhusten.

Anatomische Diagnose: Lobulärpneumonie.

15. 8. 1923. Zur Entfernung der Koagula wird zunächst von der Cava inferior aus Wasser durchgespritzt, das aus der Vena jugularis dextra ausläuft; sodann wird durch die in die Vena cava inferior eingebundene Glaskanüle mittels Trichter 15%ige Jodkalilösung eingebracht, bis die Lösung wieder aus der Jugularis abfließt. Letztere wird dann ligiert und dann so lange Jodkalilösung eingegossen, bis vor dem Röntgenschirm die Cava inferior, die Venae hepaticae, der rechte Vorhof und der Ventrikel deutlich gefüllt erscheinen. Das Kind wird dabei am Kopf suspendiert. Dann wird der Schlauch unterhalb des Trichters abgeklemmt und nach Resektion des 4. und 5. Rippenknorpels der Herzbeutel freigelegt. Nach Einbinden einer winkeligen Glaskanüle wird mit einer Spritze Luft in den Herzbeutel geblasen. Während Luft in das Perikard eingeblasen wird, wird das Objekt in anterioposteriorer Richtung betrachtet.

Röntgenbefund (Dr. L. Reich): Es hebt sich das Perikard am linken Herzrand ab[1]), dann dringt Luft zwischen Herz und Zwerchfell ein, wobei sich ein kleines horizontales Flüssigkeitsniveau zeigt und schließlich erscheint eine geringe Luftansammlung am rechten Herzrand.

Bewegung des Herzens: Der linke und der vordere Herzrand hebt sich, während die Einmündungsstelle der Vena cava im selben Niveau bleibt, hingegen verschiebt sich das Herz mit der Cava in toto nach hinten.

Bewegung der Leber: Der obere Rand des linken Leberlappens bewegt sich nach abwärts im Sinne einer Drehbewegung um eine horizontale sagittale Achse in der Gegend der Vena cava inferior, weil sich zwischen Leber und Herz ein Luftkeil einschiebt. Infolge dieser Bewegungen vergrößert sich der Winkel zwischen Cava und unterem Herzrand bis zu einem rechten, während der Winkel zwischen der linken Vena hepatica und der Vena cava spitzer wird. Bei der Luftaufblasung erscheint das Stück der Cava zwischen Zwerchfell und Herzen weniger schattendicht als Ausdruck der Streustrahlenwirkung, welche im Luftraum zwischen Herz und Perikard zustande kommt. Eine Verschmälerung des Schattenbandes der Vena cava ist nicht mit Sicherheit festzustellen.

---

[1]) Auch Williamson findet nach seinen Ausgüssen, daß sich die Flüssigkeit im Perikard zuerst am unteren Herzrand, und zwar zwischen Zwerchfell und Herz und erst in zweiter Linie um die großen Gefäße an der Herzbasis ansammelt, und zwar ziemlich unabhängig von der Stellung des Patienten im Raum.

Als Beweis dafür, daß bei infradiaphragmaler unter dem Niveau der Leberoberfläche erfolgenden Einmündung der linken Lebervene eine Herzbeutelfüllung mit Luft[1]) diese nicht direkt zu komprimieren

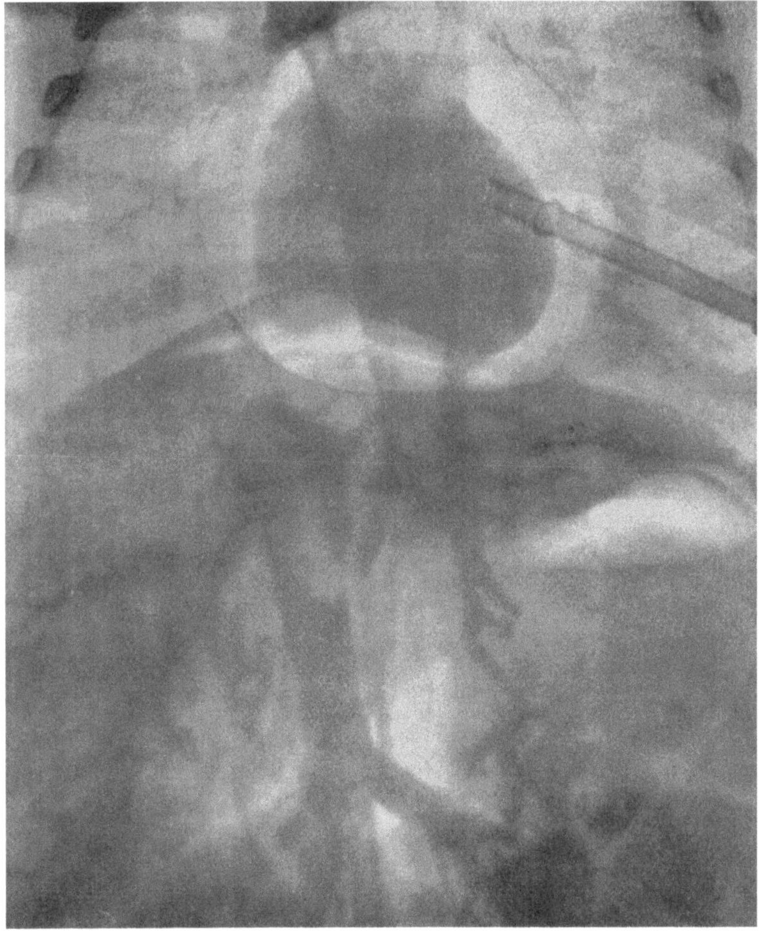

Abb. 43. Röntgendurchleuchtung nach vorheriger Füllung der Venen mit Kontrastflüssigkeit und nach Lufteinblasung in das Perikard: Infradiaphragmale Mündung der Vv. hepaticae (diese können durch einen abnormen Inhalt im Herzbeutel nicht komprimiert werden).

oder zu verlagern imstande ist, diene eine Röntgenphotographie eines Versuches, auf dessen Wiedergabe verzichtet wird (Abb. 43).

---

[1]) Füllungen anderer Art können bei genügend hohem Druck durch das Lebergewebe hindurch die linke Lebervene von oben her komprimieren (s. S. 63). Im Leben, wo die Leber nach TANDLER besonders plastisch ist, dürfte das noch in höherem Ausmaß der Fall sein.

Rö. 2. Karl S., 11 Monate, gest. 27. 8. 1923, $\frac{1}{2}$11 Uhr vormittags (Kinderklinik PIRQUET).

Klinische Diagnose: Darmkatarrh.

Anatomische Diagnose: Enteritis.

28. 8. 1923. $\frac{1}{2}$5 Uhr abends Präparation der Venen am Hals, Freilegung des Perikards von vorne durch Resektion des 3. und 4. Rippenknorpels.

Röntgenbefund (Dr. REICH): Der Kadaver wird an den Beinen aufgehängt und 25 $^0/_0$ ige Bromnatriumlösung durch die rechte Vena jugularis injiziert. Es füllen sich das Herz, die Lungen, ferner auch die Cava inferior, die Vena azygos und hemiazygos. Hingegen bleiben die Venae hepaticae ungefüllt und unsichtbar. Hierauf wird eine Darmschlinge punktiert, welche zwischen Leber und vorderer Bauchwand liegt. Diese Darmschlinge entleert sich, doch ändert sich nichts an der Stellung der Leber und an der Füllung ihrer Gefäße. Hierauf wird der kindliche Leichnam am Kopf aufgehängt, es vermindert sich die Füllung der Lungengefäße, die Leber wird nur andeutungsweise gefüllt, aber besser gefüllt bei neuerlicher Bromnatriuminjektion.

Die Vena cava inferior verläuft gerade nach abwärts, die Venae hepaticae schräg nach hinten und unten. Hierauf wird Luft in das Perikard eingeblasen. Das Perikard hebt sich vom linken Ventrikel ab, dann von der Herzbasis und den Abgangsstellen der großen Gefäße, ganz wenig vom rechten Vorhof. Hingegen ruht das Herz mit seiner unteren Fläche dem Zwerchfell auf, wiewohl der Druck beträchtlich zu sein scheint, da im offenen linksseitigen Pneumothorax sich die Lunge der Thoraxwand angelegt hat. Im weiteren Verlauf der Beobachtung sieht man, daß sich die Herzspitze vom Zwerchfell abhebt. Die topographischen Verhältnisse der Vena cava werden in antero-posteriorer und dextrosinistraler Durchleuchtungsrichtung beobachtet: Der Herzbeutel wird öfters gefüllt und entleert, es hebt sich nun das Herz (in seitlicher Beobachtungsrichtung) mit seiner unteren Fläche vollkommen vom Zwerchfell ab, und zwar bei rascher Füllung des Herzbeutels mit Luft. Die Kanüle im Herzbeutel ist inzwischen undicht geworden, so daß die Luft rasch entweichen kann. Bei rascher Füllung des Herzbeutels sieht man, wie plötzlich ein Luftkeil sich von links vorne nach rechts hinten einschiebt und mit seiner Spitze die Vena cava inferior durchzuschneiden scheint. Ferner sieht man, wie eine zufällig etwas rechts vom Herzen geratene Luftblase bei Füllung des Perikards in die Cava hinuntergepreßt wird, bei Entleerung desselben aber wieder regurgitiert.

Rö. 3. Walter A., 8 Monate, gest. 27. 4. 1924, $\frac{1}{2}$9 Uhr abends (Zentralkinderheim).

Klinische Diagnose: Pneumonie.

Anatomische Diagnose: Lobulärpneumonie.

30. 4. 1924: 5 Uhr abends wird in die Vena cava inferior und in den Herzbeutel nach Resektion des 3. und 4. Rippenknorpels je eine Kanüle eingebunden, dann wird der Leichnam an einem Brett fixiert und so vor dem Röntgenschirm mit dem Kopf nach oben suspendiert. Vorher wurde die eröffnete Bauchhöhle wieder sorgfältig vernäht. Nun wird in die Vena cava inferior 20—30%ige Bromnatriumlösung und in den Herzbeutel Luft eingedrückt.

Röntgenbefund (Dr. REICH): Zuerst fließt Bromlösung in die Cava inferior. Die Kontrastflüssigkeit steigt in der Vena cava inferior auf, fließt dann in die Vena hepatica über und erreicht schließlich den rechten Vorhof, in welchem ein zentraler Füllungsdefekt (Thrombus) sichtbar wird. Auch in die Cava superior gelangt etwas Kontrastflüssigkeit. Photographische Aufnahme in Frontalstellung. Hierauf wird Luft in das Perikard eingelassen. Das Perikard hebt sich zuerst links vorne oben vom Herzen ab, die Luft verbreitert sich dann nach unten, hebt das Herz vom Zwerchfell ein wenig ab und dringt mit einem nach rechts sich verbreiternden Band bis in die Gegend der Cava inferior vor. Dann wird das Perikard auch am rechten Herzrand abgehoben. Im Vorderbild ist die Cava inferior nicht sichtbar (weggeleuchtet?). In rechter vorderer Schrägstellung scheint trotz vermehrter Bromnatriumfüllung die Cava inferior schmäler zu sein als vor der Luftfüllung. Die Vena hepatica sinistra, die vor der Luftfüllung einen annähernd geradlinigen Verlauf hat, beschreibt nun einen nach unten hinten und rechts konkaven Bogen.

Rö 5. Wilhelmine R., 4½ Monate, gest. 18. 11. 1924 (Zentralkinderheim).

Klinische Diagnose: Pleuropneumonie.

Anatomische Diagnose: Pneumonia lobularis in suppuratione, Pyopneumothorax dexter.

20. 11. 1924. Venenkanüle in die Vena cava inferior eingebunden, zur Lufteinblasung in das Perikard wird die Thoraxwand eröffnet und die Kanüle von vorne eingebunden.

Röntgenbefund (Dozent Dr. HITZENBERGER): Pneumothorax links artifiziell; rechts Pneumothorax, Kollaps der Lunge, die bandförmig vom lateralen Thoraxrand zum Hilus ausgespannt ist, kleiner Flüssigkeitserguß. Das rechte Zwerchfell steht ½ cm tiefer als das linke, das Herz ist nach links verlagert, so daß der rechte Herzrand auf die Mitte der Wirbelsäule aufdeckt. Kanüle im Perikard, Kanüle in der Vena cava inferior. Füllung der unteren Hohlvene mit 60% Bromnatriumlösung. Beim Heben des Trichters in Herzhöhe langsames Einfließen der Bromlösung in den rechten Vorhof, nachdem vorher so viel Kontrastflüssigkeit in die Leber ausgeflossen ist, daß man die Lebervenen nicht isoliert sehen kann. Man hat den Eindruck, daß die Flüssigkeit Schwierigkeiten hat, in das Herz einzudringen. Erst beim Heben des Trichters bis in

Kopfhöhe mäßige Füllung des rechten Vorhofs und spurenweises Austreten von Flüssigkeit in die Vena cava superior.

Aufblasen des Perikards mit Luft. Dabei erfolgt eine komplette Abschnürung (Abb. 44) der Vena cava inferior. Das rechte Herz zeigt einen etwa daumenkuppengroßen zapfenförmigen Fortsatz nach unten, dessen Basis breit mit dem rechten Vorhof kommuniziert, dessen Spitze caudalwärts zieht und etwas oberhalb der Leber endigt. Distanz zwischen ihr und Leber 3 mm. Nach neuerlichem Heben des Trichters

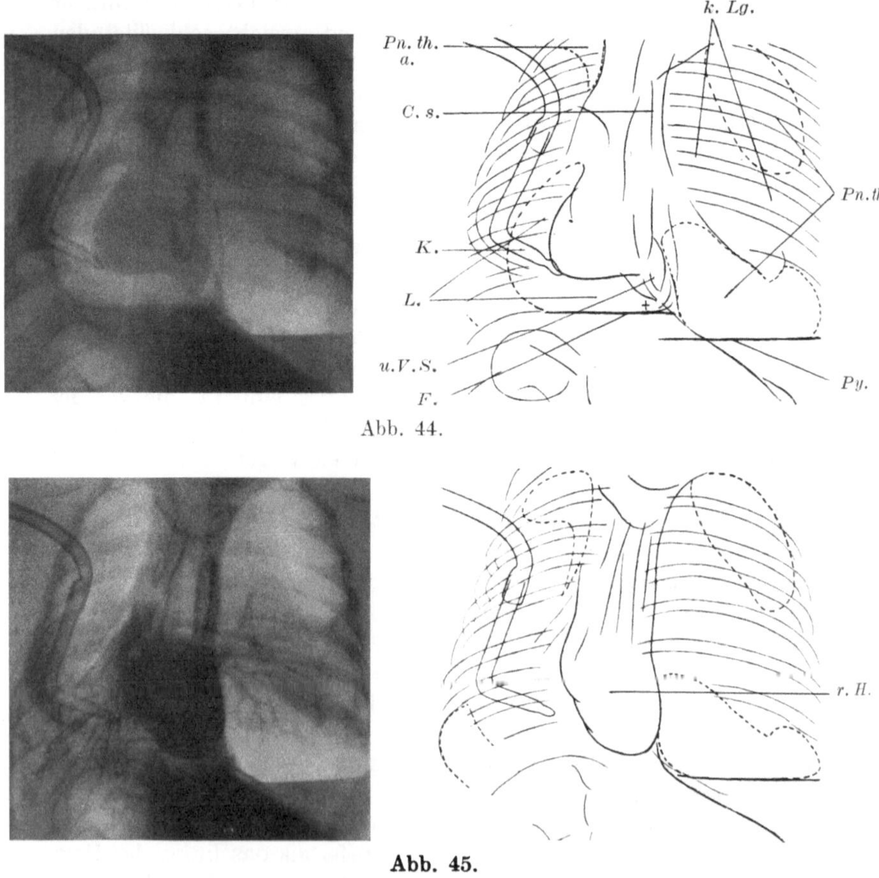

Abb. 44.

Abb. 45.

Abb. 44 und 45. Durchleuchtungsversuch (Kind). (Rö. 5.)

Abb. 44. Venen und rechtes Herz mit Kontrastlösung gefüllt, Herzbeutel mit Luft aufgeblasen.

Pn. th. Pneumothorax rechts. *Pn. th. a.* Artefizieller Pneumothorax links. *Py.* Pyothorax. *k. Lg.* Kollabierte Lunge. *L.* Luft im Herzbeutel. *u. V. S.* Unteres Vorhofssegment. *C. s.* Cava superior. *F.* Flüssigkeitsspiegel im Herzbeutel. *K.* Kanüle im Herzbeutel. + Gegend der Abschnürung der Cava inferior.

Abb. 45. Venen und rechtes Herz mit Kontrastlösung gefüllt, Luft aus dem Herzbeutel abgesaugt.

r. H. Rechtes Herz.

besteht ein absolutes Einflußhindernis für die Flüssigkeit, welche restlos in die Leber ausläuft. Ein Übertreten von Flüssigkeit in das rechte Herz findet nicht mehr statt. Nach Absaugen der Luft aus dem Perikard schießt sie in breitem Strom in das rechte Herz ein, das vollständig ausgefüllt wird. Übertreten der Flüssigkeit in die Vena cava superior (Abb. 45). Bei 5—6 maliger Wiederholung des Versuchs immer dieselben Verhältnisse.

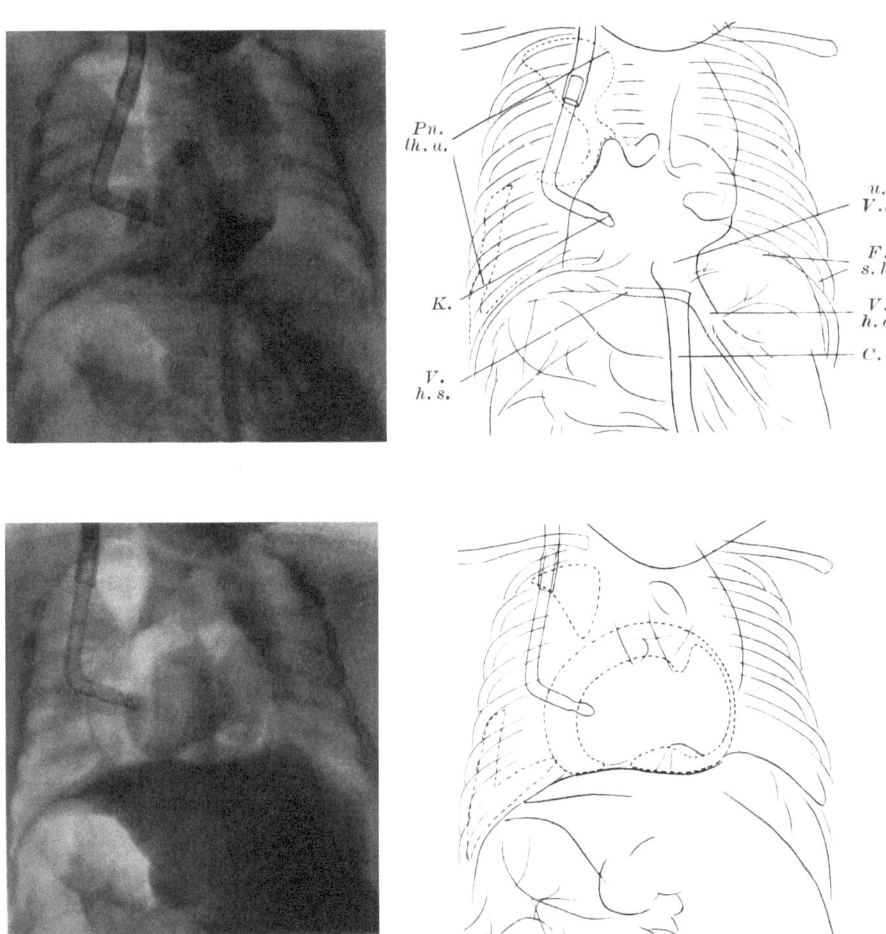

Abb. 47.

Abb. 46 und 47. Durchleuchtungsversuch (Kind). (Rö. 6.)

Abb. 46. Venen und rechtes Herz mit Kontrastlösung gefüllt.

K. Kanüle im Herzbeutel. C. i. Cava inferior. V. h. s. Vena hepatica sinistra. V. h. d. Vena hepatica dextra. u. V. S. Unteres Vorhofssegment. F. s. h. Facies superior hepatis. Pn. th. a. Artefizieller Pneumothorax.

Abb. 47. Venen und rechtes Herz mit Kontrastlösung gefüllt. Herzbeutel mit Luft aufgeblasen. Kontinuität zwischen r. Vorhof und Cava inferior unterbrochen.

Rö. 6. Leopold B., 1 Jahr, gest. 25. 11. 1924 (Zentralkinderheim).
Klinische Diagnose: Bronchiolitis, Tetanie.

Anatomische Diagnose: Rachitis, Bronchitis.

26. 11. 1924. Eine Kanüle in die Vena cava inferior und eine von
vorne in das Perikard eingebunden.

Röntgenbefund (Dozent Dr. HITZENBERGER): Zunächst mäßige
Füllung der Vena cava inferior und beider Lebervenen, von denen die rechte

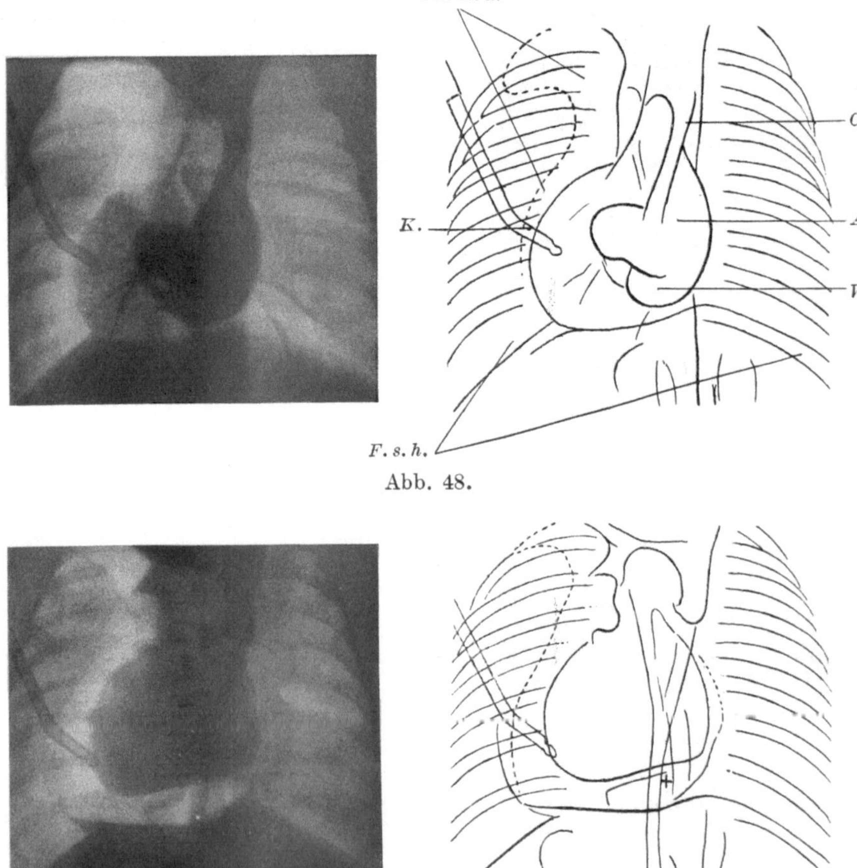

Abb. 48.

Abb. 49.

Abb. 48 und 49. Durchleuchtungsversuch (Kind). (Rö. 7.)

Abb. 48. Venen und rechtes Herz mit Kontrastlösung gefüllt.

K. Kanüle im Herzbeutel. *Pn. th. a.* Artefizieller Pneumothorax links. *A. d.* Atrium
dextrum. *C. s.* Cava superior. *u. V. S.* Unteres Vorhofssegment. *F. s. h.* Facies superior
hepatis.

Abb. 49. Venen und rechtes Herz mit Kontrastlösung gefüllt. Herzbeutel mit
Luft aufgeblasen.

+ Gegend der Abschnürung der Cava inferior.

unter einem Winkel von 45⁰ und die andere in gleicher Höhe in einem Winkel von 90⁰ in ziemlich großer Entfernung, etwa 1 cm unterhalb des Zwerchfells knapp in die Vena cava inferior einmündet (subdiaphragmal!). Die Leberoberfläche erscheint konvex. Füllung des rechten Vorhofs, mäßige Anfüllung der caudalen Partien der Leber (s. Abb. 46).

Einblasung von Luft ins Perikard. Die Vena cava inferior wird durch den Druck abgeklemmt und sie entleert sich zum Teil in den Vorhof, zum Teil in die Leber. Die Facies superior der Leber wird im Bereich des Herzbeutels eingedellt und ist konkav. An den Lebervenen ist keine sichtbare Veränderung wahrzunehmen. Bei weiteren Füllungsversuchen fließt die ganze Bromlösung in die Leber, auch bei sehr hohem Druck nur mehr in die Leber, so daß diese schließlich mit Kontrastflüssigkeit so gefüllt ist, daß die Vena cava inferior und die Lebervene nicht mehr sichtbar ist. Während der Einblasung der Luft wird der eben noch dunkel erscheinende Vorhof heller (s. Abb. 47).

Rö. 7. Carl B., 6 Monate, gest. 5. 12. 1924 (Zentralkinderheim). Gewöhnliche Versuchsanordnung. 2 Röntgenaufnahmen (Dozent Dr. HITZENBERGER).

I. Es füllt sich sofort die ganze Leber, so daß die Lebervenen nicht isoliert sichtbar sind, ferner füllt sich der rechte Vorhof. Von diesem geht horizontal ein fingerkuppengroßer Schatten nach links (Vorbuchtung der Tricuspidalklappen gegen den rechten Ventrikel oder Austritt von Kontrastmasse durch das Foramen ovale). Füllung der Vena cava superior. Durch den Vorhof durch zeigt sich ein dichter Schattenzug, der von der Vena cava superior entlang der medialen Vorhofwand zur Vena cava inferior zieht. Ferner sieht man rechts vom Herzen und durch das linke Herz hindurch gabelförmige Schattenstreifen, die gefüllten Lungengefäßen entsprechen (Arterien oder Venen). Pneumothorax links (Abb. 48).

II. Pneumoperikard. Der Vorhof entleert sich komplett in die Cava superior und inferior, nur der etwa federkieldicke Verbindungsstreifen von der Vena cava superior zur Vena cava inferior bleibt gefüllt (Abb. 49).

Zusammenfassung.

Aus den Röntgenversuchen ergibt sich, daß die eingepreßte Luft sich zunächst in der unmittelbaren Umgebung der Einbindungsstelle links über und vor dem Herzen ausbreitet, dann sich keilförmig zwischen Herz und Zwerchfell von links vorne nach rechts hinten (Rö. 2) einschiebt, dabei das Zwerchfell und den linken Leberlappen nach unten, das Herz nach oben disloziert (Rö. 1). Erst zum Schluß füllen sich die rechts gelegenen Anteile des Herzbeutels (Rö. 1—3). Es ist klar, daß die Ausbreitung der Luft im Herzbeutel sich insofern von der Verteilung von Flüssigkeit im Perikard unterscheiden muß, als sich bei dieser die

Schwerkraft geltend macht (vgl. später Versuch bei Kap. VI. S. 116 mit Lagewechsel). So ist es durch Luftfüllung des Perikards nicht immer möglich, eine infradiaphragmal mündende linke Vena hepatica zu komprimieren, während dies bei Füllung mit Flüssigkeit mitunter gelingt (siehe S. 63). Um so beweisender müssen daher die Veränderungen im caudalen Herzbeutelabschnitt (Cavatrichter des Perikards) sein, die mit unseren Ergebnissen bei Füllung des Herzbeutels mit Flüssigkeit im Kapitel IV./2. im Einklang stehen, wenn sie auch bei Luftfüllung eintreten, wo die Schwerkraft als wirksamer Faktor wegfällt.

Bei verschiedener Durchleuchtungsrichtung konnte man nun die durch den basal gegen die Cava vordringenden Luftkeil verursachten Lageveränderungen des Herzens in ihrer zeitlichen Entwicklung genau verfolgen: Das hinten oben und hinten unten durch die großen Gefäße und die Perikardduplikaturen fixierte Herz wird in seinem freien Anteil nicht nur gehoben, sondern auch mit dem Cavavorhofsegment nach hinten und rechts verdrängt (Rö. 1). Der untere Herzrand wird dabei gehoben, wie man bei dextrosinistraler Durchleuchtung sehen konnte. Das Cavavorhofsegment wird nicht nur verlagert, sondern auch von links und vorne her komprimiert und verengt (Rö. 2, Rö. 5). Die Cava erscheint dann weniger schattendicht (Rö. 1), resp. verschmälert (Rö. 3) eventuell auf dem Bild unterbrochen (Rö. 5, Rö. 6). Dabei kann auch wie in unseren Ausguß- und Formolpräparaten eine Einstülpung der vorderen Cavawand und eventuell auch der Vorderwand des unteren Vorhofsegmentes durch das Foramen pro vena cava in das Cavalumen nach unten entstehen. In Rö. 2 konnte man direkt sehen, wie die Luft im rechten Anteil des Herzbeutels bei Drucksteigerung sich in den Cavatrichter caudalwärts vorschiebt, um bei Nachlassen des Druckes wieder aufzusteigen. Daß bei Herzbeutelfüllung mit Luft der Zufluß aus der Vena cava inferior direkt gesperrt werden kann, ließ sich bei Rö. 5 und 6 nachweisen: Es war auch bei hohem Druck nicht möglich, durch die Vena cava inferior den Vorhof mit Kontrastflüssigkeit zu füllen. Diese lauft vielmehr vor der Cavasperre durch die Lebervenen in die Leber ein und verdunkelt diese vollkommen. Eine analoge Beobachtung von retrograder Füllung der Lebervenen aus der Cava inferior hat bereits STOLNIKOW in einem Tierexperiment gemacht. Nicht nur in Rö 5 ist die Sperre wirksam, wo ein rechtsseitiger Pyopneumothorax die Vena cava inferior auch von rechts her komprimiert, so daß sie zwischen diesem und dem Pneumoperikard eingeklemmt wird, sondern auch in Rö. 6, wo das Pneumoperikard allein das Cavavorhofsegment einengt.

Wird Luft aus dem Herzbeutel abgesaugt und die Sperre aufgehoben, so schießt die Kontrastflüssigkeit in breitem Strom in den rechten Vorhof und in die Vena cava superior ein (Rö. 5). Bei neuerlicher Lufteinblasung entweicht die Kontrastlösung zunächst aus dem intraperikardialen Anteil der Cava inferior (vgl. V. 64), so daß die Verbindung zwischen dem noch vorhandenen zapfenförmigen unteren Vorhofsegment und der Leber unterbrochen ist. In diesem Stadium lassen sich manchmal aufgehellte Partien entsprechend der oben beschriebenen Vorhofsdelle und der vertikalen Vorhofsimpression, ebenso Schatten entsprechend den noch gefüllten Anteilen des rechten Vorhofs auf der Platte erkennen (Rö. 5, 7). Bei weiterer Drucksteigerung im Herzbeutel entweicht die Kontrastflüssigkeit nach oben in die Cava superior und jugularis, es hellt sich das untere Vorhofsegment und schließlich der ganze Vorhof auf (Druckverhältnisse ähnlich denen bei Herztamponade). In einzelnen Versuchen waren auch Veränderungen an Leber und Lebervenen deutlich erkennbar, solange die Leber noch nicht ganz mit Kontrastlösung vollgelaufen und verschattet war. Die sonst fast horizontal und geradlinig verlaufende Vena hepatica sinistra wird zum Teil durch die Impression an der Oberfläche des linken Leberlappens, zum Teil durch die Caudalverschiebung des ganzen Lappens zu einem nach unten, hinten und rechts konvexen Verlauf gezwungen (Rö. 3); ihr Einmündungswinkel (mit der Cava inferior) der sonst annähernd ein rechter ist, wird spitz (Rö. 1). Ihre Entleerung ist erschwert.

Die Röntgenversuche bestätigen die Befunde der früheren Versuchsreihen und ihre Erklärung: Die Sperrung der Vena cava inferior durch Drucksteigerung im Herzbeutel war direkt zu sehen. Die besondere Mitbeteiligung der Vena hepatica sinistra an den eintretenden Veränderungen ist aus der Veränderung ihrer Lage und ihres Verlaufes und schließlich durch die Einstülpung der vorderen Cavawand in das Foramen pro vena cava verständlich. Daß die Venae hepaticae bei supradiaphragmaler Einmündung durch Kompression des intraperikardialen Cavaabschnittes direkt betroffen werden müssen, ist selbstverständlich.

V. Mikroskopische Untersuchungen zur Frage des perikardialen Stauungstypus.

Das Auftreten von Impressionen und Dellen an der Oberfläche des Herzens und der Gefäße, besonders am rechten Vorhof und an den Venen, und zwar immer an den gleichen Stellen und in der gleichen Form mußte, wie schon ausführlich auf S. 67 ff. besprochen wurde, auf die Struktur der Wände zurückgeführt werden. Diese Annahme erscheint bereits durch eine Reihe von Angaben aus der Literatur gestützt, vgl. die schon wiedergegebene Beschreibung dieser Gegend von TANDLER.

LUSCHKA, der diese Region auch mit den histologischen Methoden untersucht hat, schreibt: ,,Der im Brustraum befindliche Abschnitt der unteren Hohlader unterscheidet sich wesentlich von dem nächstangrenzenden in der bezüglichen Leberfurche verlaufenden Teil der Cava inferior durch eine geringere Dicke der Wandung und durch gänzlichen Mangel organischer Muskelfasern. Diese bilden eine mächtige

makroskopisch sichtbare longitudinale Schicht, die sich plötzlich verliert." (Vgl. seine schöne Abbildung.)

LUSCHKA bildet auch einen Fall ab, bei dem der Fasciculus limbicus
bis in das Foramen quadrilaterum zieht.

Obwohl schon aus der makroskopischen Untersuchung und namentlich auf Grund der Befunde von KEITH und TANDLER eine einwandfreie
Erklärung der Resultate unserer Herzbeutelfüllung bereits in den
früheren Abschnitten möglich war (s. S. 67 ff. u. 92), schien eine histologische Untersuchung eines Präparates mit Formolfüllung des Herzbeutels doch noch nötig.

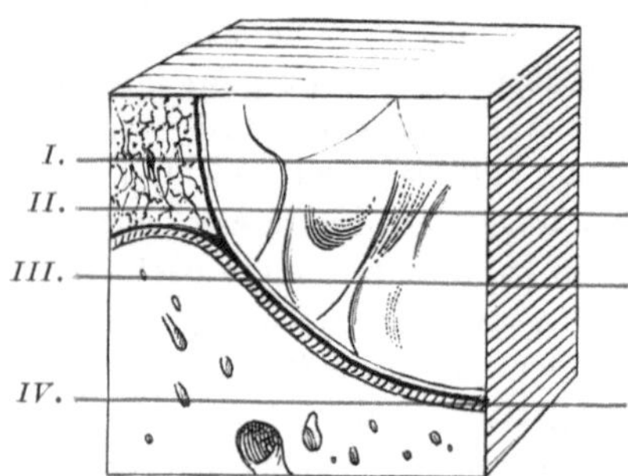

Abb. 50. Skizze des zur histologischen Untersuchung verwendeten Blockes, der aus einem Formolpräparat mit Herzbeutelfüllung (Kind) entnommen wurde, zur Bezeichnung der Schnitthöhe der beschriebenen mikroskopischen Präparate.

I. Oberer Rand der Delle. *II.* Tiefster Punkt der Delle. *III.* Nahe dem unteren Rand der Delle. *IV.* In der Höhe des Diaphragma.

Rudolf St., 3 Monate alt, gest. 14. 4. 1924, ½12 Uhr nachts (Kinderklinik).

Klinische Diagnose: Pertussis.

Anatomische Diagnose: Lobulärpneumonie.

15. 4. 1924. Nach Resektion des 4., 5. Rippenknorpels wird etwa 150 ccm Formol von vorne in den Herzbeutel und etwa 400 ccm Formol in die Vena jugularis dextra eingespritzt. Das Präparat wird zur histologischen Untersuchung zunächst würfelförmig zugeschnitten und dann nach Skizze (Abb. 50) in 4 Horizontalscheiben zerlegt.

Histologischer Befund.

Schnitt 1: Getroffen ist tangential die Vorderwand des rechten Ventrikels und ferner der rechte Teil des rechten Vorhofs und rückwärts die Lunge. Man erkennt deutlich, daß der in anteroposteriorer Richtung abgeplattete rechte Vorhofanteil sowohl vom Herzbeutel (rückwärts) als auch vom rechten Ventrikel (vorne) abgedrängt ist. Die vordere Vorhofwand springt entsprechend der makroskopisch beschriebenen Furche winkelig in das Vorhofvolumen ein. Dem entspricht am makroskopischen Präparat die z. B. auf S. 58 beschriebene nach Eröffnung des Vorhofs von hinten sichtbar gemachte langgestreckte Einstülpung.

Schnitt 2 (Abb. 51): Der an die Cava inferior angrenzende Teil des Vorhofs ist in anteroposteriorer Richtung komprimiert. Im obersten Anteil der makroskopisch schon oft beschriebenen Nische ist das untere Cavavorhofsegment *(u. C. V. S.)* spaltförmig und gegen den rechten Seitenkontur besonders enge, entsprechend der makroskopisch sichtbaren scharfen rechten Kante des rechten Vorhofs. Die Hinterwand des Vorhofeinganges ist mit etwa $\frac{1}{4}$ der gesamten Zirkumferenz an das grobfaserige

Bindegewebe des Perikards fixiert *(Perikardduplikatur = P. Du)*. Der fixierte Teil der Hinterwand ist durch den Perikardinhalt beiderseits vom Herzbeutel abgedrängt. Die übrigen $^3/_4$ der Wand sind von einer grobfaserigen im VAN GIESON-Präparat sich orangerot färbenden und mit spärlichen elastischen Fasern durchsetzten Lage bedeckt, welche konzentrisch angeordnet ist und dem Epikard entspricht. Die Dicke dieser Lage wechselt und erreicht an den beiden Seitenkonturen ein Maximum und ist an der tiefsten Stelle der Eindellung am dünnsten. An den Seiten·

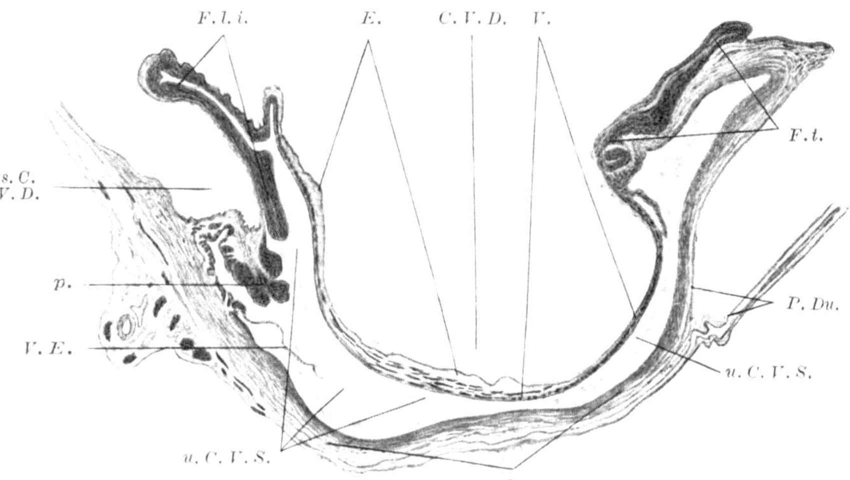

Abb. 51. Mikroskopisches Bild eines Horizontalschnittes in der Höhe des tiefsten Punktes der Cava-Vorhofsdelle nach vorheriger Füllung des Herzbeutels und der Venen mit Formol (Kind). II. Schnitt nach Skizze Abb. 50. Horizontalschnitt bei Lupenvergrößerung (15fache Vergr.).

u. C. V. S. Cava-Vorhofssegment. *P. Du.* Perikardduplikatur. *V. E.* Valvula Eustachii. *F. t.* Fasciculus terminalis (rechte Versteifung der Nische). *F. l. i.* Fasciculus limbicus inferior (linke Versteifung). *C. V. D.* Cava-Vorhofsdelle. *p.* Mm. pectinati. *E.* Epikard. *s. C. V. D.* Seitliche Cava-Vorhofsdelle. *C.* Cavawand. *V.* Vorhofswand.

konturen verläuft das Epikard wellenförmig, stellenweise mit zottiger Oberfläche.

Die Hinterwand des Vorhofeingangs besteht aus einer dünnen Intima mit sehr spärlichen elastischen Fasern und einer Media *(Cava inferior = C)*. In der Mitte der Hinterwand erscheint die Intima am dicksten. Die Media scheint in der Mitte der Hinterwand am dünnsten und enthält daselbst nur wenig glatte Muskulatur und wenig elastische Fasern. Gegen die beiden Umschlagstellen nimmt sie an Dicke zu und enthält dort bedeutend mehr Muskulatur und elastische Elemente. Knapp vor dem Umschlagrand in die Vorderwand, die nur an der linken Seite zu einem kleinen Teil von der Cava selbst, sonst aber zur Gänze vom Vorhof gebildet wird, ist die Media beiderseits geradezu wulstförmig verdickt. Die Vorhofwand zeigt auf jeder Seite eine durch Vermehrung ihrer Muskulatur bedingte leistenförmige Verdickung, welche auf der linken Seite *(Fasciculus limbicus inferior = F. l. i.)* entsprechend der makroskopisch sichtbaren Kante direkt nach vorne vorspringt und dem Mediawulst gegenüberliegt. Auf der rechten Seite entspricht der makroskopisch sichtbaren Leiste eine geradezu papillär in das Lumen vorspringende Verdickung der Vorhofwandmuskulatur *(Fasciculus terminalis = F. t.* und *Mm. pectinati = p.).* Zwischen den beiden durch den Fasciculus terminalis und Fasciculus limbicus inferior gebildeten Leisten liegt ein besonders dünner muskulärer Anteil der vorderen Vorhofwand *(V.),* welcher den Grund der beschriebenen Nische *(C. V. D.)* bildet. Knapp hinter dem rechten in das Lumen des Vorhofeingangs vorspringenden Muskelwulst geht von der Seitenwand ein dünnes, von Endothelüberzug bedecktes Bindegewebsblatt aus, der Valvula Eustachii *(v. E.)* entsprechend.

Zusammenfassung: Der Bulbus venae cavae findet einem Zelte ähnlich an drei Stellen eine besondere Versteifung, 1. an der Hinterwand, wo er mit dem derbfaserigen Bindegewebe des Perikards verwachsen ist, 2. und 3. an den entsprechend den beiden in das Lumen des Perikards vorspringenden Kanten gelegenen Wülsten der Media und Muskelleisten der Vorhofwand rechts wie links (Fasciculus terminalis und Fasciculus limbicus inferior) [1]).

Schnitt 3: Die Wand der Vena cava inferior ist zu zwei Drittel mit dem perikardialen Bindegewebe (Perikardduplikatur) verwachsen. An diese Verwachsung ist der linke seitliche Wulst bestehend aus Media und Herzmuskulatur herangezogen. Die beiden Teile der rechten Versteifung sind auseinandergedrückt und schwächer geworden, der Mediawulst an der Hinterwand ist in seiner Lage unverändert, während die Muskelleiste der Vorhofwand weiter nach vorne gegen die Mitte zu gerückt ist. Zwischen dieser und der linken Versteifung verläuft die Valvula Eustachii der Vorderwand des Vorhofeinganges parallel und steht mit dieser an den Stellen der beiden Muskelleisten (Fasciculus terminalis und Fasciculus limbicus inferior) in Verbindung.

Zusammenfassung: Die drei angeführten Stützpunkte des Vorhofeinganges sind eben noch zu erkennen. Wie man schon makroskopisch sieht, ist in dieser Schnitthöhe der linke Seitenrand der Nische noch besonders deutlich (tieferes Herabreichen des Fasciculus limbicus inferior), während der rechte Seitenrand bereits viel dünnwandiger ist und weniger vorspringt; die Grube ist schmäler und flacher, das Lumen der Vena cava weiter.

Schnitt 4: Ein Schnitt etwa 2 mm unterhalb der Delle, ungefähr in der Höhe des Foramen pro vena cava zeigt eine besonders weite Vena

---

[1]) KEITH vergleicht den Fasciculus limbicus inferior mit einem Musculus papillaris und dem „sub Eustachian" und Sinus mit dem Sinus von VALSALVA.

cava mit querovalem Querschnitt. Von den beiden Faszikeln ist nichts
mehr zu sehen.

Zusammenfassung: In dieser Höhe erscheint die Vena cava
besonders weit, offenbar weil durch die spaltförmige Verengerung des
Vorhofeinganges sich die Injektionsflüssigkeit in diesem Teil der Vena
angestaut hat.

Die histologische Untersuchung zeigt, daß die imprimierten
Partien der Cava inferior und des Vorhofs besonders dünnwandig, die dazwischenliegenden leistenförmig vorspringenden Anteile durch Muskelzüge gestützt und versteift sind.

An dieser Stelle wollen wir auch kurz über den von uns an den Aus-
gußpräparaten erhobenen Befund einer halsartigen Verjüngung
der Lebervenen knapp vor ihrer Einmündung in die Vena cava
inferior berichten.

Diese Einschnürung ist fast bei allen heiß behandelten Objekten
zu sehen (vgl. Abb. 5, 9, 15), während sie bei kalt behandelten fehlt.
Wir haben an unseren zahlreichen Formolpräparaten etwas Ähnliches
nie beobachtet. Einige nachträglich in dieser Richtung angestellte Versuche sollten darüber Aufklärung bringen.

 Durch Injektion von auf 70—80⁰ erhitzter Formollösung[1]) von der
Vena cava inferior aus in eine frische, der Leiche entnommene Leber
ließ sich an den Ostien der Venae hepaticae deutlich eine Verengerung
erzielen, während bei Injektion von kalter Formollösung oder von nicht
sehr heißer Flüssigkeit die Verengung ausblieb und die Vv. hepaticae
sich gegen ihr Ostium zu allmählich erweitern. Auch konnte man feststellen, daß bei Injektion der langsamer erkaltenden, dabei mehr viscösen
Hyrtlmasse die Verjüngung viel deutlicher auftrat als bei Einspritzung
der leicht abkühlenden wässerigen Formollösung, bei welcher also die
Hitzeeinwirkung weniger lang dauerte.

Die Abb. 52 zeigt ein solches durch heiße Formolinjektion gewonnenes
Leberpräparat, bei welchem eine Schnittebene in der Längsachse der
rechten Vena hepatica (*V. h. d.*) angelegt wurde. Die rechte Vena hepatica
setzt sich knapp vor ihrer Mündung aus einem stärkeren (*r.*) und schwächeren Ast (*r'.*) zusammen und ist nach deren Vereinigung auffallend weit,
während sie gerade am ihrem Ostium eine zirkuläre Verengung (*h.*)
aufweist.

Histologisch läßt sich an einem durch Hitze zur Verengung gebrachten
Hepaticaostium eine stärkere Anhäufung glatter Muskelfasern in der
Media nachweisen. Die glatte Muskulatur der Hepaticawand nimmt
gegen das Ostium allmählich an Reichlichkeit zu, so daß in der Gegend
des Ostiums eine wulstige Verdickung entsteht. An und für sich schon

---

[1]) Bereits F. Hesse hat kaltgesättigte doppeltchromsaure Kalilösung auf 50⁰
erhitzt und damit eine Hitzekontraktion des Herzens erzeugt.

ist der Endteil der Hepaticawand der Cavawand, die an glatten Muskel-
zellen reicher ist, im Aufbau ganz ähnlich.

Hiermit erscheint also bewiesen, daß in der Media des Endteiles
der Vv. hepaticae glatte Muskulatur eingelagert ist, die sich auf Wärme-
reiz kontrahiert. Vielleicht ist sie auch Reizen anderer Art zugänglich.

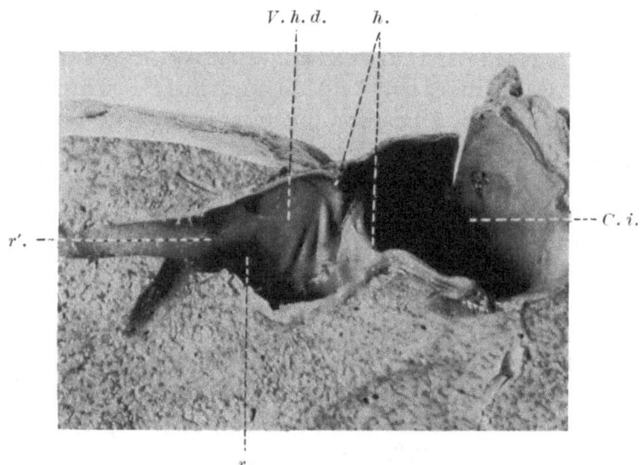

Abb. 52. Wärmestarre am Ostium der Vena hepatica dextra durch Injektion
von heißer Formollösung in die Vena cava inferior erzielt. (Schnitt durch die
Leber in der Längsrichtung des Stammes der Hepatica dextra mit Halbierung
ihres Ostiums.) Nat. Gr.
C. i. Vena eava inferior. V. h. d. Vena hepatica dextra. r. Stärkerer Ast der Hepatica.
r'. Sehwäeherer Ast der Hepati a. h. Zirkuläre Verengung der Hepatica an ihrem O-tium.

Es handelt sich also um eine durch die Wärmestarre erst sichtbar
gewordene Venenverengerung. Wie weit sie mit dem Lebervenenklappen-
mechanismus von MAUTNER und PICK sich vergleichen läßt, müssen
erst weitere Untersuchungen in dieser Richtung zeigen.

VI. Durchspülungsversuche.

Die bisher angeführten rein morphologischen Untersuchungen hatten
im Experiment, an anatomischen Präparaten und im Röntgenbild eine
Einengung des Lumens der Venae hepaticae und der Vena cava inferior
auch schon bei nicht allzugroßen Flüssigkeitsansammlungen im Perikard bewiesen. Aus dem morphologischen Befund der Einengung
auf den funktionellen Begriff der Stauung zu schließen, war sicher
berechtigt. Doch war aus den morphologischen Befunden ein auch nur
einigermaßen quantitativer Schluß auf den Grad der funktionellen Stö-
rung am Lebenden nicht möglich, kaum eine Schätzung, denn das Volumen der im Herzbeutel befindlichen Flüssigkeit war uns nicht immer
und ihr Druck niemals bekannt, ebensowenig die Verringerung der

Abflußmenge der Venen in den Vorhof. Vor allem hat uns zur Be-
antwortung dieser ursprünglich rein klinischen Fragestellung das
quantitative Verhältnis der Stromeinengung in den Lebervenen und in
der Vena cava inferior interessiert.

Dieses glaubten wir am besten an menschlichen Leichen in Durchspülungsversuchen studieren zu können. So war es möglich, den Einfluß
eines beliebig zu variierenden und jederzeit zu bestimmenden Herz-
beutelinhaltes auf den Zu- und Abfluß der unteren Hohlvene und
der Lebervenen zu beobachten[1]). Am meisten beweisend ist übrigens
das Experiment, welches die Natur in manchen Fällen von Pericarditis
exsudativa anstellt, bei denen die Leberstauung allen anderen Kreislaufstörungen vorauseilt (s. Krankengeschichte I und II auf S. 3).

Gleichzeitig ergab sich bei diesen Durchspülungsversuchen die Möglichkeit, das Verhalten des Zuflusses aus Cava inferior und Lebervenen
bei Drucksteigerung im rechten Vorhof zu untersuchen. Obwohl wir
damit den Gang der Untersuchungen über exsudative Perikarditis
unterbrechen und eigentlich schon zum Teil Grundlagen für die Ausführungen über andere Stauungstypen bringen, wollen wir doch der
Einfachheit und Kürze halber schon hier über die Ergebnisse dieser
Versuche berichten.

Methodik.

Vor Anstellung des Versuches waren drei große und eine kleine
MARIOTTEsche Flasche mit Kalibrierung und eine größere Anzahl von
Glaskanülen verschiedenen Kalibers vorbereitet. Zunächst wurde eine
große Glaskanüle in die Vena cava inferior unterhalb der Venae renales
eingebunden und mit einer der großen MARIOTTEschen Flaschen durch
einen bereits mit Wasser gefüllten Schlauch in Verbindung gesetzt.
Dann wurde eine längere große Kanüle von der Vena jugularis
bis in die Höhe der Vena cava superior vorgeschoben und in der Vena
jugularis fixiert. An diese Kanüle wurde ein Schlauch angesetzt, der in
ein Meßgefäß führte. Zur Kanülierung der Venae hepaticae wurden
von der Leber ungefähr zwei Drittel oder mehr im Sektionsschnitt
amputiert. Die auf der Schnittfläche erscheinenden beiden Lebervenen
wurden von dem umgebenden Parenchym etwas freigemacht, so daß
Kanülen in diese Venenstümpfe sicher eingebunden werden konnten.
Die beiden Kanülen standen entweder durch ein T-Stück miteinander
in Verbindung und wurden so durch einen gemeinsamen Schlauch aus
einer der großen MARIOTTEschen Flaschen mit Flüssigkeit gespeist

---

[1]) In ähnlicher Weise hat vor uns LEICHTENSTERN zum Studium des Einflusses
großer pleuritischer Exsudate auf den Kreislauf Durchspülungen von der Vena
cava inferior bis in die Vena jugularis an menschlichen Leichen gemacht. — Als
erster hat wohl FRANCOIS FRANCK im Jahre 1877 durch Aufblasen des Perikards
bei Hunden den Venendruck steigen gesehen, später haben KNOLL und RIEGEL
ähnliche Resultate erhalten.

oder jede Lebervene wurde von einer eigenen MARIOTTEschen Flasche
aus durchspült. Schließlich wurde noch nach Resektion des 4. Rippenknorpels eine Kanüle in das Perikard dicht eingebunden. Diese Kanüle
stand ebenfalls durch einen mit Wasser gefüllten Schlauch mit der
kleinen MARIOTTEschen Flasche in Verbindung. Vor allen 4 Kanülen
waren Schraubenklemmen angebracht. Bei dieser Versuchsanordnung
war es möglich, durch verschiedene Stellung der Flaschen den Druck,
unter dem die Flüssigkeit einlief, beliebig zu variieren und ihn durch
einen bereit gehaltenen Meßstab jederzeit festzustellen. Die Auslaufmengen wurden direkt durch bereitgehaltene Meßzylinder bestimmt,
die Einlaufmengen wurden an der Kalibrierung der Flaschen ab-
gelesen.

Zu Beginn des Versuches wurde absichtlich ein höherer Durchströ-
mungsdruck verwendet, um auf diese Weise Gerinnsel aus den Venen
und dem Vorhof herauszuschwemmen. Gelang das nicht, so wurden
die restlichen Gerinnsel durch eingeführte Federfahnen aus den Venen
resp. aus dem rechten Vorhof herausgeholt. Nach einiger Zeit zeigte
es sich, wie es auch LEICHTENSTERN beschrieben hat, daß in der Minute
ziemlich konstante Flüssigkeitsmengen aus der Vena cava superior ab-
liefen. Die herausströmende Flüssigkeit wurde fast wasserklar. Erst dann
wurde der Versuch begonnen. Es ist anzunehmen, daß in dieser Periode
zu Beginn Flüssigkeit aus dem rechten Vorhof in die Pulmonalis durch
den rechten Ventrikel in die Lunge, vielleicht sogar durch die linke
Herzhälfte in den großen Kreislauf Eingang fand. Wenigstens waren im
Vers. 1 alle Organe nach einiger Zeit blaß und leicht gequollen. Nach
relativ kurzer Zeit scheint sich aber da ein Gleichgewicht einzustellen.
denn bei gleichem Zufluß blieb der Abfluß, wie bereits gesagt, relativ
konstant. Wenn diese Durchspülungsmethode aus den angeführten
Gründen auch nur als eine ganz grobe Methode angesehen werden kann,
so scheint sie uns doch für die von uns gestellte Frage über die Verengung des unteren Vorhofeinganges genügend genau zu sein. Daß
die einströmende Flüssigkeit dabei vielleicht gar nicht den ganzen
rechten Vorhof erfüllt, ist für diese Frage schon ganz gewiß nicht von
Bedeutung.

Eine Skizze der Versuchsanordnung mit geringen Veränderungen
gegenüber Vers. 1 wird bei Vers. 2 auf S. 119 angeführt.

Versuche.

Nachdem der S. 113 u. 114 angeführte Durchspülungsversuch (Tab. 10
nebenan) an dieser Leiche durchgeführt worden war, wurden tags darauf
die Hals-, Brust- und Baucheingeweide in continuo entnommen, um die
anatomischen Verhältnisse der Cava inferior und der Venae hepaticae
zu untersuchen, eventuell eine Beziehung zwischen ihnen und den

Tabelle 10. Durchspülungsversuch I.

2. XII. Gertrud P., 11 Jahre alt. (Klinik HAJEK.) Gestorben 1. XII. 1924.

Klinische Diagnose: Otitis media. Meningitis.

Anatomische Diagnose: Status nach Radikaloperation, Meningitis.

Zeit	Vena cava inferior		Venae hepaticae			Perikard-füllung Druck cm H₂O	Ven. cav. sup. Aus-laufsmenge pro Min. ccm	Mittel	Bemerkungen
	Druck cm H₂O	offen – geklemmt	Druck cm H₂O	offen — geklemmt rechts	links				
6–6.58	90	offen	—	—	—	0	nicht gemessen		Cavadurchspülung
–6.59	70	,,	—	—	—	0	800		
–7	70	,,	—	—	—	0	800	810	
–7.01	70	,,	—	—	—	0	820		
–7.02	70	,,	—	—	—	0	820		
7.08–7.09	70	,,	—	—	—	0	750		
–7.10	70	,,	—	—	—	0	750	750	
–7.11	70	,,	—	—	—	0	750		5 ccm Wasser läuft in den Herzbeutel ein. Druckflasche steht 50 cm hoch
–7.12	70	,,	—	—	—	ansteigend	690		
–7.13	70	,,	—	—	—	,,	670		
–7.14	70	,,	—	—	—	,,	675		
–7.16	70	,,	—	—	—	,,	660	655	
–7.17	70	,,	—	—	—	50[1])	650		Druck im Perikard 50 cm erreicht
7.31–7.32	70	,,	—	—	—	0	750		
–7.33	70	,,	—	—	—	0	736	744	
–7.34	70	,,	—	—	—	0	750		
7.35–7.36	70	,,	—	—	—	50	90		
–7.37	70	,,	—	—	—	50	90	90	
–7.38	70	,,	—	—	—	50	90		
7.43–7.44	70	,,	—	—	—	20	285		
–7.45	70	,,	—	—	—	20	280	282	
–7.46	70	,,	—	—	—	20	280		
7.51–7.52	70	,,	—	—	—	10	410		Leber wird blaß
–7.53	70	,,	—	—	—	10	410	410	
–7.54	70	,,	—	—	—	10	410		
8.03–8.04	68	,,	—	—	—	0	790		Herzbeutel abgesaugt. Druckflasche am Boden.
–8.05	68	,,	—	—	—	0	780		
8.09–8.10	68	,,	—	—	—	70	65		
–8.11	68	,,	—	—	—	70	65	65	
–8.12	68	,,	—	—	—	70	65		
–8.13	68	,,	—	—	—	80	110		
–8.14	68	,,	—	—	—	80	50		
–8.15	68	,,	—	—	—	80	50	50	
–8.16	68	,,	—	—	—	80	50		
–8.17	68	,,	—	—	—	100	35		
–8.18	68	,,	—	—	—	100	40	37	Transversalschnitt durch die Leber nahe der Facies diaphrag-matica. Kanülierung der Lebervenen von der Schnittfläche aus. Hepaticadurch-spülung
–8.19	68	,,	—	—	—	100	35		
9.04–9.05	–	geklemmt	70	offen	offen	0	730		
–9.06	—	,,	70	,,	,,	0	730		
–9.07	—	,,	70	,,	,,	0	730	732	
–9.08	—	,,	70	,,	,,	0	750		
–9.09	—	,,	70	,,	,,	0	720		

[1]) RIEGEL hat in seinen Versuchen den Druck im Herzbeutel auf 30 mm Hg oder 39 cm Wasser steigen lassen.

Zeit	Vena cava inferior Druck cm H₂O	Vena cava inferior offen – geklemmt	Vena hepaticae Druck cm H₂O	Vena hepaticae offen – geklemmt rechts	Vena hepaticae offen – geklemmt links	Perikardfüllung Druck cm H₂O	Ven. cav. sup. Auslaufsmenge pro Min. ccm	Mittel	Bemerkungen
9.11–9.12	—	geklemmt	70	gekl.	offen	0	600		
–9.13	—	,,	70	,,	,,	0	600	} 607	
–9.14	—	,,	70	,,	,,	0	620		
–9.15	—	,,	70	offen	gekl.	0	740		
–9.16	—	,,	70	,,	,,	0	740	738	
–9.17	—	,,	70	,,	,,	0	735		
–9.18	—	,,	70	,,	,,	0	780	} 782	
–9.19	—	,,	70	,,	,,	0	785		
9.25–9.26	—	,,	70	,,	offen	40	30	} 22	Flüssigkeit läuft aus der Leberschnittfläche in die Bauchhöhle.
–9.27	—	,,	70	,,	,,	40	15		
9.35–9.36	—	,,	70	,,	,,	10	535		
–9.37	—	,,	70	,,	,,	10	550	} 538	
–9.38	—	,,	70	,,	,,	10	530		
10.40–10.41	70	offen	70	gekl.	gekl.	0	1220		
–10.42	70	,,	70	,,	,,	0	1190	} 1200	
–10.43	70	,,	70	,,	,,	0	1190		
–10.44	70	,,	70	,,	,,	20	1060		
–10.45	70	,,	70	,,	,,	20	1060	} 1060	
–10.46	70	,,	70	,,	,,	20	1060		
10.49–10.50	70	,,	70	,,	offen	20	1060		
–10.51	70	,,	70	,,	,,	20	1080	} 1058	
–10.52	70	,,	70	,,	,,	20	1020		
–10.53	70	,,	70	offen	gekl.	20	1040		
–10.54	70	,,	70	,,	,,	20	1040	} 1047	
–10.55	70	,,	70	,,	,,	20	1060		Durchfluß durch die Vena hepatica verlangsamt.
10.59–11.00	70	,,	70	,,	offen	50	0		
11.07–11.08	30	,,	70	,,	,,	0	810		
–11.09	30	,,	70	,,	,,	0	800	} 800	
–11.10	30	,,	70	,,	,,	0	790		
–11.11	30	,,	70	,,	,,	0	795		
–11.12	30	,,	70	,,	,,	20	700		
–11.13	30	,,	70	,,	,,	20	665	} 681	
–11.14	30	,,	70	,,	,,	20	680		
–11.15	30	,,	70	gekl.	,,	20	620		
–11.16	30	,,	70	,,	,,	20	670		
–11.17	30	,,	70	,,	,,	20	660	} 645	
–11.18	30	,,	70	,,	,,	20	630		
11.19–11.20	30	,,	70	offen	gekl.	20	615		
–11.21	30	,,	70	,,	,,	20	620	} 618	
–11.22	30	,,	70	,,	,,	20	620		
11.25–11.35	30	,, (6000 ccm)	70	,, (100 ccm)	offen	20	?[1]		Die ccm in Klammer: Einlaufmengen.
–11.45	30	offen (5800 ccm)	70	offen (150 ccm)	offen	0	?[1]		

[1] Nicht bestimmt.

Versuchsergebnissen herzustellen. Präparation der Vena cava inferior und Eröffnung derselben von rückwärts[1]).

Präparat von rückwärts: Linke Vena hepatica mündet höher als die rechte. Ihr Ostium weiter als das der rechten. 20 mm unterhalb der rechten Vena hepatica mündet in die Vena cava an ihrer rechten Wand eine ziemlich große, 10×3 mm messende akzessorische Vena hepatica aus dem rechten Leberlappen ein. Sie erscheint an dem Frontalschnitt durch die Leber und wurde bei der Injektion nicht berücksichtigt; eine zweite akzessorische Lebervene findet sich an der linken Seitenwand $(2 \times 2$ mm).

rechte Vena hepatica	linke Vena hepatica
6 (vertikal) $\times$ 5 mm	13 (quer) $\times$ 5 mm
oberer Rand 1 mm oberhalb des Diaphragmas.	oberer Rand 8 mm oberhalb des Diaphragmas.

Die Valvula Eustachii inseriert etwa in der Höhe des oberen Randes des linken Hepaticaostiums. Die vordere Wand der linken Vena hepatica ist bereits ohne Füllung des Herzbeutels gegen ihr Lumen nach hinten vorgewölbt (auffallend kurzer anteroposteriorer Durchmesser 6 mm). Bei Suspendierung des Präparates in vertikaler Stellung an den Halsorganen sieht man am oberen Rand der Valvula Eustachii eine flache kugelige Vorwölbung der vorderen Vorhofwand, welche sich nach rechts oben in eine Leiste fortsetzt. So läßt sich auch unterhalb der Valvula eine leichte kugelige Vorwölbung der vorderen Cavawand erkennen, wobei der Ansatz der Valvula Eustachii vollständig verstreicht (durch den vorangegangenen Durchspülungsversuch ist die Gegend der kugeligen Einstülpung überdehnt und schlaff geworden). Umfang der Vena cava inferior unterhalb der Venae hepaticae 60 mm.

Es wird Wasser durch die in das Perikard eingebundene Kanüle eingespritzt und von hinten die Gegend der Einstülpung von der eröffneten Vena cava inferior aus beobachtet.

Nach Injektion von 25 ccm Wasser wölbt sich bereits die vordere Cavawand unterhalb der Valvula Eustachii so vor, daß die linke Vena hepatica deutlich eingeengt wird; oberhalb der Valvula Eustachii keine Veränderung.

Nach Injektion von 45 ccm nimmt die Vorwölbung der Vena cava inferior noch zu, während an der Gestalt des Vorhofs sich nichts ändert.

Nach Injektion von im ganzen 65 ccm dieselbe Vergrößerung der Vorwölbung der Vena cava inferior. Es entsteht eine vertikale Leiste oberhalb der Valvula Eustachii, die nach rechts oben zieht. Wenn beim Aufrichten des Präparates die ins Perikard gespritzte

---

[1]) Es war vorauszusehen, daß durch die vorangegangene Durchspülung an den Punkten geringsten Widerstandes eine Überdehnung stattgefunden haben konnte.

Flüssigkeit der Schwere folgend nach abwärts in den perikardialen Trichter sinkt, vergrößern sich die schon vorhandenen Einstülpungen auf das Doppelte oder Dreifache
und das untere Ende der langgestreckten Einstülpung wird
kugelig.

Bei weiterer Steigerung der Flüssigkeitsmenge im Perikard auf 250 ccm
entsteht eine gemeinsame Cavavorhofeinstülpung. Valvula Eustachii
verstrichen. Trotzdem ist der Druck im Perikard noch nicht hoch. —

Ordnen wir die erhaltenen Resultate, so ergibt sich aus diesem Versuch zunächst, daß die Vena cava inferior, wenn sie allein (ohne die
Lebervenen) durchspült wird, bei zunehmendem Druck im Herzbeutel
immer weniger Flüssigkeit in den rechten Vorhof abgeben kann.

Aus der Vena cava inferior bei 70 cm H_2O-Druck läuft pro Minute
bei einem Herzbeuteldruck von   0 cm H_2O durchschnittlich 750 ccm

,,	,,	,,	,,	10	,,	,,	,,	410 ,,
,,	,,	,,	,,	20	,,	,,	,,	282 ,,
,,	,,	,,	,,	50	,,	,, ●	,,	90 ,,
,,	,,	,,	,,	70	,,	,,	,,	65 ,,
,,	,,	,,	,,	80	,,	,,	,,	50 ,,
,,	,,	,,	,,	100	,,	,,	,,	37 ,,

durch die Vena cava superior aus.

Daß bei zunehmendem Druck im Herzbeutel aus der Vena cava
inferior immer weniger Flüssigkeit einfließt, das erkennt man auch
deutlich aus der Periode von 7.12 bis 7.17 Uhr, in der aus der hoch-
gestellten Herzbeutelflasche nur langsam Flüssigkeit in den Herzbeutel
eindringt, wie man aus den in der MARIOTTEschen Flasche nur selten
aufsteigenden Luftblasen erkennen konnte. Der Druck im Herzbeutel
steigt allmählich auf 50 cm H_2O, die ausfließende Wassermenge sinkt
von 750 ccm über 690, 670, 675, 660 auf 650 ccm in der Minute ab.

Auch die Venae hepaticae, wenn sie gemeinsam, aber ohne die Vena
cava inferior durchspült werden, lassen bei zunehmendem Druck im Herzbeutel abnehmende Flüssigkeitsmengen in den rechten Vorhof durch
Die Abnahme ist bei höherem perikardialen Druck vielleicht noch be-
merkenswerter als bei der Vena cava inferior.

Aus den beiden Venae hepaticae (70 cm H_2O-Druck) läuft pro Min.
bei einem Herzbeuteldruck von   0 cm H_2O durchschnittlich 730 ccm

,,	,,	,,	,,	10	,,	,,	,,	538 ,,
,,	,,	,,	,,	20	,,	,,	,,	289 ,,[1]
,,	,,	,,	,,	40	,,	,,	,,	22 ,,

durch die Vena cava superior aus.

Durchspült man die Hohlvene und die Lebervenen zugleich und

---

[1]) In der gekürzten Tabelle 10 nicht angeführt.

stellt den Herzbeutel unter Druck, so ergeben sich folgende Auslauf-
verhältnisse:

Aus beiden Lebervenen und aus der Hohlvene bei 70 cm H_2O-Druck
laufen bei einem Herzbeuteldruck von 0 cm H_2O zusammen etwa
2000 ccm aus (aus der Tabelle nicht ersichtlich); bei 70 cm H_2O-Druck
laufen aus beiden Lebervenen und aus der Hohlvene bei einem Herzbeuteldruck von 50 cm H_2O zusammen etwa 0 ccm aus; aus beiden
Lebervenen bei 70 cm H_2O-Druck und aus der Hohlvene bei 30 cm
H_2O-Druck laufen bei einem Herzbeuteldruck von 0 cm H_2O zusammen
etwa 800 ccm; aus beiden Lebervenen bei 70 cm H_2O-Druck und
aus der Hohlvene bei 30 cm Druck laufen bei einem Herzbeuteldruck
von 20 cm H_2O zusammen etwa 680 ccm aus.

Auch bei der gleichzeitigen Durchspülung der Vena cava und der
Venae hepaticae macht sich der hemmende Einfluß der Drucksteigerung im perikardialen Raum auf die Ausflußmengen sehr deutlich bemerkbar. Auffallend war in diesen Versuchsperioden, wie rasch die Flasche
für die Vena cava inferior und wie langsam die für die Venae hepaticae
leergelaufen war (s. später).

Was die Beteiligung der rechten und der linken Lebervene bei der
Durchspülung betrifft, so ergibt sich folgendes: Während die Auslaufmenge nicht abnimmt, gleichgültig ob man beide Lebervenen oder nur
die rechte aus derselben Flasche mit demselben Druck speist (wobei der
Druck im Perikard auf dieses Zahlenverhältnis keinen Einfluß nimmt),
ergibt sich bei der Durchspülung von der linken Vena hepatica aus nach
Abklemmung der rechten unter sonst gleichen Umständen eine Abnahme
der Auslaufmenge von etwa $17^0/_0$; steigt der Druck im Perikard auf
10 cm, eine Abnahme von $18^0/_0$, bei einem perikardialen Druck von 20 cm,
eine Abnahme von $20^0/_0$, wobei wir auf das Steigen der Prozentzahlen
keinen besonderen Wert legen dürfen[1]).

Wird gleichzeitig auch die Vena cava inferior durchspült, so tritt
die Differenz zwischen der rechten und der linken Vena hepatica hinter
der großen Flüssigkeitsmenge aus der Vena cava inferior (11.45 Uhr
50 mal so viel als aus den Venae hepaticae!) zurück. Trotzdem sieht
man auch hier zu Beginn in einer Versuchsperiode bei der Durchspülung
der linken Lebervene nach Abklemmung der rechten eine Abnahme der
Auslaufsflüssigkeit von etwa $5-6^0/_0$, während bei Durchspülung der
rechten nach Abklemmung der linken keine Verringerung der Abflußmenge auftritt. In späteren Versuchsperioden ist dergleichen auch bei
erhöhtem Druck im Perikard nicht mehr zu finden.

Interessant erscheint auch das Resultat, das sich in diesem Versuch
bei der Bestimmung der Einlaufmengen ergeben hat.

Es fließen ein: bei perikardialem Druck 0 in die Vena cava inferior

---

[1]) Die geringen Differenzen sind wahrscheinlich auf den zu hoch gewählten
Druck in den Venen zurückzuführen. — Tabelle gekürzt!

5800 ccm (Druck 30 cm H_2O), in beide Venae hepaticae 150 ccm (Druck 70 cm H_2O); bei perikardialem Druck 20 in die Vena cava inferior 6000 (Druck 30 cm H_2O), in beide Venae hepaticae 100 ccm (Druck 70 cm H_2O).

Bei dieser geringen Drucksteigerung im Perikard (von 0 auf 20 cm H_2O), die bei einer Perikarditis sicher um das Vielfache übertroffen wird, wird der Abfluß aus der Vena cava inferior noch gar nicht beeinträchtigt, während der Abfluß aus den Venae hepaticae um ein Drittel sinkt.

Wichtig erscheint an diesen Befunden auch die Tatsache, daß die Venae hepaticae, wenn sie allein durchspült werden, 732—782 ccm in der Minute führen, daß sie aber bei demselben Druck, wenn die Vena cava inferior gleichzeitig, und zwar nur mit dem halben Wasserdruck gespeist wird, nur mehr 150 ccm Flüssigkeit, also etwa $^1/_5$ in das Herz entleeren können. Von dem Moment an, in dem die gleichzeitige Durchspülung der Vena cava inferior eingesetzt hat, sickert reichlich Flüssigkeit von der Leberschnittfläche in die Bauchhöhle ab. Diese Sickerflüssigkeit nimmt zu, wenn durch Drucksteigerung im Perikard der Weg ins Herz eingeengt wird.

Es folgt die auszugsweise Wiedergabe eines Versuches (II), dessen Versuchsanordnung sich aus der Skizze (Abb. 53) ergibt. Es wurden dabei jede der beiden Venae hepaticae für sich von einer eigenen Flasche gespeist, und alle Einlaufsmengen (cava und hepaticae) und die Auslaufmengen aus der Vena cava superior notiert. In diesem Versuch wurde auch der Einfluß einer Lageveränderung des Kadavers auf die Durchspülung mit und ohne Herzbeutelfüllung studiert. Ebenso wurde ein verschieden hoher Auslaufsdruck angewendet.

Nach der Durchspülung wurden die Brustorgane mit der Leber im Zusammenhang entnommen und die gewöhnlichen Maße festgestellt.

Dabei ergab sich:

Äußere Cavahöhe: rechts 21 mm, links 20 mm

Distanz zwischen Diaphragma und Valvula Eustachii (D. E.): 13,5 mm.

Hepaticaostien: rechts 23 × 18 mm, links 24 × 19 mm.

Distanz der Ostien vom Zwerchfell: rechts + $3^1/_2$ mm, links + 17 mm.

Cavaumfang: 67 mm (Durchmesser 28).

Zuerst seien die Resultate des Versuches besprochen, die sich auf die Beeinflussung der Durchspülung bei Perikardfüllung beziehen. (Siehe Tab. 11 auf S. 120 u. 121.)

In noch deutlicherer Weise als im Durchspülungsversuch I läßt sich auch hier die Verringerung der Einflußmenge aus den Venae hepaticae und aus der Cava inferior schon bei geringer Drucksteigerung im Herzbeutel nachweisen. Und zwar sieht man wie zu Beginn der Drucksteigerung im Perikard die Venae hepaticae stärker beengt werden als die

Vena cava inferior (11 und $14^0/_0$ Abnahme des Einflusses aus den Hepaticae gegenüber $12^0/_0$ aus der Vena cava inferior in der ersten Minute und $55^0/_0$ und $57^0/_0$ der Hepatica gegenüber $45^0/_0$ in die Cava während der zweiten Minute). Später, sobald ein Herzbeuteldruck von 30 cm H_2O erreicht ist, wird die Cava stärker komprimiert (Venae hepaticae 64 und $67^0/_0$ gegenüber $81^0/_0$ in der Vena cava inferior).

Wird der Kadaver a u f g e r i c h t e t und sammelt sich dabei die ins Perikard geleitete Flüssigkeit im „Cavavorhofstrichter" des Herzbeutels,

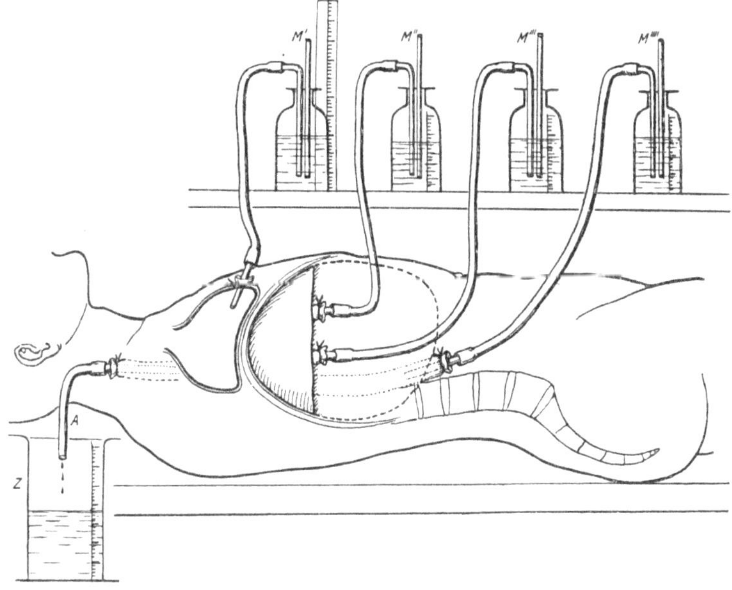

Abb. 53. Skizze der Versuchsanordnung im Durchspülungsversuch.
M'. Mariottesche Flasche für den Herzbeutel. M''. und M'''. Mariottesche Flaschen für die Vv. hepaticae. M''''. Mariottesche Flasche für die Vena cava inferior. A. Ablaufschlauch für die aus der Cava superior ablaufende Durchspülungsflüssigkeit mit Z. Meßzylinder.

so ist die Einengung der Venae hepaticae und der Cava inferior gleich in der ersten Minute stärker. Während die Abnahme des Einflusses aus der Cava inferior in horizontaler Lage der Leiche in der ersten Minute $12^0/_0$ betrug, ist sie trotz niedrigem Druck bei aufgerichtetem Kadaver in der ersten Minute bereits $30^0/_0$. Noch bedeutender ist die Abnahme der Hepaticae, die schon in der ersten Minute statt 11 und $14^0/_0$ 42 und $36^0/_0$ ausmacht.

Bei dem in dieser Periode (11.27 bis 11.45 Uhr) niedrig gewählten Herzbeuteldruck (20 cm Wasser) — der Kadaver war unter den Schultern erhöht — ist die aus der Einflußverminderung erkennbare Einengung der Venae hepaticae dauernd größer als die der Cava inferior, 66 und $64^0/_0$ gegenüber $50^0/_0$. Bei diesem niedrigen Druck wird trotz der Aufrichtung

Tabelle 11. Durch-
25. I. 1925. Johann Str., 72 Jahre alt, Kalilauge-

Zeit	Perikardfüllung		Vena cava superior Auslauf			Vena cava inferior Einlauf		
	Druck cm H_2O	Menge ccm	Druck cm H_2O	Menge pro Min. ccm	im Mittel	Druck cm H_2O	Menge pro Min. ccm	im Mittel, Abnahme (−) in % d. Norm.
10.01—10.02	—	—	10	680	} 673	60	720	} 700(−24%)
—10.03	—	—	10	670		60	700	
—10.04	—	—	10	670		60	680	
—10.05	—	—	—	2760		60	920	920
10.14—10.15	—	—	10	670	} 673	60	700	} 700(−19%)
—10.16	—	—	10	680		60	700	
—10.17	—	—	—	2700	} 2660	60	820	} 860
—10.18	—	—	—	2620		60	900	
10.36—10.37	—	—	—	360	} 307	37	270	} 253(−33%)
—10.38	—	—	—	260		37	250	
—10.39	—	—	—	300		37	240	
—10.40	—	—	—	950	} 925	37	350	} 375
—10.41	—	—	—	900		37	400	
11.06—11.07	—	—	—	920	} 925	37	375	} 362
—11.08	—	—	—	930		37	350	
—11.09	30 *)	—	—	730		37	320	320(−12%)
—11.10	30 **)	ca. 300	—	160		37	200	200(−45%)
—11.11	30	—	—	15		37	70	} 70(−81%)
—11.12	30	—	—	15		37	70	
11.24—11.25	—	—	—	490	} 485	37	200	} 200
—11.26	—	—	—	480		37	200	
—11.27	20 *)	—	—	475	} 475	37	140	} 140(−30%)
—11.28	20	—	—	475		37	140	
—11.29	20	—	—	100		37	120	120(−40%)
—11.30	20	—	—	10		37	100	100(−50%)
11.42—11.43	—	—	—	750		37	250	250
—11.44	20 *)	—	—	650		37	250	250(+0%)
—11.45	20	—	—	470		37	180	180(−28%)

des Kadavers die Vena cava nie in diesem Ausmaße eingeengt, wie bei erhöhtem Druck im Perikardialraum (max. 50% Abnahme gegenüber 81% Abnahme bei 30 cm Wasserdruck). Das bestätigt die oben gemachte Angabe, daß bei geringerem Druck im Herzbeutel die Venae hepaticae mehr beeinträchtigt werden als die Cava inferior (entsprechend der beginnenden Perikarditis) und daß erst bei höherem Druck die Verengung der Cava inferior die der Hepaticae übertrifft. Diese Resultate sind um so beweisender, weil die Vena cava bei einer Herabsetzung des Durchspülungsdruckes um wenige Zentimeter überhaupt nicht mehr zu durchspülen war und trotzdem durch die Herzbeutelfüllung weniger beeinflußt werden konnte als die Venae hepaticae. —

An demselben Objekt haben wir auch die Verhältnisse, wie wir sie bei fortschreitender Stauung bei Mitralherzen finden, nachzuahmen

spülungsversuch II.

vergiftung, gest. am 24. I. 25. Auszug aus dem Versuch.

| Vena hepaticae | | | | | | Bemerkungen |
| Einlauf rechts | | | Einlauf links | | | |
Druck cm H_2O	Menge pro Min. ccm	im Mittel, Abnahme (—) in % d. Norm.	Druck cm H_2O	Menge pro Min. ccm	im Mittel, Abnahme (—) in % d. Norm.	
55[1])	750[2])	} 747(—25 %)	60	700	} 700(—29 %)	
55	730		60	700		
55	760		60	700		
55	1000	1000	60	980	980	
55	750	} 750(—25 %)	60	720	} 720(—12 %)	
55	750		60	720		
55		1000	60	820	} 820	
55	1000		60	820		
28	160	} 160(—40 %)	32	200	} 200(—38 %)	Bei höherem Auslaufdruck als 1 cm H_2O hört die linke V. hep. zu fließen auf.
28	160		32	200		
28	160		32	200		
28	270	} 270	32	320	} 320	
28	270		32	320		
28	280	} 280	32	290	} 290	
28	280		32	290		
28	250	250(—11 %)	32	250	250(—14 %)	*) Druck ansteigend, in der Perikardflasche steigen noch Gasblasen auf.
28	125	125(—55 %)	32	125	125(—57 %)	**) Druck am Schluß dieser Minute konstant.
28	100	} 100(—64 %)	32	100	} 95(—67 %)	
28	100		32	90		
28	240	} 240	32	250	} 250	Kadaver etwas aufgerichtet (Schultern erhöht).
28	240		32	250		
28	140	} 140(—42 %)	32	160	} 160(—36 %)	Druck noch nicht erreicht.
28	140		32	160		
28	100	100(—58 %)	32	130	130(—48 %)	
28	80	80(—66 %)	32	90	90(—64 %)	
28	260	260	32	310		*) Druck noch ansteigend. Bei niedrigerem Druck arbeitet die Cava nicht mehr.
28	190	190(—27 %)	32	240	240(—22 %)	
28	150	150(—42 %)	32	160	160(—48 %)	

versucht, indem wir eine Drucksteigerung im rechten Vorhof durch Höherstellung des Auslaufniveaus erzeugt haben. Während sonst durch die nach unten gewendete Mündung des Auslaufsschlauches und seine Saugwirkung in der Cava superior vielleicht sogar ein negativer Druck erzeugt wurde, mußte durch Heben des Ablaufschlauches der Druck im rechten Vorhof steigen. Dementsprechend wurde, wie erwartet, der Unterschied zwischen Ein- und Auslaufsmenge größer. Denn 1. mußte bei erhöhtem Druck im rechten Vorhof mehr Durchspülungsflüssigkeit als sonst durch den rechten Ventrikel in die

---

[1]) ERLANGER, GESELL und GASSER resp. ERLANGER und GASSER finden bei Hunden den Druck in der Vena portae zwischen 16 und 5 mm Quecksilber.

[2]) BURTON OPITZ teilt nach seinen Versuchen mit, daß bei Hunden etwa 4 ccm Blut in der Sekunde, also 240 ccm pro Minute durch die Portalvene fließt.

Lungen einlaufen, 2. mußte ganz besonders viel Flüssigkeit aus der Leberschnittfläche ablaufen. Bei zunehmendem Druck in der Vena cava inferior und in den Venae hepaticae und gleichzeitiger Drucksteigerung im rechten Vorhof mußte die aus der Schnittfläche absickernde Flüssigkeit noch ganz besonders zunehmen. Tatsächlich konnten wir bei hohem Durchspülungsdruck und erhöhtem Auslaufdruck in diesem Versuch (II) keinen konstanten Befund erheben (10.02—10.41 Uhr). Bald war die Einflußverminderung aus der Vena cava inferior, bald die aus den Venae hepaticae ausgesprochener. Aus einer Reihe von 5 Versuchen, die bei hohem Durchspülungsdruck (60 cm H_2O) und gesteigertem Auslaufsdruck (10 cm H_2O) an diesem Objekt angestellt wurden und auf deren Wiedergabe hier verzichtet wird, ergaben sich als Durchschnittswerte:

Für die Vena cava inferior eine Abnahme von 90%,
    rechte Vena hep.   ,,   ,,   ,, 88%,
    linke Vena hep.   ,,   ,,   ,, 91%.

Wenn man dabei bedenkt, daß für die Venae hepaticae bei Drucksteigerung im rechten Vorhof die Möglichkeit besteht, durch die zahlreichen Anastomosen mit den durchtrennten Ästen an der Schnittfläche der Leber ihre Durchspülungsflüssigkeit abzugeben, während die Vena cava inferior diesen direkten Ausweg nicht hat, so muß man sagen, daß ein fast gleicher Prozentsatz in der Abnahme der Einflußmenge aus der Cava inferior und aus den Venae hepaticae absolut dafür spricht, daß das Einflußhindernis für die Hepaticae ungleich größer ist als das für die Cava inferior. Aus letzterer könnte die Durchspülungsflüssigkeit höchstens rückläufig in die Venae hepaticae und so ebenfalls gegen die Schnittfläche der Leber abfließen, was aber kaum wesentlich in Betracht kommt, da ja in dieser Versuchsanordnung der Druck in den Hepaticae ebenso hoch gehalten war als in der Cava.

Läßt man jedoch die Durchspülungsflüssigkeit in die Venen unter niedrigem Druck (30 cm H_2O) einfließen, so sistiert der Ausfluß bei dem Versuch einer wesentlichen Steigerung des Ausflußdruckes. Die ganze einströmende, allerdings sehr verringerte Flüssigkeitsmenge geht auf den beiden beschriebenen Wegen (Leberschnittfläche, Lungenkreislauf) verloren, nichts tritt durch die Cava superior aus.

Darum wurde der Einflußdruck für die Venen so gewählt, daß diese ohne Steigerung des Ausflußdruckes eben noch gleichmäßig durchströmt wurden. Ein weiteres Herabsetzen des Einflußdruckes hat die Durchströmung stillgelegt. Vor allem galt dies für die Vena cava inferior. Der Ausflußdruck wurde so eingestellt, daß noch genügend Flüssigkeit aus der Cava superior auslief, anderseits, daß der Zustrom aus den Venen aufrecht erhalten blieb. Dies war bei 1 cm Wasserdruck an der Ausflußstelle der Fall. Bei Drucksteigerung auf 2 cm hörte der Zufluß aus der linken Vena hepatica auf. Diese Tatsache sowohl, als auch die stärkere Drosselung der Venae hepaticae (41 und 38%) gegenüber der Vena cava inferior (33%) bei Steigerung des Ausflußdruckes auf 1 cm Wasser beweisen, daß eine **Drucksteigerung im rechten Vorhof den Zustrom aus den Venae hepaticae eher hemmt als den aus der Cava inferior.**

Es folgt die tabellarische Wiedergabe eines dritten Versuches (III), der sich vor allem mit der Beeinflußbarkeit der Einlaufmengen in V. cava inf. und Vv. hepaticae durch Drucksteigerung im rechten Vorhof (hervorgerufen durch Erhöhung des Auslaufniveaus) beschäftigt.

Nach der Durchspülung wurden die Brustorgane mit der Leber im Zusammenhang entnommen und die gowohntcn Maße genommen:

Distanz zwischen Diaphragma u. Valv. Eust. (V. E.) = 10 mm Hepaticaostien: links 18 × 16 mm, rechts 11 × 15 mm. Das linke Hepaticaostium ist mit mehr als seiner oberen Hälfte, das rechte mit seinem oberen Drittel supradiaphragmal gelegen.

Aus der Tabelle sieht man deutlich, daß, wie oben im früheren Versuch (S. 120, 121) bei zunehmendem Druck im Vorhof (8.56 u. 9.16 Uhr) bis auf 24 cm H_2O der Einlauf in die Vv. hepaticae sistiert, in die linke früher als in die rechte, während in die V. cava inf. noch Wasser einläuft. Bei niedrigem Druck hingegen war zunächst (9.07 u. 9.14 Uhr) der Einfluß in die V. cava stärker gehemmt (75% Abnahme, gegenüber 23% und 70% in den Hepaticae um 9.07 Uhr und 72% Abnahme des Cavazuflusses gegenüber 10% und 79% um 9.14 Uhr) als in den Venae hepaticae. Dieses überraschende und mit unseren bisherigen Erfahrungen im Widerspruch stehende Resultat veranlaßte uns, die Lage der Kanülen und Schläuche nachzusehen. Dabei ergab sich, daß die Kanüle der linken Lebervene, die nahe an das Ostium vorgeschoben war, nicht wie es den natürlichen Verhältnissen entsprochen hätte, fast einen rechten Winkel mit der Längsachse der Cava bildete, sondern durch das Gewicht des Schlauches gezogen, zu ihr in einen sehr spitzen Winkel zu liegen kam. Nachdem wir durch richtige Lagerung und Fixierung der Kanüle diesen Fehler behoben hatten (10.22—10.25), führte eine Drucksteigerung im Vorhof bis auf 10 cm Wasser in der V. cava inf. zu einer Abnahme des Einflusses von nur 3% in den Vv. hepaticae von 22% u. 33%. In der nächsten Periode (— 10.25) zeigte sich bei einer Drucksteigerung im Vorhof auf 18 cm Wasser, daß der Einlauf in die Vv. hepaticae um 36% resp. 26% abnahm, während der Einlauf in die V. cava inf. sich kaum merklich (um 1%) verringerte.

Dieses Versuchsergebnis beweist deutlich, daß **für die Rückstauung in die Vv. hepaticae bei Drucksteigerung im rechten Vorhof der Einmündungswinkel der Lebervenen von größter Wichtigkeit ist.** Ist der Einmündungswinkel groß oder nähert er sich gar dem rechten, so wird sich die Stauung im rechten Vorhof in die Lebervenen rascher fortpflanzen als in die V. cava inferior, während

Tabelle 12. Durch-
3. II. 25. Therese N., 64 Jahre alt,

Zeit	Perikard-füllung		Vena cava superior Auslauf			Vena cava inferior Auslauf		
	Druck cm H_2O	Menge ccm	Druck cm H_2O	Menge pro Min. ccm	im Mittel	Druck cm H_2O	Menge pro Min. ccm	im Mittel, Abnahme (—) in % d. Norm.
8.28—8.32	—	—	—	272	} 266	40	250	} 227
—8.36	—	—	—	265		40	216	
—8.40	—	—	—	263		40	216	
8.45—8.49	—	—	+*)	145	145(—45%)	38	98	98(—57%)
8.52—8.56	—	—	24	+**)	—	38	+**)	—
9.00—9.07	—	—	10	87	87(—67%)	38	56	56(—75%)
—9.14	—	—	16	94	94(—65%)	38	64	64(—72%)
—9.16	—	—	24	+**)	—	38	+**)	—
10.15—10.18	—	—	—	307	307	38	233	233
10.22—10.25	—	—	10	300	300(—2%)	38	227	227(—3%)
—10.28	—	—	18	293	293(—5%)	38	230	230(—1%)
10.35—10.38	—	—	—	313	—	38	243	—
—10.41	24	—	—	tropft	—	38	läuft ein	—
—10.44	—	—	—	läuft reichlich	—	38	läuft reichlich	—

dies bei sehr spitzem Winkel weniger der Fall ist. In diesem Punkte
treffen wir uns mit den theoretischen Erwägungen von Türck (Hochwassertheorie bei Concretio) und mit den Versuchsergebnissen von
O. Hess.

Im letzten Abschnitt des Versuches (10.35—10.44) ist neuerlich der
Beweis erbracht, daß Drucksteigerung im Herzbeutel den Zufluß aus
den Vv. hepaticae viel stärker einengt (links stärker als rechts) als den
aus der Cava inferior.

Zusammenfassung.

Wie schon von anderen Autoren (z. B. Rotch, Hess) gefunden wurde,
beschränkt eine Flüssigkeitsansammlung im Herzbeutel die Einlaufsmenge aus der Cava inferior. Aus den angeführten Protokollen
ergibt sich, daß die Zunahme des Druckes im Herzbeutel mit der Abnahme
der Durchflußmenge ungefähr parallel läuft. Und zwar nimmt der
Durchfluß der Wassermenge bei relativ geringer Drucksteigerung im
Herzbeutel in den Venae hepaticae stärker ab als in der Cava
inferior. Während das Lumen der Cava noch nicht wesentlich verengt
wird, ist die Verengerung der Hepaticae schon sehr deutlich merkbar.
Demnach muß ein Herzbeutelerguß besonders im Beginn eine stärkere

spülungsversuch III.

(Hemiplegie) gest. am 3. II. 25.

Venae hepaticae						Bemerkungen
Einlauf rechts			Einlauf links			
Druck cm H_2O	Menge pro Min. ccm	im Mittel, Abnahme (—) in % d. Norm.	Druck cm H_2O	Menge pro Min. ccm	im Mittel, Abnahme (—) in % d. Norm.	
48	40	} 33	23	40	} 40	
48	35		23	40		
48	25		23	40		
48	21	21(—36%)	23	39	39(—3%)	*) Auslaufsdruck durch Heben des Ablaufschlauches zunehmend gesteigert
48	0 ***)	—	23	0 ***)	—	**) Nicht bestimmt.
48	10	10(—70%)	23	31	31(—23%)	***) Der Zufluß in die Vv. hep. sistiert links früher als rechts.
48	7	7(—79%)	23	36	36(—10%)	
48	0 ***)	—	23	0 ***)	—	
48	73	73	26	27	27	Die bisher unter einem ganz spitzen Winkel zur Saugachse d. Cava inf. liegende Kanüle d. l. V. hepatica wird zur Cava annähernd in einen rechten Winkel gestellt.
48	57	57(—22%)	26	18	18(—33%)	
48	47	47(—36%)	26	20	20(—26%)	
48	47	—	26	47	—	
48	läuft schwach	—	26	0 †)	—	†) Reichlich Sickerflüssigkeit aus der Schnittfläche.
48	läuft reichlich	—	26	läuft reichlich	—	

Stauung in den Venae hepaticae als in der Cava inferior verursachen. Trotz der außerordentlich leichten Beeinflußbarkeit beider Venae hepaticae durch einen perikardialen Erguß ist in Versuch I und II ein eventuell zu erwartender Unterschied zwischen rechter und linker Vena hepatica nicht nachzuweisen. Die nachträgliche anatomische Untersuchung hat aber ergeben, daß in beiden Fällen beide Venae hepaticae supradiaphragmal münden, infolgedessen beide direkt beeinflußt werden können, so daß ein Grund zu einer stärkeren Einengung der linken Lebervene nicht vorliegt. In Vers. III hingegen, wo das linke Hepaticaostium bedeutend höher liegt als das rechte, sistiert der Einfluß in die linke Lebervene tatsächlich früher, als der in die rechte.

Auch ohne Herzbeutelfüllung bei gleichzeitiger Durchspülung durch die Cava inferior sinkt die Einlaufsmenge in die Venae hepaticae um ein Fünftel ab (Vers. I, 11.25—11.45) gegenüber der Durchspülung der Lebervenen allein (Vers. I, 9.04—9.09). Noch deutlicher geht dies aus Vers. II hervor: Eine Drucksteigerung im rechten Vorhof führt zu einer stärkeren Behinderung des Einflusses aus den Lebervenen als aus der Vena cava inferior, es kann der Einfluß aus der linken Hepatica vollständig zum Stillstand kommen. Dadurch wird die von Türck für die Concretio aufgestellte Hochwassertheorie bestätigt, die freilich, wie bereits in der Einleitung bemerkt, für jede Art von Stauung Gültigkeit haben muß. Eine besondere Stütze erhält die Theorie durch die in Vers. III bewiesene Bedeutung des Einmündungswinkels der Lebervenen für die Entstehung der Leberstauung bei Druckerhöhung im rechten Vorhof. Jede auch geringe Stauung im rechten Vorhof und damit in der Cava inferior muß zu einer viel bedeutenderen Stauung in den Venae hepaticae und in der Leber führen, welche dadurch zum „Barometer des Herzens" nach NAUNYN wird. Damit wäre eine befriedigende Erklärung für die Leberstauung, wie sie bei Insuffizienz des rechten Herzens regelmäßig sich einstellt, versucht und hierfür eine experimentelle Grundlage geschaffen. Die Erklärung der Leberstauung bei Concretio cordis cum pericardio nach EISENMENGER, welche sich auf den Reichtum an Anastomosen der Vena cava inferior im Gegensatz zu dem anastomosenarmen Gebiet der Venae hepaticae und der Vena portae stützt, wird zwar durch obige Untersuchungen nicht widerlegt; doch zeigt sich, daß eine Stauung in den Lebervenen auch zustande kommen kann, wenn, wie in unserem Versuche, die Anastomosen der Cava inferior durch Kanülierung knapp unterhalb der Leber ausgeschaltet sind. Damit erübrigt sich die Theorie von EISENMENGER.

Von klinischer Bedeutung ist die an dem Präparat in Vers. I nach der Durchspülung gewonnene Beobachtung, daß bei gleicher Füllung des Herzens das Aufrichten des Präparates (analog dem aufrechten Stand des Patienten) eine Vergrößerung der Einstülpungen hervorruft. Damit ließe sich die Zunahme der Leberstauung bei aufrechter Haltung erklären.

In analoger Weise wurde eine Steigerung der Einengung der Cava inferior und noch viel mehr der Venae hepaticae durch Aufrichten des Kadavers während des Druckspülungsversuches in Vers. II erzielt.

Anhang: Vergleichend anatomische Bemerkungen.

Zu Beginn dieses Kapitels haben wir die Frage aufgeworfen, wie weit man aus den anatomischen Befunden auf funktionelle Störungen schließen kann. In diesem Sinne mußten wir daran denken, die bisherigen Untersuchungsergebnisse durch Experimente am lebenden Tier nachzuprüfen. Dabei war zunächst nötig festzustellen, wie weit die topographischen Verhältnisse der Lebervenen und der Cava inf. denen beim Menschen nahe kommen.

Von diesem Gesichtspunkte aus wurden zuerst die gewöhnlichen Versuchstiere: Hund, Katze, Kaninchen, Meerschweinchen, Ratte, ferner von sonst zugänglichen Säugern das Pferd, das Rind, das Schwein und der Affe untersucht. Obwohl wir uns bewußt sind, dem vergleichenden Anatomen bereits bekannte Tatsachen anzuführen, glauben wir doch der Vollständigkeit halber und weil wir eine Darstellung dieser

Region von unserem Gesichtspunkt aus in der Literatur nicht gefunden haben, über die Ergebnisse unserer Untersuchungen kurz berichten zu sollen.

Für unsere Fragestellung war nicht nur die Höhe der Einmündung der Vv. hepaticae in die Vena cava inf. und ihr Verhalten zum Zwerchfell unter normalen Verhältnissen von Bedeutung, sondern es war auch wichtig, ihre topographischen Beziehungen bei gefülltem Herzbeutel kennen zu lernen. Daher begannen wir gleich die erste Untersuchung am Hund mit einer Füllung des Herzbeutels durch Formol.

Beim Hund liegt das sehr große supradiaphragmale Stück der Vena cava inferior so weit extraperikardial, daß eine mechanische Kompression der Vena hepatica durch eine Flüssigkeitsanhäufung im Perikard nicht möglich ist, wenn auch sonst die morphologischen Veränderungen am Hund denen am Menschen ähnlich sind (vgl. folgendes Beispiel Vers. 26, Abb. 54 u. 55).

Herzbeutelfüllung mit Formol beim Hund.

Vers. 26. 4. 10. 1923. 5 Uhr abends Hund mit Chloroform getötet, dann rechte Carotis durchschnitten, aus der nicht mehr sehr viel Blut ausfließt. Injektion von etwa 400 ccm Chlorzinkformol in die rechte Vena jugularis und von etwa 60 ccm Flüssigkeit in den Herzbeutel von vorne.

Präparat.

Frontalschnitt von vorne (Abb. 54): Der Herzbeutel ist überall deutlich von der Herzoberfläche abgedrängt. Die Distanz zwischen Herz und Herzbeutel ist überall annähernd gleich. Der an den Sulcus coronarius anschließende mit Mm. pectinati versehene Anteil der Vorderwand des rechten Vorhofs ist sehr deutlich in Form einer breiten vertikalen Furche *(vert. V. Imp.)* eingedrückt, welche nach rechts bis an die Gegend des Verlaufes der Crista terminalis *(Cr. t.)* heranreicht. Nach abwärts reicht diese Furche bis an das Diaphragma heran. Die Vena cava inferior *(C. i.)* grenzt sich durch einen scharfen rechten Rand, der deutlich leistenförmig prominiert, gegen diese Furche ab. Auch der linke Rand springt in Form einer scharfen Leiste vor *(F. l. i.)*. Zwischen diesen beiden Leisten liegt eine etwa bohnengroße Grube *(C. V. D.)*. Links davon findet sich eine zweite etwas flachere und kleinere Grube, die dem seitlich eingedrückten untersten Vorhofanteil [Sub-Eustachiansinus nach Keith = *(s. V. D.)*] entspricht. Nach unten und vorne ist die Vorhofcavadelle durch eine deutliche Plica foraminis pro vena cava *(Pl. for. v. c.)* abgegrenzt.

Ansicht von rückwärts (Abb. 55): Die vordere Vorhofwand ist in Form eines breiten Mm. pectinati tragenden vertikalen Wulstes nach hinten vorgewölbt [langgestreckte Einstülpung = *(l. E.)*]. An ihn schließt sich unscharf abgegrenzt eine Vorwölbung an [kugelige Einstülpung = *(kug. E.)*], welche annähernd die Form eines auf der Spitze stehenden Dreieckes *(K.)* hat, das durch die Ausstrahlung der Fasciculus terminalis

(F. t.) und limbicus inferior *(F. l. i.)* begrenzt wird. Nach rechts setzt sie sich in die langgestreckte Einstülpung fort, nach links oben schließt eine plumpe kurze Leiste an [Fasciculus limbicus inferior-Schenkel, der in die Valvula Eustachii einstrahlt *(F. l. i. crus valv.)*].

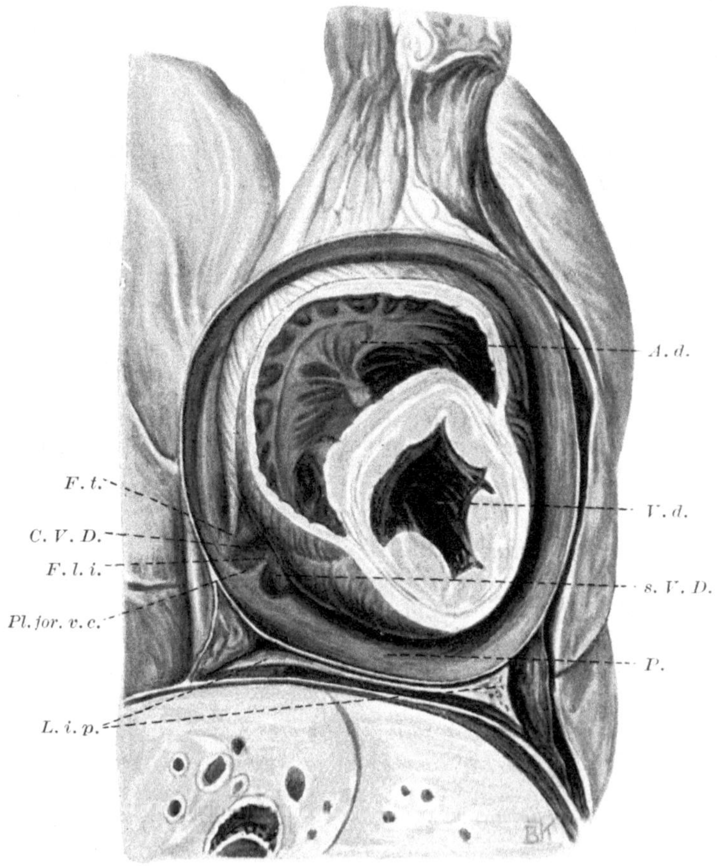

Abb. 54. **Herzbeutelfüllung mit Formol beim Hund.** Frontalschnitt, Vorderansicht. $^4/_5$ d. nat. Gr.

F. l. i. Linker Cavarand. *F. t.* Fasciculus terminalis (rechter Cavarand). *C. V. D.* Cava-Vorhofsdelle. *s. V. D.* Seitliche Vorhofsdelle. *Pl. for. v. c.* Plica foraminis venae cavae. *A. d.* Atrium dextrum. *V. d.* Ventriculus dexter. *L. i. p.* Lobus infracardialis pulmonalis. *P.* Herzbeutel.

Diese Vorwölbung kann von vorne her durch Eingehen mit dem Sonden-knopf in die rechte Grube der vorderen Cavawand bewegt werden. Eine zweite weniger deutliche und weniger scharf begrenzte, annähernd längsovale Vorwölbung findet sich links und unterhalb von der kugeligen Einstülpung [seitliche Vorhofeinstülpung = *(s. E.)*], von ihm durch eine Furche scharf abgegrenzt (vgl. Vers. 59). Diese Furche *(S. f. l. i.)*

entspricht der von vorne beschriebenen Leiste *(F. l. i.)*, die Vorwölbung selbst kann von der linken Grube der vorderen Cavawand aus erreicht werden. Beide Hepaticaostien liegen knapp unterhalb des Zwerchfells *(D.)*, jedoch ist die Distanz Zwerchfell-Valvula Eustachii *[(V. E.) — (D.)]* ganz besonders groß. Da- bei liegt der größte Teil der Cava und auch die Einmündung der Venae hepaticae extraperikar- dial, so daß eine Be- einflussung der Form der Ostien (Kompression) oder eine Änderung ihrer Verlaufsrichtung über- haupt nicht in Betracht kommt[1]).

Bei den folgenden von uns untersuchten Tieren haben wir eine Herz- beutelfüllung nicht vorge- nommen, sondern haben uns darauf beschränkt, das unveränderte Objekt ohne Herzbeutelinjektion und meist ohne Kon- servierung in frischem Zustand knapp zu be- schreiben und in einer Skizze festzuhalten.

Es wurden gewöhn- lich entweder Brust- und Bauchorgane in continuo oder wenigstens die Brust- organe mit der Leber im Zusammenhange ent- nommen.

Dann wurde das Ver- halten der Cava inf. zu Zwerchfell und Herz- beutel von vorne unter-

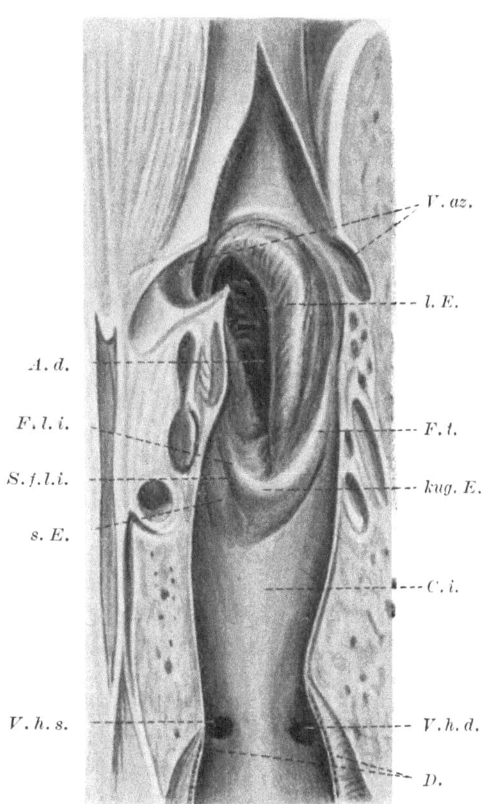

Abb. 55. Herzbeutelfüllung mit Formol beim Hund. Frontalschnitt mit Eröffnung der Cava inferior und des rechten Vorhofs, sowie der Cava superior von rückwärts, Ansicht von hinten. $^4/_5$ d. nat. Gr.

C. i. Cava inferior. *l. E.* Langgestreckte Einstülpung. *kug. E.* Kugelige Einstülpung. *F. l. i.* Crus valvulare fasci- culi limb. inf. (linke Grenze der kugeligen Einstülpung). *F. t.* Crus valvulare fasciculi terminalis (rechte Grenze der kugeligen Einstülpung). *s. E.* Seitliche Vorhofseinstülpung. *S. f. l. i.* Sulcus fasciculi limbici inf. *D.* Diaphragma. *V. h. s.* Vena hepatica sinistra. *V. h. d.* Vena hepatica dextra. *V. az.* Vena azygos. *A. d.* Rechter Vorhof.

---

[1]) Trotzdem hat HESSE sowohl wie REHN an Hunden nach experimentell erzeugter Perikarditis eine Concretio cordis mit Mediastinitis resp. Pleuraergüssen gefunden, die zu einem PICKschen Syndrom geführt haben. Manchmal fanden sie durch die perikardialen Verwachsungen hervorgerufene Abknickungen der Vena cava inferior und Erweiterung der Vena azygos.

sucht, hernach wurden in gewohnter Weise Cava inferior und rechter Vorhof an ihrer Hinterwand möglichst in ihrer Mitte aufgeschnitten und die Untersuchung der Innenfläche der Cava inferior angeschlossen, wobei die üblichen Maße aufgenommen wurden. Der Verlauf des Zwerchfells, resp. sein Ansatz an der Cavawand wurde durch Ziehen an demselben zu beiden Seiten der Cava inferior zur Ansicht gebracht. Der Cavaumfang wurde bestimmt, indem man sich bemühte die Cavawand möglichst horizontal aufzulegen. Die so gewonnenen Maße haben freilich keinen besonderen absoluten Wert, sind aber jedenfalls geeignet, eine Vorstellung von den Beziehungen der einzelnen Größen zueinander zu geben. Von der hinten aufgeschnittenen Cava inferior wurde jedesmal eine Skizze angelegt.

Die Versuchstiere wurden dabei in der Regel sofort nach erfolgter Tötung mit Chloroform, die Schlachttiere sofort nach der Schlachtung untersucht [1]).

Katze.

Frisches Präparat.

Ventralansicht des Präparates:

Infrakardialer Lungenlappen vorhanden.

Die vordere supradiaphragmale Cavahöhe beträgt 23 mm, wobei der extraperikardiale Anteil 20 mm, der intraperikardiale Anteil 3 mm hoch ist.

Präparat, Dorsalansicht (Abb. 56):

Der Abstand vom Zwerchfellansatz *(Diaphr.)* bis zur Valvula Eustachii *(V. E.)* beträgt 21 mm. Die Valvula ist als ganz feiner Saum erkennbar. Der in der Leberrinne eingebettete Teil der Cava inf. *(C. i.)* hat eine Länge von 30 mm. Es finden sich 2 Vv. hepaticae: eine große linke, die sich knapp vor ihrer Einmündung aus einem stärkeren linken und einem schwächeren rechten Ast zusammensetzt und deren Ostium *(V. h. s.)* im queren Durchmesser 7 und im Höhendurchmesser 4 mm hält, und eine wesentlich kleinere rechte *(V. h. d.)* mit den Ostiendurchmessern 2 × 1 mm. Beide Hepaticaostien liegen infradiaphragmal: der obere Rand des rechten liegt 2 mm, der des linken 1½ mm unter dem Zwerchfellansatz.

Außerdem finden sich im Bereiche der Leberrinne ein größeres und zwei kleinere akzessorische Hepaticaostien *(Vv. h. acc.)*.

Der Cavaumfang beträgt 20 mm.

Kaninchen.

Durch Gefäßinjektion mit Formol konserviert.

Präparat von vorne:

Der supradiaphragmal gelegene Teil der Vena cava inferior zerfällt

---

[1]) Die Untersuchungen an den Schlachttieren wurden uns durch das besondere Entgegenkommen des Herrn Doz. Dr. Henneberg im Schlachthause St. Marx ermöglicht, dem wir an dieser Stelle herzlichst danken.

in zwei Abschnitte: Das an den rechten Vorhof anschließende proximale Stück derselben liegt in einer Höhe von etwa 3 mm intraperikardial. Der caudale Abschnitt des supradiaphragmalen Cavastückes verläuft in einer Länge von 30 mm frei zwischen Herzbeutel und Diaphragma. Ein infrakardialer Lungenlappen ist zwischen Herzbeutel und Zwerchfell eingeschoben und bedeckt dieses Verlaufsstück der Cava inferior von links her und teilweise von vorne.

Präparat von rückwärts (Abb. 57):

Der Abstand von der Valvula Eustachii *(V. E.)* bis zum Zwerchfell *(Diaphr.)* ist 32 mm. Der Abschnitt der Vena cava inf. *(C. i.)* zwischen

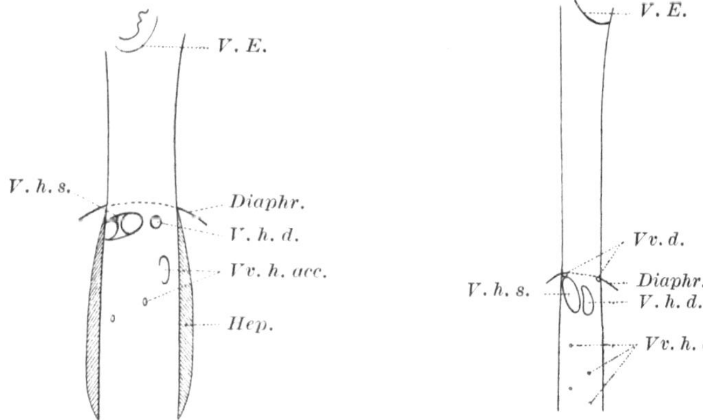

Abb. 56. Schema der Lebervenen-mündungen von der hinten er-öffneten unteren Hohlvene aus gesehen (Katze). $^6/_7$ d. nat. Gr.

Diaphr. Zwerchfell. *V. E.* Valvula Eustachii. *V. h. s.* Vena hepatica sin. *V. h. d.* Vena hepatica dextra. *Vv. h. acc.* Venae hepaticae accessoriae. *Hep.* Die Cava inferior dorsal umhüllendes Leberparenchym.

Abb. 57. Schema der Lebervenen-mündungen von der hinten er-öffneten unteren Hohlvene aus gesehen (Kaninchen). Nat. Gr.

Diaphr. Zwerchfell. *V. E.* Valvula Eustachii. *V. h. s.* Vena hepatica sinistra. *V. h. d.* Vena hepatica dextra. *Vv. d.* Venae diaphragmaticae. *Vv. h. acc.* Venae hepaticae accessoriae.

Valv. Eust. und Zwerchfell ist zylindrisch überall gleich weit und nimmt keine Seitenäste auf. Ihr Umfang beträgt 10 mm. In der Höhe des Foramen pro vena cava (Zwerchfellansatz) findet sich beiderseits je eine Vena diaphragmatica *(V. d.)* von etwa 1 mm Durchmesser. Außerdem finden sich zwei Hepaticaostien, ein größeres linkes *(V. h. s.)* 8×4 mm im Durchmesser haltend, und ein kleineres rechtes *(V. h. d.)* mit den Durchmessern 5×2 mm, welche durch ein ganz schmales Septum aus der vorderen Cavawand gegen einander geschieden sind. Die linke V. hepatica setzt sich knapp vor dem Ostium aus zwei Ästen zusammen. Dabei liegt der obere Rand des linken Hepaticaostiums in Zwerchfell-höhe, während der obere Rand des rechten 3 mm vom Zwerchfellansatz entfernt ist (vgl. KRAUSE: Anat. des Kaninchens 1883, S. 281).

Im Bereich der Cavarinne der Leber münden noch mehrere recht kleine Lebervenenäste von einem Durchmesser bis zum Maximum von 1 mm *(Vv. h. acc.)*.

Meerschweinchen.

Von vorne:

Supradiaphragmale extraperikardiale Cavahöhe 13 mm,

,, intraperikardiale ,, 3 mm.

Infrakardialer Lungenlappen vorhanden.

Von hinten (Abb. 58):

D. E. [Abstand vom Zwerchfellansatz *(Diaphr.)* zur Valvula Eustachii *(V. E.)*] = 18 mm.

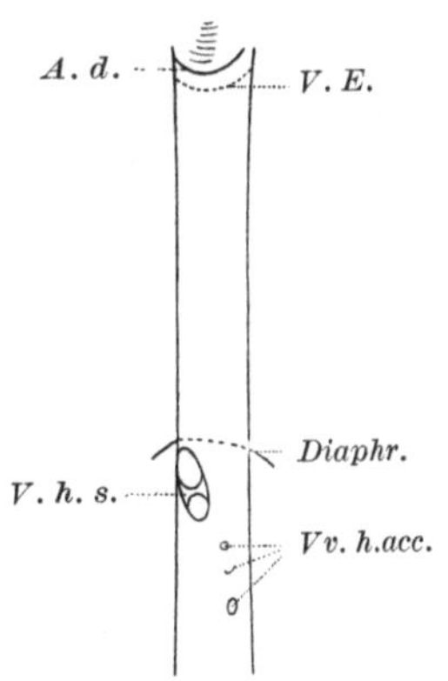

<table>
<tr><td>

Abb. 58. Schema der Lebervenen-mündungen von der hinten eröffneten unteren Hohlvene aus gesehen (Meerschweinchen). ³/₂ d. nat. Gr.

Diaphr. Zwerchfell. *A. d.* Atrium dextrum. *V. E.* Valvula Eustachii. *V. h. s.* Vena hepatica sinistra. *Vv. h. acc.* Venae hepaticae accessoriae.

</td><td>

Abb. 59. Schema der Lebervenen-mündungen von der hinten eröffneten unteren Hohlvene aus gesehen (Ratte). $2^1/_2$ fache Vergr.

Diaphr. Zwerchfell. *V. E.* Valvula Eustachii. *V. h. d.* Vena hepatica dextra. *V. h. s.* Vena hepatica sinistra. *V. h. acc.* Vena hepatica accessoria.

</td></tr>
</table>

Cavaumfang 9 mm.

Links ein größeres Hepaticaostium *(V. h. s.)* 7 × 2 mm, mit seinem oberen Rand ½ mm infradiaphragmal gelegen.

Mehrere Vv. hepaticae accessoriae *(Vv. h. acc.)*.

Ratte.

Von vorne:

Infrakardialer Lungenlappen.

Cava inf. supradiaphragmal, extraperikardial 8 mm,

,, ,, ,, intraperikardial 1 mm.

Von rückwärts (Abb. 59):

Vena cava inf. *(C. i.)*:

D. E. = 10 mm.

Cavaumfang = 6 mm.

2 Hepaticae *(V. h. d., V. h. s.)*:

Größere linke (Ostiumdurchmesser $2\frac{1}{2} \times 3$ mm) höher gelegen, mit ihrem oberen Ostiumrand direkt in Zwerchfellhöhe.

Kleinere rechte (Ostiumdurchmesser 1×1 mm), deren oberer Ostiumrand 2 mm unter dem Diaphragma liegt. Eine größere Vena hepatica accessoria *(V. h. acc.)* in der Leberrinne.

Pferd.

Präparat, Ventralansicht:

Der supradiaphragmal gelegene Teil der Vena cava inferior zerfällt in zwei Abschnitte, einen intraperikardial gelegenen, dessen linker Rand 23 mm, dessen rechter Rand 15 mm hoch ist. Der extraperikardial gelegene untere Teil ist 115 mm lang.

Dorsalansicht (Abb. 60):

Der Abstand vom rechten Vorhof (Valv. Eust. nicht ausgebildet) bis zum Zwerchfell beträgt in der Mitte der Vorderwand gemessen 134 mm.

Der Cavaumfang ist im Durchschnitt 110 mm.

Der Ansatz des Diaphragma *(Diaphr.)* an der äußeren Cavawand liegt vorne weiter kranial als hinten, so daß eine durch den Zwerchfellansatz gelegte Ebene mit der Längsachse der Cava einen nach hinten offenen sehr stumpfen Winkel bildet. Ähnlich verhält sich die kraniale Umrandung der Cavarinne der

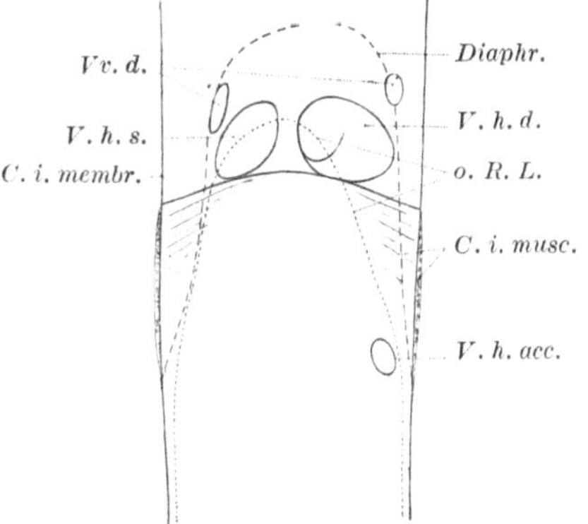

Abb. 60. Schema der Lebervenenmündungen von der hinten eröffneten unteren Hohlvene aus gesehen (Pferd). Etwa $^1/_4$ d. nat. Gr.

Diaphr. Zwerchfellansatz. *o. R. L.* Kraniale Umrandung der Cava-Rinne der Leber. *V. h. s.* Vena hepatica sinistra. *V. h. d.* Vena hepatica dextra. *V. h. acc.* Vena hepatica accessoria. *Vv. d.* Venae diaphragmaticae. *C. i. membr.* Membranöser Teil der Vena cava inferior. *C. i. musc.* Muskulärer Teil der Vena cava inferior.

Leber *(o. R. L.)* zur Cavawand (s. Skizze). Daher stellen sich von der hinten eröffneten und ausgebreiteten Cava inferior *(C. i.)* aus gesehen sowohl die Verlaufslinie des Zwerchfellansatzes *(Diaphr.)* als auch die des oberen Randes der Cavarinne *(o. R. L.)* als nach oben konvexe Bogen dar, wobei die caudalen Schenkel eines jeden nach unten divergieren.

An der noch nicht eröffneten Cava inferior vereinigen sich diese Schenkel ungefähr in der Mitte der hinteren Cavawand.

Die Wand der Cava inferior ist in ihrem supradiaphragmalen Anteil und noch in dem obersten Stück des infradiaphragmalen Anteiles dünn und ähnlich wie beim Menschen *(C. i. membr.)*, während der größte Teil des in der Cavarinne der Leber gelegenen Abschnittes außerordentlich verdickt und muskulös ist. Dieser muskulöse Cavaanteil *(C. i. musc.)* hat eine Länge von 60 mm.

In die seitliche Wand der Vena cava inferior mündet beiderseits in der Ansatzhöhe des Zwerchfelles je eine mindestens 5 mm im Durchmesser haltende Vena diaphragmatica *(V. d.)*.

Man findet zwei Hepaticaostien (links 26 × 30 mm, rechts 28 × 34 mm), wobei der Abstand vom oberen Rand des linken Hepaticaostiums *(V. h. s.)* bis zum Diaphragma 7 mm, vom oberen Rand des rechten zum Diaphragma 14 mm beträgt. Die rechte Vena hepatica *(V. h. d.)* setzt sich knapp vor ihrer Mündung in die Cava aus zwei Ästen zusammen. Beide Ostien schließen mit ihrem unteren Rand an den Beginn des muskulären Anteiles der Vena cava inferior an. Ein Teil ihrer Ostien (medialer unterer Quadrant) liegt noch innerhalb der Leberrinne, während der übrige größere Anteil des Ostiums darüber aber noch subdiaphragmal zu liegen kommt. Eine größere Lebervene (15 × 15 mm) mündet in dem in die Leberrinne eingebetteten Teil der Vena cava inferior, und zwar an der Vorderwand in der Höhe der Grenze zwischen oberem und mittleren Drittel dieses Verlaufsstückes *(V. h. acc.)*.

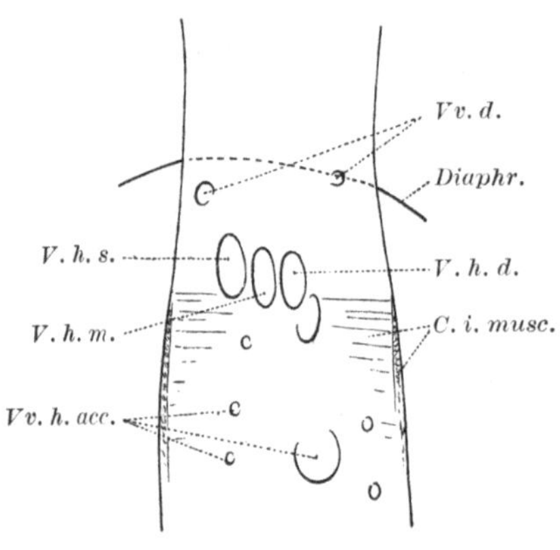

Abb. 61. Schema der Lebervenenmündungen von der hinten eröffneten unteren Hohlvene aus gesehen (Rind). Etwa ¹/₄ d. nat. Gr.

Diaphr. Zwerchfell. *V. h. s.* Vena hepatica sinistra. *V. h. m.* Vena hepatica media. *V. h. d.* Vena hepatica dextra. *Vv. h. acc.* Venae hepaticae accessoriae. *Vv. d.* Venae diaphragmaticae. *C. i. musc.* Muskulärer Teil der Vena cava inferior.

Rind.

Präparat, ventral:

Der supradiaphragmale Anteil der Vena cava inferior läßt sich in einen 30 mm hohen intraperikardialen und in einen 66 mm hohen extraperikardialen Abschnitt unterteilen.

Dorsal (Abb. 61):

Distanz vom rechten Vorhof (V. Eust. nicht ausgebildet) bis zum Zwerchfellansatz *(Diaphr.)* 88 mm.

Es finden sich 3 dicht nebeneinander liegende längsovale Hepaticaostien *(V. h. d., V. h. s., V. h. m.)*. Ihr unterer Rand liegt in einer Ebene, welche ähnlich wie beim Pferd, dem oberen Rand eines starken muskulären Teiles der Cavawand *(C. i. musc.)* entspricht.

Dist. vom ob. Rand des l. Ost. (25 × 14) bis zum Zwerchfell 35 mm,
   ,,   ,,   ,,   ,,   ,, r. ,, (27 × 13) ,,   ,,   ,, 40 mm,
   ,,   ,,   ,,   ,,   ,, m. ,, (24 × 11) ,,   ,,   ,, 37 mm.

Cavaumfang im Durchschnitt 108 mm.

Zwerchfellansatz zirkulär, eine durch ihn gedachte Ebene trifft die Cavaachse senkrecht. Die rechte Vena diaphragmatica *(V. d. d.)* liegt in der Höhe des Zwerchfellansatzes, die linke *(V. d. s.)* etwa 5 mm unter dem Ansatz.

Auch hier finden sich eine größere (29 × 19 mm) und mehrere kleinere akzessorische Lebervenenmündungen im intrahepatischen Anteil der Vena cava inferior.

Schwein.

Ventralansicht des Präparates:

Der supradiaphragmale Teil der Vena cava inferior zerfällt in einen 19 mm hohen intraperikardialen und einen 101 mm hohen extraperikardialen Anteil.

Dorsalansicht (Abb. 62):

Distanz vom rechten Vorhof (Valv. Eust. nicht ausgebildet) zum Zwerchfell *(Diaphr.)* 120 mm.

4 Hepaticaostien:

Vena hepatica sin. *(V. h. s.)* 12 × 22 mm,

Vena hepatica dextra *(V. h. d.)* 5 × 3 mm.

Die beiden mittleren 10 × 7 mm *(V. h. m.,₁)* und 12 × 10 mm *(V. h. m.₂)*. Der Abstand des oberen Randes der Ostien vom Zwerchfell beträgt 2—3 mm.

Cavaumfang durchschnittlich 75 mm.

Zwerchfellansatz zirkulär. In seiner Höhe die Mündungen der Vv. diaphragmaticae *(Vv. d.)*. Im intrahepatischen Anteil der Vena

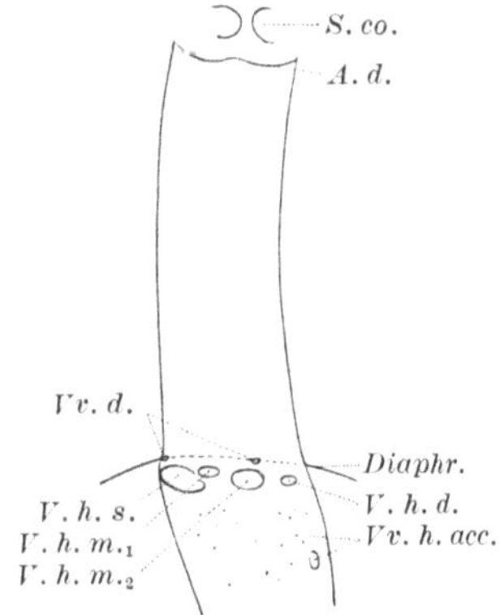

Abb. 62. **Schema der Lebervenenmündungen von der hinten eröffneten unteren Hohlvene aus gesehen (Schwein). Etwa ¹/₅ d. nat. Gr.**

Diaphr. Zwerchfell. *S. co.* Sinus coronarius. *A. d.* Atrium dextrum. *V. h. s.* Vena hepatica sinistra. *V. h. d.* Vena hepatica dextra. *V. h. m₁.* Vena hepatica media (sinistra). *V. h. m₁.* Vena hepatica media (dextra). *Vv. h. acc.* Venae hepaticae accessoriae. *Vv. d.* Venae diaphragmaticae.

cava inferior eine größere und zahlreiche kleinere punktförmige Mündungen von Vv. hepaticae *(Vv. h. acc.)*.

Affe.

(Kapuzineräffchen, Cebus apiculatus ☿.)

Präparat von vorne:

supradiaphragmaler extraperikardialer Cavaabschnitt 18 mm,

„ intraperikardialer „ 6 mm.

Präparat von hinten (Abb. 63):

V. Eust. — Diaphr. = D. E. = 22 mm.

Cavaumfang = 15 mm.

2 Vv. hepaticae:

Größeres Ostium links 9 × 6 mm *(V. h. s.)* aus zwei kleineren Ästen knapp vor der Mündung zusammengesetzt, kleineres rechts 4 × 2 mm *(V. h. d.)* [1]).

Zusammenfassend können wir also sagen, daß bei den uns zugänglichen Säugern (Versuchs- und Haustiere) die Topographie der in Frage stehenden Region eine ganz andere ist als beim Menschen: In allen Fällen findet sich zwischen Herzbeutel und Diaphragma ein infrakardialer Lungenlappen eingeschoben. Während demgemäß beim Menschen der supradiaphragmale Teil der Cava inferior kurz ist und zur Gänze innerhalb des Herzbeutels zu liegen kommt, ist bei allen von uns untersuchten Säugern der supradiaphragmal gelegene Teil der Cava inferior auffallend lang und liegt zum größten Teil extraperikardial.

Die Venae hepaticae variieren bei den Säugern sehr in Zahl und Größe und münden dabei durchwegs infradiaphragmal.

Es wäre daher bei keinem der untersuchten Tiere möglich gewesen, den perikardialen Stauungstypus experimentell nachzuahmen. Gewiß kann auch hier durch einen perikardialen Erguß eine Cavadelle, Vorhofsdelle, Vorhofsimpression entstehen; diese werden aber wegen ihrer großen Distanz von den Hepaticaostien auf den Abfluß aus den Lebervenen nicht denselben Einfluß nehmen können wie beim Menschen. Eine Cavavorhofsdelle bei einem der erwähnten Säuger kann eine vorzugsweise Stauung im Gebiet der unteren Hohlvene und damit auch eine sekundäre Stauung in der Leber (s. Versuche von Rotch und O. Hess) zur Folge haben, kann aber keine exzeptionelle Leberstauung durch direkte Lebervenenkompression hervorrufen.

Auf ein Tierexperiment zur Untersuchung des perikardialen Stauungstypus konnten wir daher um so eher verzichten, als uns auch schon die in diesem Kapitel angeführten Durchspülungsversuche eine bis zu einem gewissen Grade funktionelle Betrachtungsweise gestattet haben.

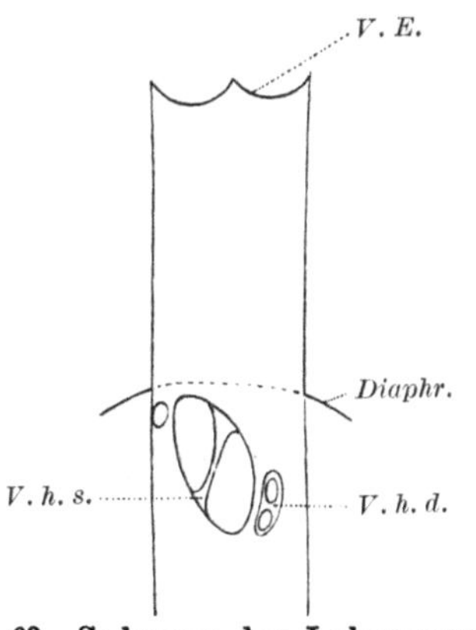

Abb. 63. Schema der Lebervenenmündungen von der hinten eröffneten unteren Hohlvene aus gesehen (Affe, Cebus apiculatus). Etwa 2fache Vergr.

Diaphr. Zwerchfell. *V. E.* Valvula Eustachii. *V. h. s.* Vena hepatica sinistra. *V. h. d.* Vena hepatica dextra.

---

[1]) Die Gelegenheit zur Untersuchung dieses Objektes verdanken wir der Liebenswürdigkeit des Herrn Dr. Vermes, Assistent d. I. anat. Lehrk. (Vorstand Prof. Tandler).

VII. Beobachtungen an Fällen von Pericarditis exsudativa.

1. Kritische Vorbemerkungen. Fälle.

Die bisher angeführten Beobachtungen haben zur Genüge dargetan, daß eine Flüssigkeitsansammlung im Perikard die Lebervenen und die untere Hohlvene zu komprimieren vermag. Alle bisher angeführten Präparate entstammen künstlichen Füllungen des Perikards und es wird erst zu untersuchen sein, wie weit man die aus dem Experiment gewonnene Erfahrung auf das pathologisch-physiologische Geschehen übertragen darf.

Eine wirkliche Berechtigung, Schlüsse aus diesen experimentell gewonnenen Tatsachen zu ziehen, hatten wir erst dann, wenn sich nachweisen ließ, daß an pathologischen Fällen von Pericarditis exsudativa ähnliche Veränderungen zustande kommen. Nun zeigt tatsächlich eine Reihe von derartigen Fällen eine Übereinstimmung mit den durch Experiment gewonnenen Präparaten. Dabei war es allerdings schwierig, genau die gleichen Veränderungen zu erwarten, wie bei den experimentellen Fällen, schon deshalb, weil ja die künstliche Herzbeutelfüllung an der Leiche gemacht wurde, also bei vollständigem Sistieren der Zirkulation, während bei pathologischen Fällen von Perikarderguß immer noch eine Zirkulation stattfand, also die zuführenden Gefäße (Venen) gefüllt wurden, so daß dadurch eine gewisse Erweiterung derselben stattfinden mußte, wodurch Einstülpungen in das Lumen, da sie z. T. durch das nachströmende Blut ausgeglichen werden mußten, kaum so deutlich sein konnten als im Experiment.

Die beobachteten Abweichungen von der normalen Konfiguration des Herzens und der Gefäße mußten abhängig sein:

1. von der Menge der Flüssigkeit resp. dem Druck, den die Flüssigkeit im Perikard erzeugt,

2. vom Gegendruck, den der Inhalt der gefüllten Gefäße dem im Perikard bestehenden Druck entgegensetzen,

3. schließlich vom Widerstand, den die begrenzenden Wände ihrer Deformation durch ihr Bindegewebe, ihr elastisches Gewebe, durch ihren Turgor usw. entgegenstellen.

Es wird nun nötig sein, Punkt für Punkt kritisch durchzugehen und die im Experiment künstlich geschaffenen Verhältnisse mit den von der Natur durch das perikardiale Exsudat herbeigeführten zu vergleichen.

ad 1. Die Menge der im Experiment injizierten Flüssigkeit ist sicherlich hinter den von anderen und von uns beobachteten Mengen perikardialer Exsudate zurückgeblieben (H. v. CURSCHMANN berichtet z. B. über Flüssigkeitsergüsse im Herzbeutel von über 2 Liter). Es kommt aber nicht bloß auf das Flüssigkeitsvolumen, sondern neben dem Volumen

auf die Dehnbarkeit resp. Komprimierbarkeit der begrenzenden Wände
des Cavum pericardiale an. Bei größerer Komprimierbarkeit des lebenden
Herzens, bei größerer Dehnbarkeit des lebenden Herzbeutels könnte
auch eine größere Flüssigkeitsmenge einen geringeren Druck erzeugen.
Nun wird im Leben das Herz eher besser gefüllt und darum weniger
komprimierbar sein als im Tod. Außerdem wird sich das perikardiale
Exsudat langsam im Verlaufe von Stunden und Tagen eventuell Wochen
bilden und wird bereits darum das Perikard leichter dehnen können als
die von uns in wenigen Minuten injizierten Flüssigkeitsmengen. Außerdem wird aber der entzündete Herzbeutel sicher viel dehnbarer sein
als der normale. Die höchsten Mengen, die man beim Erwachsenen
unter hohem Druck in ein normales Perikard einspritzen kann, sind
400—800 ccm. CURSCHMANN hat gefunden, daß schon bei 400—500 ccm
eingepreßter Flüssigkeit „die nachgiebigen Teile des Herzens, die Vorhöfe
und die großen Gefäße stark zusammengepreßt" werden (S. 407). Es
„bedingen die mit Exsudat einhergehenden Krankheitszustände rasch
tiefer und tiefergehende Veränderungen, die zu einer Lockerung und
damit mehr oder weniger rasch zunehmenden Nachgiebig-
keit der Herzbeutelwand gegen das wachsende Exsudat führen ..."
(HEINRICH VON CURSCHMANN S. 408).

Ebenso betont MÖNCKEBERG den Einfluß der Dehnbarkeit des Perikards auf die den Kreislauf beeinträchtigende Wirkung des Ergusses
im Herzbeutel. Er schreibt S. 565: Mit der allmählichen Dehnung des
Perikards bei der Transsudation hängt es zusammen, daß selbst ein hochgradiges Hydroperikard klinisch keine Erscheinungen, die auf eine Spannung des Herzbeutels und dadurch erfolgende Behinderung der Füllung
der Herzhöhlen mit Blut zurückzuführen sind, zu machen braucht.

„Damit nun die Spannung im Herzbeutel eine positive werde und
vollends eine gewisse Höhe erreiche, bedarf es freilich eines recht ansehnlichen Quantums Flüssigkeit, da das Perikard ein sehr dehnbares Organ
ist. Ganz besonders, wenn die Ansammlung der Flüssigkeit sehr allmählich geschieht, vermag dasselbe sich erstaunlich zu akkommodieren,
derart, daß zuweilen mehrere Hundert Kubikzentimeter Transsudat
aus dem Herzbeutel leicht geschöpft werden können, ohne daß während
des Lebens Zeichen einer gestörten Herztätigkeit vorhanden sind"
(COHNHEIM).

„Entzündliche Exsudate werden, da sie rascher eine größere Massen-
haftigkeit erreichen, zu einer beträchtlichen Spannung des Herzbeutels
führen als einfache Transsudate".

„Bei dem so plötzlich zustandekommenden Hämoperikard findet
sich in der Regel nur eine gegenüber der starken Flüssigkeitsansammlung
beim Hydroperikard verhältnismäßig geringe Menge flüssigen oder
locker gerinnenden Blutes (150—200 ccm) und trotzdem genügt diese,
um durch die schnell eintretende Spannung des Herzbeutels den Tod
herbeizuführen" (MÖNCKEBERG).

Diese Differenzen zwischen experimentellen und pathologischen Veränderungen sprechen für eine relativ geringere Drucksteigerung im Perikard bei der Perikarditis. Tatsächlich hatten wir aber den Eindruck, daß bei den Herzbeutelfüllungen der Druck, wie wir ihn bei einer Pericarditis exsudativa finden, nur bei den stärksten Füllungen erreicht wird (s. oben Durchströmungsversuche). Jedenfalls aber verbieten die oben angeführten Tatsachen eine direkte Übertragung der experimentell gewonnenen Resultate auf den pathologischen Prozeß.

ad 2. Der Gegendruck, der während des Experimentes in den Hohlvenen und im rechten Vorhof besteht, ist sicher nicht ohne weiteres dem im Leben herrschenden Drucke gleichzusetzen. In den Korrosionsexperimenten haben wir recht bald der perikardialen Füllung die Gefäßfüllung nachgeschickt. Aber zur Zeit der Perikardfüllung waren die Gefäße noch nicht gefüllt, anderseits war zur Zeit der Venenfüllung die Herzbeutelmasse vollkommen oder teilweise erstarrt.

Bei Anfertigung der Formolpräparate haben wir zwar auch die Venen und den rechten Vorhof, ebenso wie das arterielle System gefüllt, aber die injizierte Flüssigkeit konnte ohne Schwierigkeit in den Lungenkreislauf entweichen. Und wenn auch in vivo der Druck im rechten Vorhof und in den Venen außerordentlich niedrig ist, so schwankt er doch mit der Herzphase, mit der Atmungsphase und diese Druckschwankungen, die für die Durchleitung des Blutes durch diese Region von eminenter Bedeutung sind (WENCKEBACH, HASSE) und die wohl mit einem Nachlassen und einem Spannen der Wände einhergehen, konnten vielleicht die bisher nur im Experiment beobachteten Deformationen im Leben wesentlich beeinflussen.

ad 3. Daß am Kadaver die begrenzenden Gewebe ihrer Deformation durch ihren herabgesetzten Turgor usw. nur weniger Widerstand entgegensetzen, scheint uns zwar richtig, aber bei frischen Fällen nicht sehr wesentlich zu sein. Bei länger dauernder Perikarditis hingegen, wo sich bereits Organisationsvorgänge im Exsudat abgespielt haben, können Herz und Gefäßwände durch Granulationsgewebe und Bindegewebe sehr rigid werden und eine Impression unmöglich machen.

Nach diesen Überlegungen mußte die Beobachtung von Fällen exsudativer Perikarditis besonders wichtig erscheinen. Denn nur die aus dem Experiment bekannten und an pathologischen Objekten wiedergefundenen Veränderungen konnten zur Erklärung des am Lebenden beobachteten Stauungstypus herangezogen werden. So hochgradige Veränderungen, wie sie manchmal im Experiment entstanden, waren nicht zu erwarten, denn solche Veränderungen mußten ja mit dem Leben unvereinbar sein. Anderseits mußten aber auch die geringsten Stromeinengungen an der Lebervene für eine Stauung vor dieser Stelle von größter Bedeutung sein, wenn man bedenkt, welche Blutmengen sich im Laufe eines Tages an einer Stelle anhäufen, sobald bei jeder Herzrevolution nur zwei Tropfen Blut zurückbleiben.

Tabelle 13. Fälle von Pericarditis

Be-zeich-nung	Path.-anat. Diagnose	Name	Alter	Art der Präparation	Schnitt-führung	Bemerkung	Herzbeutel		Herz		Herzbeutelraum		
							Dia-gonale	Quer-durch-messer	Dia-gonale	Quer-durch-messer	Sp.	Vorh.	r. Vent.
Vers. 27	Concretio cordis c. peric. tot. (zarte Ad-häsionen)	Bernh. G.	70 J.	1500 ccm ClZn-Formol in V. jug. u. Cava	frontal	Als Normal-fall ohne Herz-beutelfüllg. beabsicht.	135	100	135	100	0	0	0
Vers. 29 Abb. 64 u. 65	Aorten-ruptur. Herz-tamponade	Anton K.	59 J.	Eröffnete Brusthöhle. Herzbeutel intakt. Ca. 3 L. ClZn-Formol in die C. inf. u. Art. car. comm. dextr.	frontal	Hämato-perikard erst bei Sektion des Thorax be-merkt	260	160	155	110	50	20	40
Vers. 51 Abb. 66 bis 68	Pericarditis haemorrha-gica chron. et recru-descens	Ignaz Sch.	49 J.	Nach eröffn. Thorax bei intaktem prallge-spanntem Herzbeutel 20% Form. in Jug. und Carotis d. injiziert	frontal	Vor d. Inj. 20 ccm häm. Flüss. aufgesaugt, dafür 20 ccm Form. ein-gespritzt. Inj. Stelle verschloss.	180	160	110	100	60	15	50
Vers. 60 Abb. 00 u. 70	Empyema pericardii. Pneum. lob. (Exsudat in den tiefen Schichten teilweise organisiert)	Marg. Z.	?	An den her-ausgenom-menen Or-ganen von d. Halsgef. aus ClZn-Formol injiziert	frontal	Wegen nicht gest. klin. Diagn. nach Thorax-eröffnung Herzbeutel inzid. Exs. fließt aus (2 ccm), durch ClZn-Formol ersetzt. Öffnung verschloss.	45	45	40	35	0	4	4
Vers. 63 Abb. 71 bis 73	Empyema pericardii (Frische Exsudation, part. Organ.)	Walter Cz.	3½ M.	Organe in toto ent-nommen u. ohne Inj. in Formol ein-gelegt	frontal	Perikar-ditis erst nach Öffnung des Thorax bemerkt	53	47	49	33	8	0	6

Fälle. 141

exsudativa (Formolpräparate).

| Dist.: Diaphr - Vorhof | Cavahöhe | | Diaphr.-Valv. Eust. | | Venae hepaticae | | | | | | Leber | Resultat |
| | links | rechts | links | rechts | Ostien | | | Lage zum Zwerchfell | | | | |
					links	rechts	Sa.	links	Mitte	rechts		
0	[1])	[1])	10	10	22 × 17 374	22 × 44 308	682	+ 4	—	− 3	Ganz geringe herdweise Leberstauung	Cava zylindr., Hep. Ostien o. B.
24	15	9	15	15	26 × 13 338	45 × 23 1035	1373	− 3	—	+ 3	Leber stark imprimiert l. V. hep. in kraniocaud. Richtung schmal, Leberstauung mit Stauungsbrücken	Totale Einstülpung d. vrd. Vorhofwand. Valv. Eust. unt. d. ob. Rand d. r. Hep. Ost. nach unt. gedrängt. C. sup. anteropost. plattgedrückt. Kug. u. langgestr. Einst., i. Totaleinst. d. vord. Vorhofwand aufgegangen. Hepaticae u. C. inf. erweitert
ca. 20	15	5	3	3	20 × 8 160	30 × 7 210	370	+ 3	—	− 4	Leberstauung gleichmäßig, viele Stauungsbrücken, starke Impr. bes. links	Starke Einst. der vord. Vorhofwand im unteren Teil; durch Druck von oben läßt sich die Cava und bes. d. l. Hep. ost. verengen. Vord. Cavawand u. unteres Vorh.-Segm. gemeinsame Vorwölbung bis in den Bereich des oberen Teiles der l. Hep. reichend. (Valvula zieht quer darüber.) Andeut. einer long. Einstülpung (Vorh. durch verdicktes Perik. rigid). Beide Hepatica-Ostien schlitzförmig bes. d. r. längsoval
—	− [2])	− [2])	4	4	8 × 3 24	7 × 4 28	52	+ 15	—	− 3	Oberfl. der l. Lappen in d. hinteren Partien leicht eingedrückt	Cava inferior stark komprimiert, Cava sup. wenig. Plica vor der Cavadelle deutl. Oberhalb d. Hepaticamündung Cavaquerschnitt queroval. Unterh. der Valvula flache Vorwölbung der vorder. Cavawand bis unterhalb d. l. Hep. ost. reichend; Einengung d. letzteren. Sein kurzer Durchmesser auffallend gering. Long. Einst. und kugel. Einst.
8 l. 10 r.	− [2])	− [2])	8	8	6 × 4 24	7 × 4 28	52	+ 2	—	− 3	Leberstauung, flache Delle	Starke Einst. der vorderen Vorhofwand

[1]) Cava von vorne nicht zu sehen.
[2]) Wegen teilweiser Organisation des Exsudates undeutlich und daher nicht gut bestimmbar.

Be-zeich-nung	Path.-anat. Diagnose	Name	Alter	Art der Präparation	Schnitt-führung	Bemerkung	Herzbeutel		Herz		Herzbeutelraum		
							Dia-gonale	Quer-durch-messer	Dia-gonale	Quer-durch-messer	Sp.	Vorh.	r. Vent.
Vers. 53 Abb. 74 u. 75	Pericarditis serofibri-noso-haem. chronica et recrudesc.	Robert K.	36 J.	Nach Eröff-d. Thor. u. Lig. des l. Lungen-stiels bei int. wenig flukt. Herz-beutel Inj. von ClZn-Formol in Car. d. und Jug. d.	frontal	Ältere Peri-karditis (Thorax auf Wunsch d. Kliniker eröffnet)	190	140	140	110	ca. 30	10	25
Vers. 72 Abb. 76	Pericarditis serofibri-nosa recru-descens. Endocardit. chron. re-crudescens	Josefine M.	12 J.	Holoptische Sektion	frontal	—	160	118	130	100	26	14	12
Vers. B2 Abb. 77 bis 79	Pericarditis tuberc. serofibrin. chronica et recrudesc.	Leo Sch.	34 J.	Nach eröffn. Brusthöhle bei intakt. stark dila-tierten Herzbeutel 20 % Form. in Jug. int. und Car. comm. dextr.	frontal	Perikarditis nach Eröff-nung des Thorax festge-stellt	220	170	125	110	60	40	40
Vers. 71 Abb. 80 u. 81	Pericarditis tuberculosa chronica partim fibrosa partim caseosa	Josef L.	8 J.	Holoptische Sektion	frontal	—	112	119	92	109	12	3	3

Die Untersuchungen der Perikarditisfälle wurden so ange-stellt, daß an dem Herzbeutelvolumen nichts geändert wurde. Meistens blieb der Herzbeutel überhaupt unberührt und die Fixierung des Herz-beutelinhaltes war den in die Arterien und Venen injizierten Formol-mengen überlassen. In einzelnen Fällen wurde, sowie es auch WILLIAMSON getan hat, eine geringe Menge des Exsudates mit der Injektionsspritze entfernt und ebenso viel Formol nachgespritzt; in einem Fall (Kind) wurden sogar die gesamten Bauchorgane in continuo entnommen und ohne Injektion unverändert zur Härtung direkt in Formollösung eingelegt.

Das Gefäßsystem wurde von der Carotis communis dextra und Vena jugularis interna dextra mit 20—30%iger Formollösung injiziert. Dabei wurde im Venensystem ein höherer Druck vermieden, um das Lumen

| Dist.: Diaphr.-Vorhof | Cavahöhe | | Diaphr.-Valv. Eust. | | Venae hepaticae | | | | | | Leber | Resultat |
| | | | | | Ostien | | | Lage zum Zwerchfell | | | | |
	links	rechts	links	rechts	links	rechts	Sa.	links	Mitte	rechts		
13	8	8	7	7	17 × 6 102	18×15 270	372	+ 9	—	— 2	Leberstau-ung r. mehr. FlacheDelle der Leber-oberfläche	L. Hep. ost. schlitz-förmig, Verengung durch Druck zu ver-stärken. Ost. d. r. Hep. kreisrund. Querovale Form d. Cavaquerschnittes oberhalb d. Hepat.-Einmündung durch Vorw. d. vord. Cava-wand nach hinten. Flache Cava - Vor-hofdelle, langgestr. Vorhofeinstülpung
—	10	4	— 2	— 4	20×17 140	21×16 336	476	+ 2	—	— 3	Leberstau-ung. Facies superior abgeflacht	Cava inf. von links her durch einen Sporn eingeengt. (Horiz. Adhäsions-stränge). Valvula Eust. unterhalb d. Zwerchfellniveaus. Verziehung d. Cava nach r. und unten. Venae hep. weit
ca. 15	15	7	14	14	10×11 110 m, 14×7 98	20×11 220	478	+ 4	— 1	+ 3	Leberstau-ung tiefe Impr. in d. Umgebung des Lgt. susp.	Vorh. u. Cava inf. gut gewölbt in ihrer Wand verstärkt, rigid durch org. fibr. Exs. V. hep. ost. nicht nachweis-lich verengt. Bei Herunterdrücken d. Diaphr. läßt sich d. l. Hep. ost. durch Druck verengen
— [1]	— [1]	— [1]	+ 1	— 1	20×18 360	20×15 300	660	— 1	—	+ 2	Leberstau-ung mit be-ginnender Regenerat.	Auffallende Weite der Vorhöfe, namentlich rechts, der Cava und Lebervenen. Von Käse und Schwar-ten umschlossene Ventrikel eng

[1]) Wegen schwartiger Umscheidung nicht zu bestimmen.

nicht künstlich zu erweitern und eine etwa vorhandene Impression wieder auszugleichen. Bezüglich der näheren Details verweisen wir auf die angeführten Protokolle.

In ähnlicher Weise ist KOCH bei seiner „holoptischen Sektions-methode" vorgegangen, bei der im Gegensatz zu der von uns verwendeten Methode die enthäutete knöcherne Brustwand mitgeschnitten wurde. Nach dem Erscheinen des KOCHschen Atlas haben auch wir in einigen Fällen die holoptische Sektion zur Untersuchung verwendet.

Schließlich mußten wir uns, wie bereits eingangs auseinandergesetzt wurde, bei der Untersuchung der pathologischen Präparate auf viel kompliziertere Verhältnisse gefaßt machen, als wir sie im Versuch ge-funden haben. Denn nur selten wird ein unter Druck stehender, frischer entzündlicher Erguß im Perikard ohne sonstige pathologische Veränderungen zur Sektion kommen. Häufig werden sich auch Veränderungen an den Klappen und im Herzfleisch, eventuell auch in den Lungen entwickelt haben, bevor der Tod eintritt oder es wird infolge einer chronischen Entzündung des Herzbeutels durch partielle Organisation des Exsudates eine Versteifung des Herzbeutels und besonders der Herzoberfläche zustande gekommen sein. Und alle diese pathologischen Prozesse werden, wie die ihm zugrundeliegenden morphologischen Befunde, den Stauungstypus wesentlich beeinflussen. Nur durch sorgfältige Analyse des einzelnen Falles mit besonderer Berücksichtigung der Anamnese werden wir solche Objekte verstehen können (Tab. 13).

Der Einfachheit halber beginnen wir mit einem Fall, bei dem der unter Druck stehende Erguß im Perikard sehr rasch ohne andere Komplikationen entstanden ist. Es handelt sich nicht um einen entzündlichen Erguß, sondern um eine Herztamponade durch ein in den Herzbeutel durchgebrochenes Aneurysma dissecans der Aorta (Fall 29, Anton K., 59 Jahre).

Aortenruptur — Herztamponade (Erwachsener).

Fall 29. Anton K., 59 Jahre alt, Portier.

Klinische Diagnose: Vitium cordis.

Anatomische Diagnose: Aortenruptur, Herztamponade.

Auszug aus den Krankengeschichten der Kliniken WAGNER-JAUREGG und CHVOSTEK.

Anamnese: Patient wurde am 26. 2. 1924 in dirilantem Zustand von der III. med. Klinik auf die psychiatrische Klinik transferiert.

Der interne Befund war: Herz perkutorisch nach allen Richtungen, namentlich nach links vergrößert, über der Spitze ein systolisch-diastolisches Geräusch, über der Aorta ein diastolisches Geräusch, Andeutung von Pulsus celer. Über der Lunge diffuses Giemen. Links hinten unten Schallverkürzung.

Sehr große derbe Leber, Ödeme der unteren Extremitäten, petechiale Blutungen an beiden Unterschenkeln. Diagnose: Mitralinsuffizienz und Stenose des Ostiums, Aortensuffizienz.

Decursus: Der Patient zeigt an der psychiatrischen Klinik wechselnde Zustandsbilder und stirbt am 31. 3. 1924 plötzlich unter den akut zunehmenden Erscheinungen von Kreislaufschwäche.

1. 4. 1924. Vormittags Obduktion: Thorax und Abdomen werden eröffnet.

Der noch geschlossene Herzbeutel ist prall gefüllt und wölbt sich caudal durch das Diaphragma mächtig vor. Er zeigt eine schwärzlichblaue Farbe. Es wird ein Hämatoperikard vermutet.

6 Uhr nachmittags. Allmähliche Injektion von etwa 3 Liter Formol-Chlorzinklösung von der Vena cava inferior und der Arteria carotis comm. dextra aus. Herzbeutel vollkommen intakt gelassen.

4. 4. 1924. 6 Uhr nachmittags werden Brust- und Bauchorgane im Zusammenhang herausgenommen und in 95%igen Alkohol gelegt. Herzbeutel erweist sich prall gespannt.

Präparat von vorne (Abb. 64).

Herzbeutelmaße: Diagonal 260 mm, quer 160 mm.

Herzmaße: Diagonal 155 mm, quer 110 mm.

Herzbeutelraummaße:

Distanz von der Herzspitze zum Herzbeutel 50 mm.

,,   vom rechten Seitenrand des rechten Vorhofs 20 mm.

,,   ,,   ,,   Ventrikel bis zum Zwerchfell 40 mm.

Herzbeutelinhalt: Blut.

Präparat von vorne:

Distanz vom Zwerchfell zum Vorhof 24 mm.

Cavahöhe linker Rand 15 mm.

,,   rechter Rand 9 mm.

Die Cava inferior *(C. i.)* ist in ihrem intraperikardialen Verlaufsstück in anteroposteriorer Richtung mäßig stark abgeflacht. Der rechte Rand *(F. t.)* ist bandartig zugeschärft und setzt sich ohne Grenze nach aufwärts in den ebenfalls bandartig zusammengepreßten rechten Anteil des rechten Vorhofs fort. Der linke Cavarand *(F. l. i.)* ist durch den kräftigen Fasciculus limbicus inferior verstärkt und ist mehr rundlich. Der ,,sub-Eustachian-Sinus'' (KEITH) ist von links und vorne ebenfalls stark eingedrückt *(s. V. D.).* Die in den Experimenten meist deutlich zur Ansicht gekommene Plica for. pro vena cava ist hier nicht deutlich, denn die Vorderwand der Cava inferior ist im vorliegenden Fall nicht nach unten in das Foramen prolabiert, sondern wie ein Zelt über das Foramen gegen den besonders stark komprimierten glatten Vorhofsteil *(S.)* nach oben gespannt. Die vordere Wand des rechten Vorhofes ist eingedrückt, konkav, sein rechter Seitenrand springt als scharfe Leiste *(M. d. a.)* vor. Die Cava superior *(C. s.)* ist in anteroposteriorer Richtung stark flach gedrückt. Die Aorta knapp vor dem Abgang der Gefäße weist eine taubeneigroße Delle auf. Die nach rechts gewendete Wand des intraperikardial gelegenen Abschnittes der Aorta ascendens zeigt eine walnußgroße tiefe Delle *(Du. a.).* Die Vorderwand der Aorta ist von besonders reichlichem subepikardialen Fett bedeckt. Die Vorderwand der Aorta ascendens *(Ao. asc.)* ist ziehharmonikaartig in Falten gelegt, man sieht drei tiefe, schrägverlaufende Furchen (s. Abbildung). Sie sind dadurch entstanden, daß der Arcus aorte in caudaler Richtung herabgedrückt wurde. An der kranialsten Furche zeigt sich eine feine, etwas unregelmäßige, spaltförmige Kontinuitätstrennung des Epikards *(Rupturstelle = R.).* Das Myokard ist durch das reichliche subepikardiale Fettgewebe bedeckt. Oberhalb der Rupturstelle ist ein, an der Konkavität des Arcus reichlich ausgebildetes, zwischen Media und Adventitia der Aorta gelagertes Hämatom *(H.)* sichtbar (Aneurysma dissecans). Auch die Arteria pulmonalis *(A. p.)* ist in anteroposteriorer Richtung stark abgeplattet.

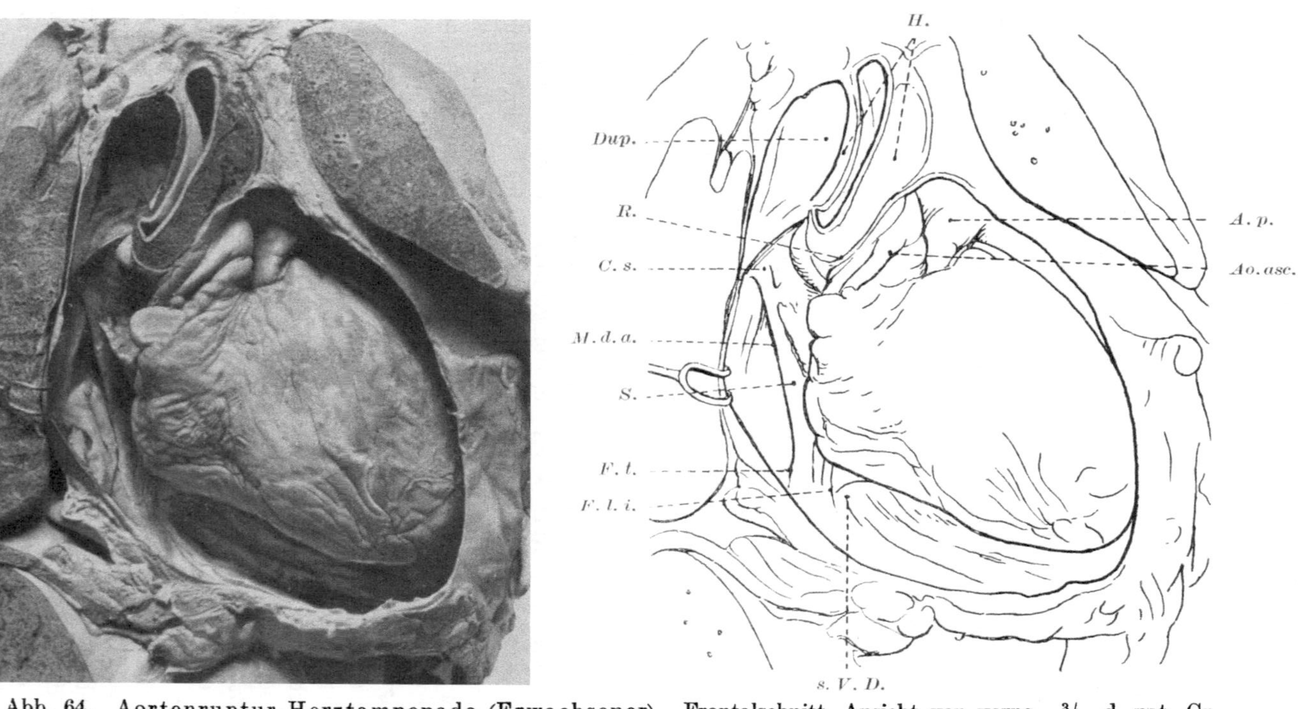

Abb. 64. Aortenruptur-Herztamponade (Erwachsener). Frontalschnitt, Ansicht von vorne. $^3/_{10}$ d. nat. Gr.

M. d. a. Margo dexter atrii. *F. t.* Fasciculus terminalis (rechter Cavarand). *F. l. i.* Fasciculus limbicus inferior (linker Cavarand). *s. V. D.* Seitliche Vorhofsdelle. *S.* Glatter Vorhofsanteil. *C. s.* Cava superior. *Dup.* Recessus des Herzbeutels nach oben rechts von der Aorta. *Ao. asc.* Aorta ascendens. *R.* Rupturstelle der Aorta. *H.* Hämatom des Aneurysma dissecans. *A. p.* Arteria pulmonalis.

Präparat von hinten (Abb. 65).

Distanz vom Zwerchfell zur Valvula Eustachii links 15 mm,

„   „   „   „   „   „   rechts 15 mm,

d. h. die Valvula Eustachii ist durch die über ihr Niveau nach rückwärts vorgewölbte Vorhofeinstülpung herabgedrückt.

Die Cava inferior *(C. i.)* ist knapp unterhalb der Valvula Eustachii enorm erweitert, dabei zylindrisch. Die Erweiterung betrifft besonders die Gegend der Einmündung der ebenfalls erweiterten Vena hepatica sinistra *(V. h. s.)*.

Venae hepaticae: rechts, oberer Rand des Ostiums 3 mm ober-

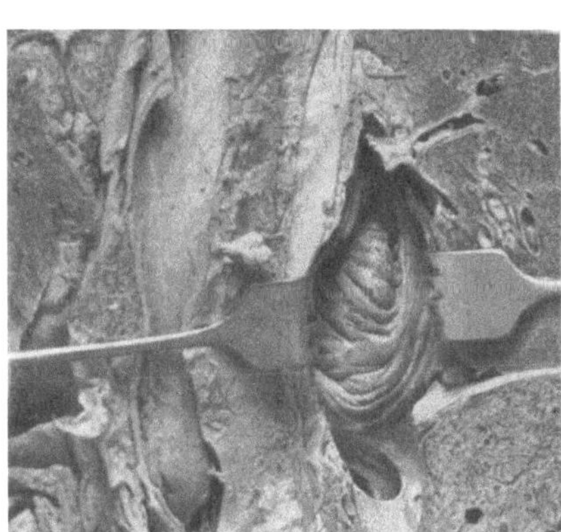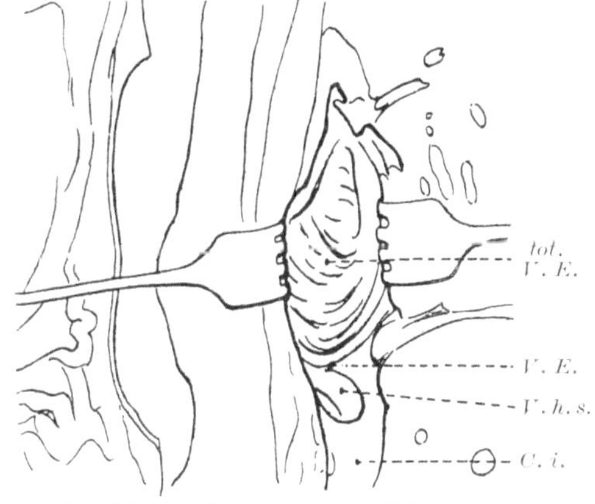

Abb. 65. Aortenruptur-Herztamponade (Erwachsener). Ansicht von rückwärts nach Frontalschnitt und Eröffnung der Cava inferior und des rechten Vorhofs von hinten. $^1/_4$ d. nat. Gr.

V. h. s. Vena hepatica sinistra. *C. i.* Cava inferior. *V. E.* Valvula Eustachii. *tol. V. E.* Totale Vorhofseinstülpung.

halb des Zwerchfells; links, oberer Rand des Ostiums 3 mm unterhalb des Zwerchfells.

Die Vena cava inferior ist durch die eingestülpte vordere Vorhofswand ebenso wie die Valvula Eustachii nach hinten verdrängt gleichzeitig stark verlängert (DE = 15).

Der auch sonst beobachtete nach hinten konvexe Bogen des sub-valvulären Anteils der Vena cava ist hier besonders stark ausgeprägt. Sei es infolge Herabdrücken der Valvula Eustachii, sei es durch die Druckerhöhung im Cavarohr, das dadurch verlängert wird. (Vgl. diese Verhältnisse bei der Tricuspidalinsuffizienz.)

Linkes Hepatica-Ostium 26 × 13 mm,

rechtes Hepatica-Ostium 45 × 23 mm.

Der untere Rand des rechten Hepaticaostiums liegt um 5—6 mm tiefer als der untere Rand des linken Hepaticaostiums.

Hintere und vordere Vorhofwand berühren sich, die Vorderwand des Vorhofs ist als Ganzes nach rückwärts in das Vorhoflumen eingestülpt

und gleichzeitig etwas nach abwärts gedrängt *(totale Vorhofeinstülpung =
(tot. V. E.).* Die stark ausgebildeten Mm. pectinati verlaufen daher
nicht rein horizontal, sondern in einem leicht nach unten konvexen
Bogen. Die Valvula Eustachii ist caudalwärts verlagert. Eine Unter-
scheidung von langgestreckter und kugeliger Einstülpung an der Vorhofwand des Atriums ist nicht möglich, da diese eben als Ganzes eingestülpt ist. Durch die also im Zentrum des Vorhofs erfolgte Unterbrechung
des Blutstromes ist es zu Stauung und daher zu einer Erweiterung der
Vena cava inferior und der Venae hepaticae gekommen.

Bereits ROSE hat bei der ersten Beschreibung der Herztamponade
der Abflachung der großen Gefäße Erwähnung getan. Tatsächlich zeigt
aber auch unser Fall ganz andere morphologische Verhältnisse als
wir sie erwartet und in den meisten Versuchen gefunden haben.
Die Vena cava inferior ist von vorne kaum eingedrückt, ja sie ist
in ihrem subvalvulären Anteil enorm erweitert, ebenso sind die Venae
hepaticae erweitert und nicht enger, wie wir es hätten erwarten sollen.
Dafür ist aber statt der einzelnen Einstülpungen der Vorhofwand, wie
sie bei den meisten Experimenten beschrieben wurde, eine Totaleinstülpung der ganzen vorderen Vorhofwand bis zur Berührung mit der Hinterwand, ferner eine Einstülpung des Sinus valvulae Eustachii (KEITH) mit der
Valvula selbst in den Bulbus venae cavae entstanden. Der unter arteri-
ellem Druck stehende Herzbeutelinhalt hat eben den rechten Vorhof
so stark komprimiert, daß allem Anschein nach kein Blutstropfen mehr
in sein Lumen eindringen konnte und sich alles Blut in den beiden Hohlvenen vor dem Eintritt in den Herzbeutel anstauen mußte. Daher
auch die Erweiterung der Vena cava inferior und der Ostien der Lebervenen, die hier unterhalb des Zwerchfells gelegen sind (hinuntergedrückt?)
und vor dem Druck des Hämatoperikards durch das Leberparenchym
geschützt waren. So erklärt sich auch das Fehlen der Plica foraminis
pro vena cava, da eine Einstülpung der vorderen Cavawand in das
Foramen nach unten durch die strotzende Füllung der extraperikardialen Cava verhindert wurde.
Diese Art der Stauung vor dem rechten Vorhof, bei der das
Passagehindernis gewissermaßen zentral im rechten Vorhof
selbst angreift (hier durch Kompression) und bei der sich die Stauung
in gleicher Weise von diesem Zentrum nach der Peripherie fortpflanzt,
wollen wir hier und später den „zentralen Herzstauungstypus‘‘
oder „Vorhofsstauungstypus‘‘ nennen[1]).

Wir schließen die Untersuchung eines Falles mit chronischer und
rekrudeszierender Perikarditis an. Wegen der infolge der chronischen
Entzündung zu erwartenden größeren Rigidität der Wand des Cavum
pericardiale werden sich gewisse Abweichungen von den Resultaten der
Versuche ergeben (Vers. 51, Abb. 66—68).

---

[1]) Vgl. auch Arten von Herzinsuffizienz bei A. FRÄNKEL.

Pericarditis haemorrhagica (Erwachsener).

Fall 51. Ignaz S., 49 Jahre, verh., Oberkellner.

Klinische Diagnose: Diffuse Aortenerweiterung, Dilatatio cordis, vielleicht perikardialer Erguß, Stauungsorgane.

Anatomische Diagnose: Pericarditis haemorrhagica.

Auszug aus der Krankengeschichte der I. med. Klinik — WENCKE-BACH. Aufnahme am 19. 5. 1924.

Anamnese: Familienanamnese und vorherige Erkrankungen belanglos. Jetzige Erkrankung beginnt vor 3 Wochen plötzlich. Beim Aufstehen morgens empfindet er starkes Druckgefühl in der Oberbauchgegend. Seit 2 Wochen kann er seinem

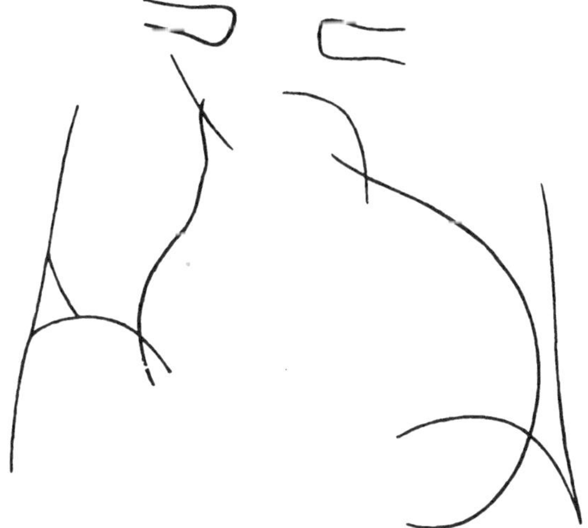

Abb. 66. Pericarditis haemorrhagica recrudescens (Erwachsener). Orthodiagramm.

Beruf nicht mehr nachgehen. Seine Hauptbeschwerden sind derzeit: Druckschmerz in der Oberbauchgegend, geschwollene Füße und Schlaflosigkeit. Alkohol: 4 Glas Bier pro Tag. Oberkellner! Venerische Affektionen: Geschwür am Glied operativ entfernt, keine Salvarsankur.

Stat. praes.: Mittelgroßer Patient von kräftigem Knochenbau und schwächlicher Muskulatur, Oedema an den unteren Extremitäten und in den Bauchdecken, blasse Cyanose. Temp. 37,5. Art. radialis: Wand nicht verdickt, verläuft gerade, Pulswelle klein, Blutdruck 95 mm Hg, Frequenz 112 rhythmisch. Lungen: Hinten unten links respiratorisch wenig verschieblich, daselbst starkes deutliches bronchiales Atmen. Rechts hinten unten Atemgeräusch stark abgeschwächt. Stimmfremitus und Bronchophonie rechts hinten unten abgeschwächt. Herz: Siehe Orthodiagramm (Abb. 66). Herzspitzenstoß diffus verbreitert, reicht bis in die vordere Axillarlinie; Herzgröße perkutorisch: Mr = 4 cm, Ml = 8½ cm, starke Pulsation der Aortengegend und im Jugulum, Verbreiterung der Mitteldämpfung. Über dem ganzen Herzen sehr dumpfe Töne, keine Geräusche. Abdomen: Über das Thoraxniveau vorgewölbt, keine Flankendämpfung. Leber: Reicht vom oberen Rand der 5. Rippe bis 2 Querfinger oberhalb des Nabels. Oberfläche glatt, Rand stumpf.

Patellarsehnenreflexe rechts nicht, links schwer auslösbar. Babinski negativ. Harnbefund: Albumen in Spuren positiv, keine Erythrocyten, reichlich Leukocyten. Röntgenbefund (Dr. HITZENBERGER): Hochgradige Vergrößerung des Herzens, besonders seines linken Anteils. Hochgradige Vergrößerung des linken Ventrikels, auffallend schwache Pulsation. Hochstand des rechten Diaphragmas (Leber), keine Zeichen einer besonderen Lungenstauung.

Decursus: 25. 5. Wassermann negativ.

Behandlung mit Herzmitteln, Diuretica und Aderlaß. Die Diurese wird besser, die Leber wird 2—3 Querfinger kleiner.

5. 6. 1924. Röntgen: Das Bild des Herzens hat sich im Prinzip nicht geändert. Keine Symptome, die mit Sicherheit einen perikardialen Erguß beweisen würden (HITZENBERGER).

12. 6. 1924 ziemlich unerwartet Exitus unter Erscheinungen von zunehmender Kreislaufschwäche.

Obduktion (Dr. FELLER): Nach Eröffnung des Thorax stark dilatierter und vorgewölbter Herzbeutel; 20 ccm blutig gefärbter Flüssigkeit werden mit der Rekordspritze aspiriert und ebenso viel Formol injiziert. Verschluß des Einstichs. Injektion von 20⁰/₀igem Formol in die Vena jugularis und in die Carotis dextra nach Ligatur der Vena cava inferior unterhalb der Leber sowie der linksseitigen Halsgefäße.

Präparat.

22. 7. 1924. Frontalschnitt, Ansicht von vorne (Abb. 67):

Herzbeutelmaße: Diagonal 180 mm, quer 160 mm, horizontal 190 mm, Maße infolge der weit ventral gelegenen Schnittebene eher zu klein.

Herzmaße: Diagonal 110 mm?, quer 100 mm (unverläßlich, weil das Herz quer getroffen ist).

Herzbeutelraummaße:

Distanz von der Herzspitze zum Herzbeutel 60 mm.

„   „   „   „   zur rechten Seitenwand 15 mm.

„   zum Zwerchfell 50 mm.

Durch den Frontalschnitt ist der linke Ventrikel *(V. s.)* eben, der rechte *(V. d.)* in größerer Ausdehnung eröffnet. Der rechte Vorhof ist noch nicht getroffen. Der Herzbeutelraum ist zum größten Teil von einer koagulierten blutähnlichen Masse erfüllt. Hellere, graue, faserige Massen bedecken die Herzoberfläche. Von ihnen ziehen an verschiedenen Stellen, namentlich an der Unterfläche des rechten Ventrikels septenartige Züge zum Perikard. Die Fibrinauflagerungen *(F.)* von Epi- und Perikard sind nicht abzukratzen, also organisiert. Durch sie erscheint das Oberflächenrelief namentlich über dem rechten Vorhof, über der Cava inferior *(C. i.)* und über der Herzkrone undeutlich.

Vena cava inferior von vorne:

Distanz vom Zwerchfell zum Vorhof etwa 20 mm.

(Grenze wegen der Fibrinauflagerung nicht sicher erkennbar.)

Cavahöhe: Linker Rand 15 mm, rechter Rand 5 mm.

Der ganze zum Zwerchfell ziehende Anteil des Herzens (Cava + unteres Vorhofsegment) etwa 75 mm breit und zeigt deutlich eine anteroposteriore

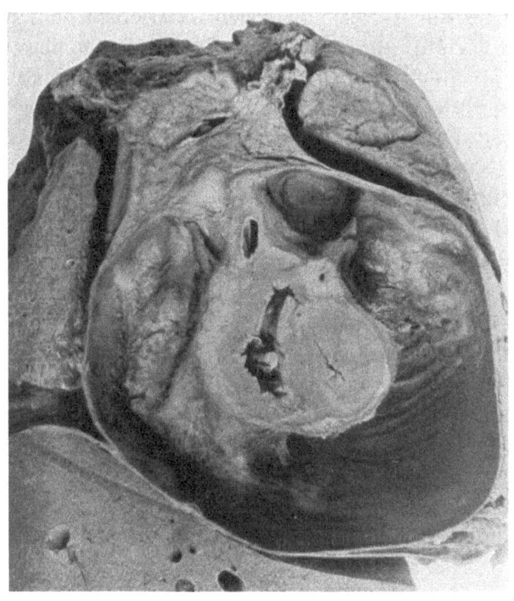

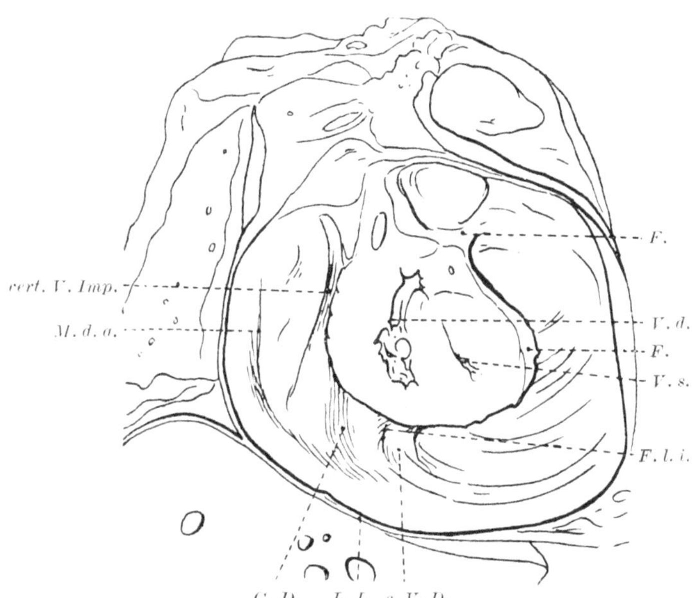

Abb. 67. Pericarditis haemorrhagica recrudescens (Erwachsener). Frontalschnitt, Ansicht von vorne. $^1/_3$ d. nat. Gr.

V. d. Rechter Ventrikel. *V. s.* Linker Ventrikel. *F.* Fibrin in Organisation. *C. D.* Cavadelle. *F. l. i.* Fasciculus limbicus inferior (linker Rand der Cavadelle). *s. V. D.* Seitliche Vorhofsdelle. *vert. V. Imp.* Vertikale Vorhofsimpression. *M. d. a.* Margo dexter atrii. *L. I.* Leberimpression.

Abplattung. An der Grenze zwischen mittlerem und linken Drittel dieses Stückes verläuft annähernd kraniocaudal eine abgerundete Leiste *(F. l. i.)*, entsprechend dem linken Rand der Cava inferior, der durch den Fasciculus limbicus inferior verstärkt ist. Zu ihren beiden Seiten liegt je eine Delle; die rechte ist größer, breiter und flacher. Die rechte Grube ist die Cavadelle *(C. D.)* und entspricht der kugeligen (resp. dreieckigen) Einstülpung der vorderen Cavawand. Die linke Grube ist der seitlich eingedrückte „sub-Eustachian-Sinus" *(seitliche Vorhofsdelle = s. V. D.)* und entspricht der seitlichen Vorhofseinstülpung (vgl. Vers. 59). Nach oben ist eine Abgrenzung zwischen Vena cava inferior und rechten Vorhof kaum möglich infolge Fibrinauflagerung. Sowohl die Vorhofwand, wie auch die Vena cava inferior fühlen sich derb an. Die nach vorne gewendete Fläche des Vorhofs und der Vena cava superior ist unregelmäßig höckerig und eingedrückt *(vertikale Vorhofsimpression = vert. V. Imp.)*. Der rechte Seitenrand des rechten Vorhofs ist in eine scharfe Kante umgewandelt *(M. d. a.)*, die aber weniger scharf ist, als bei der Herztamponade. Länge dieser Kante 65 mm.

Präparat von hinten (Abb. 68).

Distanz vom Zwerchfell zum Ansatz der Valvula Eustachii links 3 mm; rechts 3 mm.

Die Vena cava inferior *(C. i.)* im obersten Abschnitt (Einmündung der Venae hepaticae) flacher und auch nach beiden Seiten ausgeweitet.

Vena hepatica dextra: Ostium 30 × 7 mm, oberer Rand 4 mm unter dem Zwerchfell; Vena hepatica sin.: Ostium 20 × 8 mm, oberer Rand 3 mm oberhalb des Zwerchfells.

Beide Ostien der Venae hepaticae auffallend schlitzförmig, besonders das rechte (aus der Abbildung nicht zu entnehmen). Die Valvula Eustachii *(V. E.)* ist sehr niedrig, nach oben mehr konkav als sonst. Deutliche Einstülpung der vorderen Vorhofswand, welche 20 mm oberhalb der Valvula am stärksten ist und sich über deren Niveau vorwölbt *(tot. V. E.)*. Höher oben ist die vordere Vorhofwand zwar ebenfalls der hinteren genähert, jedoch weniger als supravalvulär. Unterhalb der Valvula Eustachii findet sich eine mediale annähernd dreieckige Vorwölbung der vorderen Cavawand, der „Cavadelle" entsprechend, *(kug. C. E.)* und eine links davon gelegene mehr langgestreckte, die seitliche Vorhofeinstülpung, dem „sub Eustachian-Sinus" entsprechend *(s. E.)*. Der von der Perikardialhöhle aus gegen das Zwerchfell vor dem Foramen quadrilaterum drückende Finger findet wenig Widerstand und ist ohne weiteres imstande, sowohl die Vena cava oberhalb der Einmündung der linken Vena hepatica, als auch besonders das Ostium der letzteren zu verengern. Das Ostium der Vena hepatica dextra wird nicht erreicht. Die Vena cava inferior zieht in einem flachen Bogen zum Foramen quadrilaterum nach oben und wird nur in ihrem letzten Anteil, der durch das Leberparenchym nicht mehr geschützt wird, vom

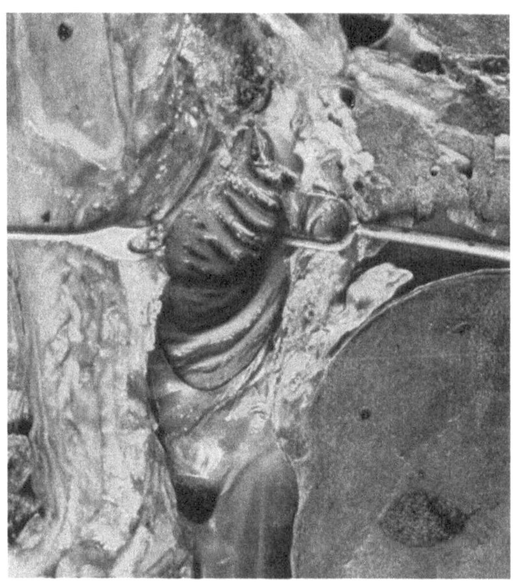

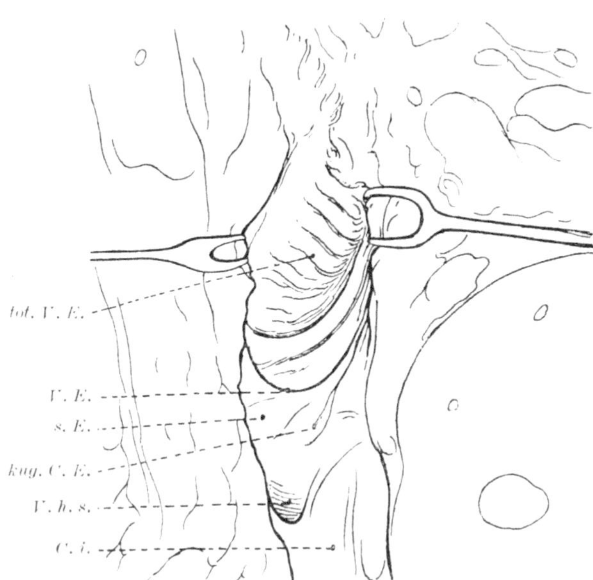

Abb. 68. Pericarditis haemorrhagica recrudescens (Erwachsener). Frontalschnitt, Ansicht von rückwärts (Cava inferior und rechter Vorhof von hinten eröffnet). $^4/_7$ d. nat. Gr.

C. i. Cava inferior. *V. h. s.* Vena hepatica sinistra. *kug. C. E.* Kugelige Cavaeinstülpung. *s. E.* Seitliche Einstülpung (sub-Eustachian-Sinus). *V. E.* Valvula Eustachii. *tot. V. E.* Totale Vorhofseinstülpung.

perikardialen Exsudat nach hinten eingedrückt *(Cavaeinstülpung = C. E.)* [vgl. Transversalschnitt 13 d und 55]. Die Leber zeigt an der Facies superior des linken Leberlappens eine starke Eindellung *(L. I.)*. Schwere, sehr gleichmäßige Stauung mit sehr breiten Acinuszentren und äußerst zahlreichen Stauungsbrücken, so daß die acinöse Struktur vollkommen verloren gegangen ist. —

Wie sich aus der Krankengeschichte ergibt, mußte die Perikarditis schon mindestens 4—6 Wochen bestanden haben, denn das Orthodiagramm hat sich innerhalb dieser Zeit nicht geändert. Man mußte also bereits Organisationsvorgänge des Exsudats annehmen, die sich einer Deformation des Herzens und der Gefäße im Sinne der Versuche hätten entgegensetzen können. Tatsächlich hat der autoptische Befund diese Annahme bestätigt. Trotzdem aber finden wir analoge Veränderungen wie im Experiment. Entweder waren die zustande gekommenen Veränderungen der das Cavum pericardiale auskleidenden Wände nicht stark genug, um dem Druck der perikardialen Flüssigkeit entsprechend Widerstand entgegenzusetzen, oder es ist die zur Zeit der akuten Exsudation entstehende Veränderung durch die nachträgliche Organisation des Exsudates in dieser Stellung fixiert worden. Nach der Anamnese wäre die Perikarditis in zwei Schüben zustande gekommen: nach einem akuten Auftreten der Herzbeschwerden vor 8 Wochen trat eine Remission ein, der dann 4 Wochen später wieder die schließlich zum Tode führende neuerliche akute Exazerbation folgte. Weiteres über rezidivierende Perikarditis und ihre Heilung s. S. 187 ff. u. 220.

Wenn auch die beobachteten Veränderungen vielleicht etwas weniger ausgesprochen sind als die in den Experimenten beschriebenen, so zeigen sie doch deutlich einen prinzipiellen Unterschied gegenüber dem Befund bei der Herztamponade. Bei dieser war der Vorhof durch Kompression unwegsam und die dahin zuleitenden Gefäße verhältnismäßig außerordentlich gut gefüllt. Die Stauung mußte sich also auf das Gebiet der Vena cava superior und inferior und auch auf das Gebiet der Venae hepaticae in gleicher Weise erstrecken. Gegenüber diesem „zentralen Herzstauungstypus" finden wir im vorliegenden Fall den Vorhof weniger komprimiert und noch wegsam. Die Passage durch die Vena cava inferior erscheint bedeutend mehr beeinträchtigt als die durch die Cava superior und innerhalb des Gebietes der Cava inferior ist das Gebiet der Venae hepaticae besonders verengt:

1. extrahepatisch durch die Einengung des Ostiums, und zwar durch die kugelige und durch die seitliche Einstülpung;

2. intrahepatisch durch die Eindellung der Leberoberfläche und Kompression der horizontal verlaufenden linken Lebervene von oben her[1]).

---

[1]) Die dritte Art der Einengung (Abflußhinderung aus den Lebervenen durch Vorlagerung der Cavaeinstülpung vor ihr Ostium) wurde in den pathologischen Fällen nicht beobachtet und ist uns nur aus dem Experiment bekannt.

In diesem Fall greift die Stauung peripher vom Zentrum des Vorhofs an den verschiedenen zuführenden Gefäßen in verschiedenem Ausmaß an. In der Folge soll dieser Stauungstypus als „peripherer Herzstauungstypus" oder „Venenstauungstypus" bezeichnet werden.

Die vergleichende Betrachtung weiterer Fälle von Pericarditis exsudativa wird uns mit diesem Stauungstypus noch vertrauter machen (Fall 60, Abb. 69 und 70).

Empyem des Herzbeutels bei einem Kinde.

Fall 60. Margarete Z., 3 Monate alt, gest. 30. 4. 1924 (Zentralkinderheim). Stirbt bald nach der Aufnahme, keine klinische Beobachtung.

Klinische Diagnose: Lungenentzündung (Bauchfellentzündung?).

Anatomische Diagnose: Lobuläre Pneumonie in den Unterlappen beider Lungen mit fibrös eitriger Pleuritis, besonders rechts. Empyem des Herzbeutels. Parenchymatöse Degeneration der Organe.

5. 5. 1924. Da die Perikarditis nicht diagnostiziert war, wurde der Herzbeutel an der Spitze inzidiert. Es entleerten sich etwa 2 ccm dickflüssiger Eiter. Die Öffnung wurde sofort verschlossen und die verloren gegangenen 2 ccm Exsudat durch 2 ccm $10^0/_0$ Chlorzinkformollösung ersetzt. Dann wurde Chlorzinkformol von der Vena jugularis dextra und von der Carotis dextra aus in die herausgenommenen Brusteingeweide eingespritzt. Auch bei guter Füllung der Gefäße ist die Spannung des Herzbeutels gering.

Präparat.

21. 8. 1924. Herzbeutelmaße: Diagonal 45 mm, quer 45 mm.

Herzmaße: Diagonal 40 mm, quer 35 mm.

Herzbeutelraummaße:

Distanz von der Herzspitze zum Herzbeutel 0 mm.

„ vom rechten Vorhof zum Herzbeutel 4 mm.

„ „ „ Ventrikel im hinteren Anteil zum Herzbeutel 4 mm.

Der Herzbeutelraum von grauweißlichen bröckeligen Massen erfüllt, die an der Herzoberfläche größtenteils nur locker haften, zum Teil aber, namentlich über dem Cavavorhofsegment davon nicht abzukratzen sind. Vom Herzbeutel selbst lassen sich diese krümeligen Massen überall leicht entfernen.

Präparat von vorne (Abb. 69): [nach Abkappung der vorderen Perikardialwand, des linken Ventrikels *(V. s.)* und eines Teils des rechten Ventrikels *(V. d.)*]. Die Aorta *(Ao.)* ist nicht, die Pulmonalis *(A. p.)* dagegen stark eingedrückt. Auch das rechte Herzohr ist nicht abgeplattet. Die in den experimentell erzeugten Fällen beschriebene T-förmige Furche an der Vorderfläche des rechten Ventrikels ist hier nur undeutlich ausgebildet. Das Cavum des rechten Ventrikels ist bis auf einen Spalt verengt. Die vordere Fläche des rechten Vorhofs ist in ihren medialen

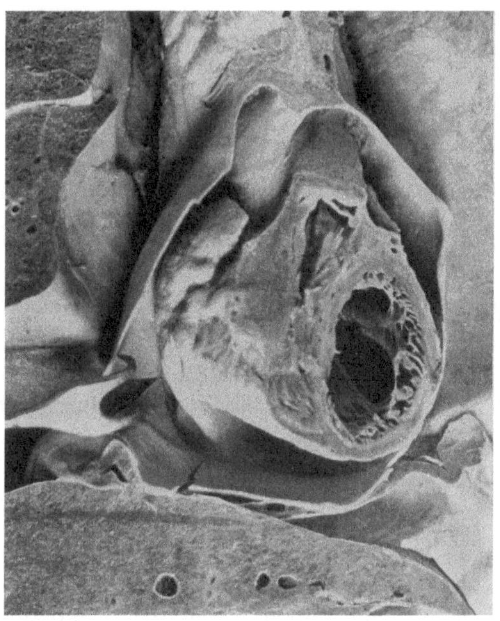

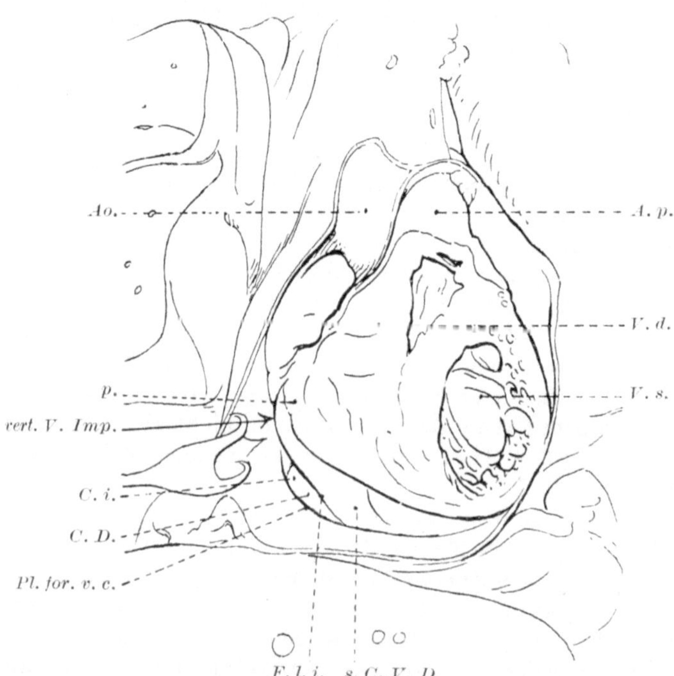

Abb. 69. **Empyem des Herzbeutels (Kind)**. Frontalschnitt, Ansicht von vorne.
Nat. Gr.

V. s. Linker Ventrikel. *V. d.* Rechter Ventrikel. *Ao.* Aorta. *A. p.* Arteria pulmonalis.
p. Musculi pectinati tragender Vorhofsanteil. *C. i.* Cava inferior. *F. l. i.* Fasciculus
limbicus inferior (linker Rand der Cavadelle). *C. D.* Cavadelle (dreieckig). *s. C. V. D.*
Seitliche Cava-Vorhofsdelle. *Pl. for. v. c.* Plica foraminis pro vena cava. *vert. V. Imp.*
Pfeil zur vertikalen Vorhofsimpression.

zwei Dritteln gut gewölbt *(mit Mm. pectinati versehener Anteil = p.)*. Durch eine tiefe vertikale Furche, welche die Mitte der Einmündungsstelle der Cava superior mit der rechten Hälfte der Cava inferior verbindet, ist dieser Teil von einem plattgedrückten rechtsgelegenen Drittel (glatter Vorhofteil) getrennt, auf der Abbildung durch den gewölbten Anteil *(p.)* überdeckt.

Der freie rechte Vorhofrand springt als rundliche Leiste in das Herzbeutelcavum vor und wird von einer Ausstülpung desselben von rückwärts her umfaßt. Die Cava superior *(C. s.)* ist zylindrisch.

Vena cava inferior *(C. i.)*: Ihre gesamte Breite beträgt 11 mm. Man unterscheidet an der vorderen Fläche eine rechts gelegene Grube von annähernd dreieckiger Gestalt *(C. D.)*, welche durch eine schräg von rechts oben nach links unten verlaufenden Leiste, den Fasciculus limbicus inferior *(F. l. i.)* von dem links gelegenen flach eingedellten „sub Eustachian-Sinus" und der etwas abgeplatteten linken Seitenwand der Cava inferior *(s. C. V. D.)* abgegrenzt wird. Am unteren Rand der Cavadelle findet sich eine zirkuläre Leiste als Grenze gegen das Diaphragma, welche dem vorderen Rand des Foramen pro vena cava entspricht *(Pl. for. v. c.)* und bereits an mehreren Präparaten oft in Form einer hohen halbmondförmigen Falte als Plica foraminis pro vena cava beschrieben wurde. Es ist hier, wenn auch in geringem Ausmaße, der unterste Teil der vorderen Cavawand mit seiner Epikardbekleidung gegen das Foramen quadrilaterum nach unten gedrückt. Die Grube im rechten Drittel der vorderen Cavawand geht nach aufwärts ohne Grenze in die vertikale Furche der vorderen Vorhofwand über.

Die Oberfläche des linken Leberlappens ist in den rückwärtigen Partien durch den vorgewölbten Herzbeutel etwas eingedrückt.

Präparat von hinten (Abb. 70): Unterhalb der Einmündung der Venae hepaticae ist die Vena cava inferior von zylindrischem Querschnitt. Oberhalb der Hepaticaostien erweitert sie sich etwas und nimmt im Durchschnitt eine mehr querovale Form an. Der unmittelbar unterhalb der Valvula Eustachii gelegene Teil der Vorderwand wölbt sich sogar flach nach rückwärts vor, so daß der Querschnitt des Lumens nierenförmig wird (vgl. Vers. 9). Diese flache Vorwölbung *(kug. C. E.)* reicht unter den oberen Rand des linken Hepaticaostiums herunter. Eine weitere Einengung des linken Hepaticaostiums *(V. h. s.)* ist bei Vergrößerung dieser Vorwölbung ohne weiteres verständlich. Hier ist durch die flache resp. geringere Vorwölbung der vorderen Cavawand die Form des Ostiums mäßig verändert, jedoch der Abfluß aus ihm bestimmt schon erschwert. Der kurze Durchmesser des bereits unter normalen Bedingungen schrägovalen linken Hepaticaostiums ist hier noch weiter verkürzt.

Vena hepatica-Ostium links 8 × 3 mm, oberer Rand 5 mm oberhalb des Zwerchfells. Vena hepatica-Ostium rechts 7 × 4, oberer Rand 3 mm unter dem Zwerchfell.

Distanz vom Zwerchfell bis zur Valvula Eustachii rechts 4 mm.

„   „   „   „ „   „   . „   links 4 „

Die Valvula Eustachii ist gefenstert, etwa 2 mm hoch und verläuft in einem stark nach unten konvexen Bogen. Der linke Rand der Valvula Eustachii fällt so steil ab, daß er mit der linken Seitenwand der Vená cava inferior einen sehr spitzen Winkel bildet, in welchen ein Zwickel der Vena cava inferior zu liegen kommt. Er entspricht dem am weitesten links gelegenen, gegen den übrigen Teil abgegrenzten

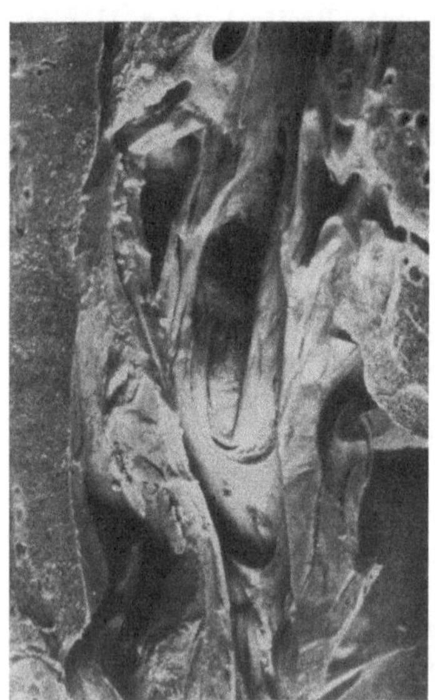
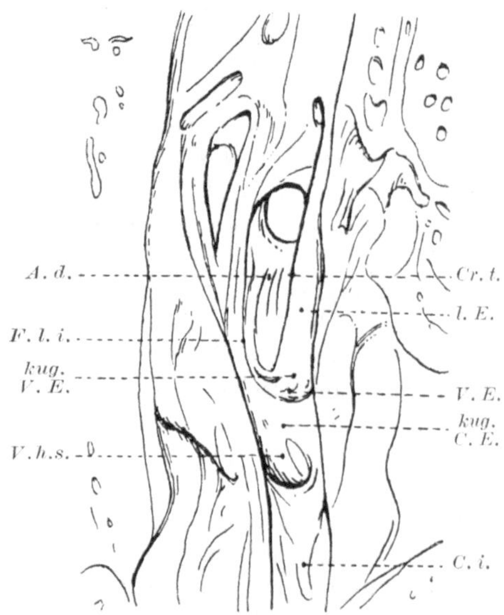

Abb. 70. Empyem des Herzbeutels (Kind). Frontalschnitt, Ansicht von hinten (Cava inferior und rechter Vorhof von hinten eröffnet). $^6/_5$ d. nat. Gr. C. i. Cava inferior. V. h. s. Vena hepatica sinistra. kug. C. E. Kugelige Cavaeinstülpung. V. E. Valvula Eustachii. kug. V. E. Kugelige Vorhofseinstülpung. F. l. i. Fasciculus limbicus inferior. Cr. t. Crista terminalis. l. E. Langestreckte Vorhofseinstülpung. A. d. Atrium dextrum (vordere Wand).

Streifen der Seitenfläche der Vena cava inferior unter dem „sub Eustachian-Sinus" (s. E.).

In dem von der Valvula Eustachii (V. E.) umsäumten Ausschnitt des rechten Vorhofs sieht man links von der Crista terminalis (Cr. t.) eine schmale mit Mm. pectinati versehene vertikale Vorwölbung (lang-gestreckte Vorhofeinstülpung = l. E.), durch welche die Crista vielleicht sogar etwas nach rechts verdrängt ist. Diese vertikale Vorwölbung entspricht der vertikalen Furche der vorderen Fläche des Vorhofes.

Links von der Crista terminalis (Cr. t.) ist die vordere Vorhofwand nach hinten leicht konvex vorgewölbt, ohne aber nach unten das Ende der Valvula Eustachii (V. E.) zu überschreiten. An dieser Vorwölbung (l. E.) sind die Mm. pectinati deutlich erkennbar. An dem linken Rand der langgestreckten Einstülpung springt ein vertikaler Muskelwulst stark vor *(Fasciculus limbicus inferior = F. l. i.).* Diese Vorwölbung setzt sich auch nach rechts mit einem ganz schwachen Wulst fort, der unter der Crista terminalis verschwindet.

Leber: Hochgradige Stauung. Die acinöse Struktur zum größten Teil verloren gegangen, es finden sich daselbst eingesunkene graurote Partien. —

Auch bei dieser eiterigen Perikarditis eines Kindes sehen wir gleichartige Veränderungen wie im vorigen Fall. Die Vena cava inferior ist von vorne und von der Seite etwas eingedellt, wobei der Fasciculus limbicus inferior als Grenze zu diesen beiden flachen Gruben dem Druck des perikardialen Exsudates Widerstand geleistet hat. Das Ostium der linken Vena hepatica ist eingeengt. Bei einer weiteren Zunahme des Exsudates wäre das linke Hepaticaostium noch mehr verengt worden. Ebenso zeigt der Vorhof die gewöhnliche vertikale Impression. Obwohl kein ganz frischer Prozeß vorliegt und schon eine beginnende Organisation nachzuweisen ist, finden wir alle im Experiment festgestellten Veränderungen wieder, freilich in etwas geringerem Ausmaß. Gegenüber dem vorhergehenden Fall ist die Cavadelle und die vertikale Vorhofimpression tiefer, weil bei der kürzeren Dauer der Exsudation und dem Mangel einer bedeutenderen Organisation die Gewebe nachgiebiger sind.

Es folgt ein weiterer Fall von Empyem des Herzbeutels bei einem Kinde (Vers. 63, Abb. 71—73).

Empyema pericardii (Kind).

Fall 63. Walter Cz., $3^1/_2$ Monate, geb. 11. 5. 1924, am 25. 5. 1924 im Zentralkinderheim aufgenommen.

Auszug aus der Krankengeschichte: Seit etwa 1 Woche unter den Erscheinungen einer Pneumonie erkrankt. Im Laufe der Beobachtung läßt sich beiderseitiges Empyem feststellen. Am 25. 8. Puls klein und frequent. Die Nacht über sehr unruhig, früh morgens plötzlich auffallende Blässe. Exitus.

Klinische Diagnose: Lungen-Rippenfellentzündung.

Anatomische Diagnose (Obduktion Dr. FELLER): Pneumonia lobularis confluens lobi inferioris pulmonis utriusque imprimis dextri; empyema thoracis bilaterale; empyema pericardii.

Hals-, Brust- und Bauchorgane in toto entnommen und ohne irgendwelche Manipulationen in $10^0/_0$ige Formollösung eingelegt. Nach 3 Tagen in $95^0/_0$igen Alkohol übertragen und in üblicher Weise der Herzbeutel durch einen Frontalschnitt eröffnet.

Präparat.

13. 10. 1924. Herzbeutelmaße: Diagonal 58 mm, quer 47 mm.
Herzmaße: Diagonal 49 mm, quer 33 mm.

Herzbeutelraummaße:

Distanz von der Herzspitze zum Herzbeutel 8 mm.

    ,,   vom rechten Vorhof zum Herzbeutel 0 mm.

    ,,   ,,   ,,   Ventrikel zum Herzbeutel 6 mm.

Der Herzbeutelraum ist von einer kompakten gelblichgrünen Masse (Eiter) erfüllt (Abb. 71). Das Exsudat läßt sich zum Teil entfernen, zum Teil haftet es bereits fest an der Unterlage, namentlich an der Herzoberfläche, in der Gegend des rechten Vorhofs und der Vena cava inferior.

Präparat von vorne (Abb. 72): Das rechte Herzohr nicht abgeplattet, an der Vorderfläche des rechten Ventrikels ist die öfters beschriebene

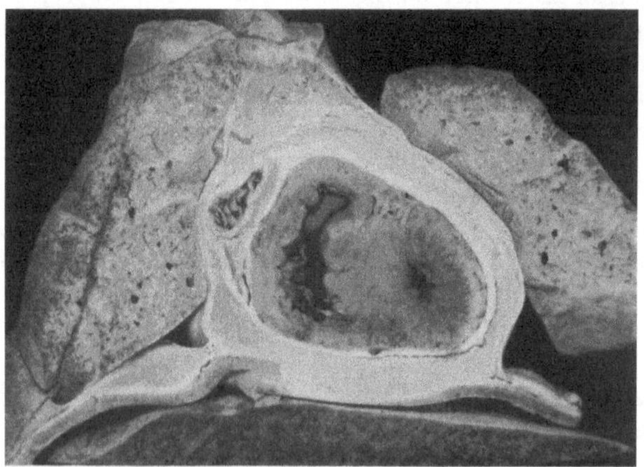

Abb. 71.   Empyema pericardii (Kind).   Frontalschnitt, Vorderansicht
(Exsudat im Herzbeutel belassen). $^3/_4$ d. nat. Gr.

T-förmige Furche undeutlich wahrzunehmen. Das Cavum beider Ventrikel stark verengt, ihre Wand hypertrophisch. Über die Vorderfläche des muskulären Anteils des rechten Vorhofs verläuft kraniocaudal eine flache Furche, sonst ist die Vorderfläche des rechten Vorhofs gut gewölbt. Die Grenze zwischen dem glatten Anteil und dem mit Mm. pectinati versehenen ist unscharf, da gerade über dem Vorhof ein festhaftendes fibrinös-eitriges Exsudat weitere Details nicht hervortreten läßt. In der Fortsetzung des rechten Randes der ganz leicht abgeplatteten Vena cava superior ist der rechte Vorhofrand etwas zugeschärft und wird durch eine Ausstülpung des Herzbeutels von hinten her umfaßt. Weiter nach abwärts ist der rechte Vorhofrand vollständig konvex und rundlich. Erst im untersten an die Einmündungsstelle der Vena cava inferior anschließenden Anteil tritt er wieder schärfer hervor und setzt sich in den rechten Rand der Vena cava inferior fort.

Vena cava inferior *(C. i.)*: Die gesamte Breite des Verbindungsstückes, das vom rechten Vorhof zum Diaphragma zieht, und aus Vena cava inferior und unterem Vorhofsegment sowie dem „sub Eustachian-Sinus" zusammengesetzt ist, beträgt 11 mm. Die Vena cava inferior ist nach rechts und links durch ihre durch den Fasciculus terminalis *(F. t.)* und Fasciculus limbicus inferior *(F. l. i.)* verstärkten Ränder

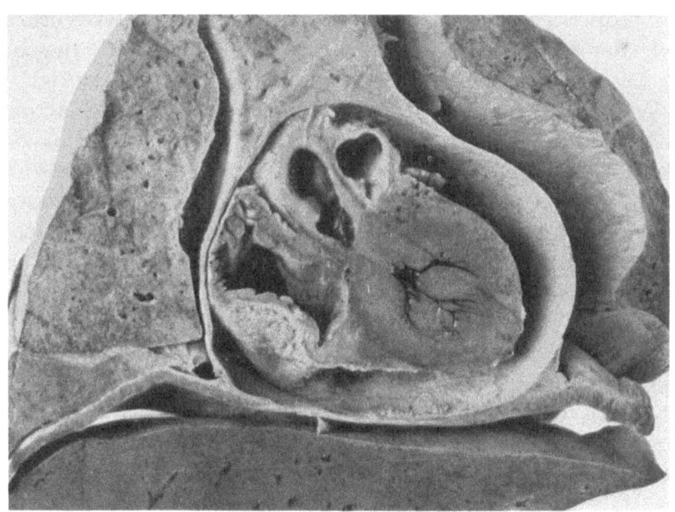

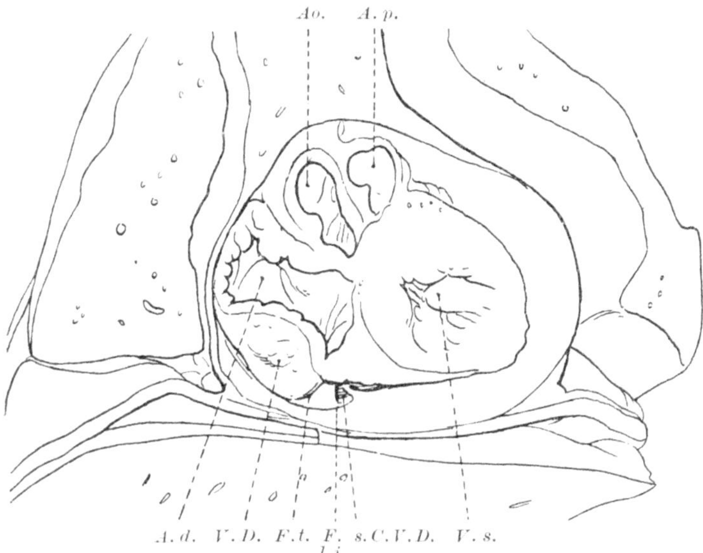

Abb. 72. Empyema pericardii (Kind). Frontalschnitt, Vorderansicht (Exsudat ausgeräumt.) $^{8}/_{7}$ d. nat. Gr.

F. t. Fasciculus terminalis.   F. l. i. Fasciculus limbicus inferior.   s. C. V. D. Seitliche Cava-Vorhofsdelle.   V. D. Vorhofsdelle.   A. d. Atrium dextrum.   V. s. Ventriculus sinister. Ao. Aorta.   A. p. Arteria pulmonalis.

deutlich abgegrenzt. Ihre vordere Wand ist flach und zeigt keine Delle. Unmittelbar oberhalb der Vena cava inferior findet sich an der Vorderfläche des rechten Vorhofs ein ziemlich tiefes Grübchen von einem Durchmesser von etwa 3 mm. Zu beiden Seiten sieht man als plumpe Wülste nach unten konvergierend die sich in die Cavaränder fortsetzenden Fasciculi. An Stelle der sonst öfters beschriebenen Cavavorhofsdelle findet sich hier eine isolierte Vorhofsdelle *(V. D.)* (ihr würde der kugelige Fortsatz des Herzbeutelausgusses entsprechen). Nach unten grenzt sich die Vena cava gegen das Diaphragma durch eine zirkulär an ihrer vorderen Zirkumferenz verlaufenden Furche entsprechend dem vorderen Rand des Foramen quadrilaterum ab *(Margo foraminis pro vena cava =* *M. for. v. c.).* Eine Plica foraminis pro vena cava ist nicht entstanden, da die vordere Cavawand weder nach rückwärts, noch nach unten verdrängt ist. Links vom Fasciculus limbicus inferior findet sich ein von vorne und von der Seite her leicht eingedelltes annähernd dreieckiges Feld, welches der seitlichen Cavawand und dem „sub Eustachian- Sinus" entspricht *(seitliche Cavavorhofsdelle = s. C. V. D.).*

Die Oberfläche der Leber ist durch den vorgewölbten Herzbeutel abgeflacht und im linken Lappen ein wenig eingedellt. Die Leber zeigt schwerste Stauungserscheinungen (Stauungsatrophie).

Präparat **von hinten** (Abb. 73): Unterhalb der Mündung der Venae hepaticae ist die Vena cava inferior zylindrisch, oberhalb davon verbreitert sie sich bedeutend und ist in dorsoventraler Richtung sehr stark abgeplattet *(kug. C. E.).* Der Querschnitt ist queroval mit großem queren und sehr kleinem tiefen Durchmesser. Die Abflachung der vorderen Cavawand reicht ungefähr bis in die Höhe der Grenze zwischen mittlerem und unterem Drittel des linken Hepaticaostiums *(V. h. s.).* Durch die Abflachung der vorderen Cavawand wird nicht nur der Tiefendurchmesser der Cava verringert, sondern auch das linke Hepaticaostium in anteroposteriorer Richtung verengt. Der kürzere Durchmesser des auch sonst ovalen linken Hepaticaostiums wird durch die Abflachung der vorderen Cavawand noch kürzer. Knapp oberhalb der Valvula Eustachii *(V. E.)* findet sich am Übergang der vorderen in die linke seitliche Wand der Vena cava inferior eine deutliche Vorwölbung *(s. E.),* welche der seitlichen Cavadelle entspricht.

Vena hepatica Ostium links 6 × 4 mm, oberer Rand 2 mm oberhalb des Zwerchfells; Vena hepatica Ostium rechts 7 × 4 mm, oberer Rand 3 mm unterhalb des Zwerchfells.

Die linke Vena hepatica setzt sich knapp vor ihrer Einmündung aus zwei etwa gleichstarken, großen Ästen zusammen.

Distanz vom Zwerchfell bis zur Valvula Eustachii rechts 8 mm.
     „   „   „   „   „   „   „   links 8 mm.

Die Valvula Eustachii ist gefenstert, etwa 1 mm hoch (im Maximum) und nach unten stark konvex. Der linke Rand der Valvula Eustachii bildet mit der linken Seitenwand der Vena cava inferior einen spitzen

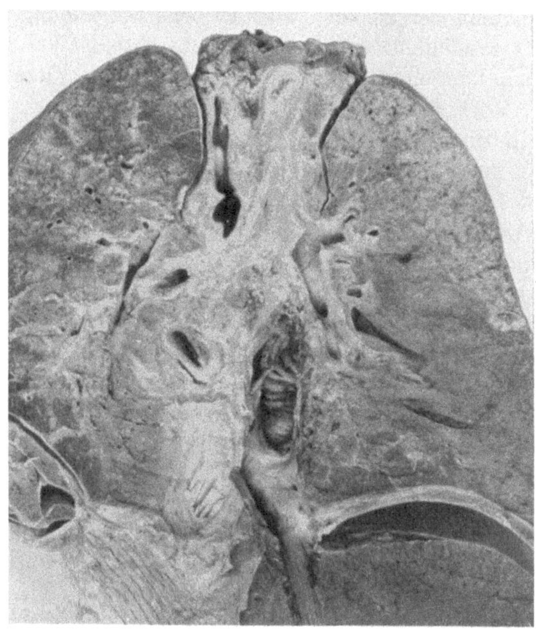

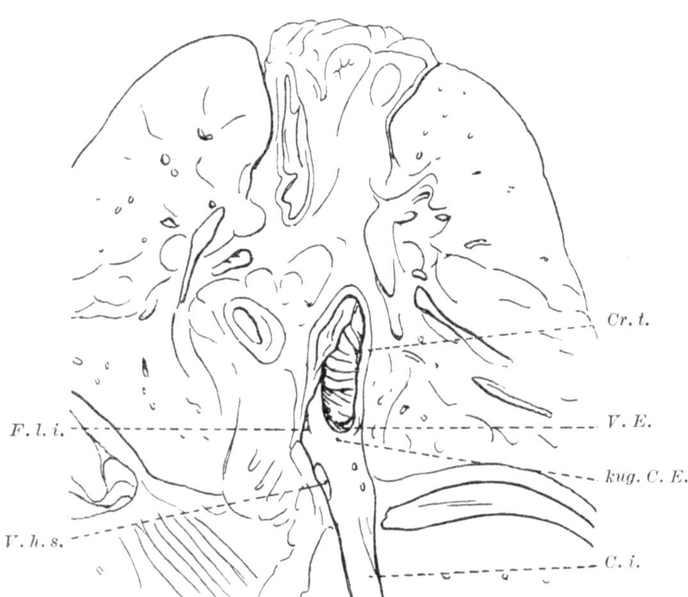

Abb. 73. **Empyema pericardii** (Kind). Frontalschnitt, Ansicht von hinten. $^8/_9$ d. nat. Gr.

C. i. Cava inferior. *V. h. s.* Vena hepatica sinistra. *kug. C. E.* Gegend der kugeligen Cava-einstülpung (hier nur Abflachung der vorderen Cavawand). *F. l. i.* Fasciculus limbicus inferior. *V. E.* Valvula Eustachii. *Cr. t.* Crista terminalis.

Winkel, in welchem sich die oben beschriebene Vorwölbung entsprechend
der seitlichen Cavadelle befindet. In dem oberhalb der Valvula Eustachii
gelegenen Vorhofausschnitt sieht man oberhalb der Mitte der Valvula
die kugelige Vorhofseinstülpung, hervorgerufen durch die kugelige
Vorhofdelle (in der Abbildung nicht bezeichnet). Die Crista terminalis
(Cr. t.) liegt ganz rechts in dem erwähnten Vorhofausschnitt und
pringts nicht in der sonst gewohnten Weise vor. Sie flankiert die
rundliche Vorwölbung der vorderen Vorhofwand von rechts, so wie der
Fasciculus limbicus inferior *(F. l. i.)* dies von links tut. Beide verlaufen
leicht konvergierend nach abwärts, ohne daß eine Fortsetzung von ihnen
unterhalb der Valvula zu verfolgen wäre. Die Ursache dafür ist vielleicht
darin zu suchen, daß infolge einer Verdickung der ganzen vorderen Cavawand ein wesentlicher Unterschied in der Komprimierbarkeit der Fasciculi und der zwischen ihnen gelegenen Cavawand nicht bestand. Daher
wurde die ganze vordere Cavawand gleichmäßig abgeplattet, eine Cavadelle konnte nicht entstehen. —

Infolge stellenweise ziemlich vorgeschrittener Organisation, und
zwar besonders über dem rechten Vorhof und der Vena cava inferior,
konnte sich die Kompression des Exsudates im Herzbeutel gerade auf
diese nur wenig auswirken. Die vordere Vorhofwand ist durch das
organisierte Exsudat bereits so versteift, daß es nicht zur Ausbildung
einer vertikalen Vorhofskompression gekommen ist und daß nur im
unteren Vorhofsegment ein kleines Grübchen entstanden ist. Die verdickte vordere Cavawand ist nicht eingedrückt, sondern nur als Ganzes
abgeflacht und der hinteren Wand genähert (stark plattgedrückter,
querovaler Querschnitt). Es ist also anstatt der sonst vorgefundenen
Cavavorhofsdelle eine einfache Vorhofdelle ausgebildet. Da die verdickte
vordere Cavawand sich weder nach unten, noch nach hinten eindrücken
ließ, konnte auch eine Plica foraminis pro vena cava nicht entstehen.
Trotz des Mangels einer Delle der Vorderwand wurden durch gleichmäßige Abflachung der Vena cava die beiden an den Seiten gelegenen
Hepaticaostien in anteroposteriorer Richtung bedeutend verengt.

Dieser Fall weist besonders auf die Bedeutung der Einengung der
Hepaticaostien für die Entstehung der Leberstauung bei perikardialen Ergüssen hin. Denn von mechanischen Ursachen kann
hier weder eine Vorhofskompression (die geringfügige Vorhofsdelle kommt
nicht in Betracht), noch eine wesentliche Verengerung der Cava für die
Entstehung der Leberstauung eine Rolle spielen, sondern diese kann
fast nur durch die Verengerung der Hepaticaostien erklärt werden.
Freilich läßt sich eine dynamische Ursache, die Schwäche des rechten
Herzens, als mitveranlassendes Moment der Leberstauung nicht aus-
schließen (s. Durchspülungsversuche und später Zusammenfassung).

Wir schließen die Beschreibung von drei weiteren Fällen von Pericarditis exsudativa an, bei denen infolge noch längerer Dauer der Entzündung die Organisation noch weitere Fortschritte gemacht hat und

wobei die Oberfläche des Herzens und der Gefäße noch starrer geworden ist, zunächst eines Falles von älterer urämischer Perikarditis (Fall 53, Abb. 74, 75).

Ältere serös-fibrinös-hämorrhagische Perikarditis (Erwachsener).

Fall 53. Robert K., 36 Jahre, verh., Gürtler, Aufnahme an die I. med. Abt. (Hofrat PAL) am 26. 11. 1923, gest. 2. 12. 1923, 6,30 Uhr abends.

Klinische Diagnose: Perikarditis, Nephr. chron., Uraemia chron.

Auszug aus der Krankengeschichte. Anamnese: Vater an Herzbeutelwassersucht gestorben, sonst Familienanamnese ohne Belang. Bei dem Patienten, der bis dahin ganz gesund war — auch keine Kinderkrankheiten —, wird im Januar d. J. Eiweiß im Harn konstatiert. Zu dieser Zeit Magenbeschwerden, Erbrechen, Schwellungen an den Beinen und im Gesicht. Am 23. 11. plötzlich heftige Atembeschwerden, heftiger Schmerz im Kreuz, mehr links, 3 Tage später Aufnahme.

Stat. praes.: 26. 11. Kräftiger Patient, stets in orthopnoischer Haltung, mit ängstlichem Gesichtsausdruck, stöhnend, oberflächliche Atmung (36). Gl. Thyreoidea gleichmäßig vergrößert, Lunge: unterer Rand beiderseits gut verschieblich, bei D. XI. über der linken Basis bis X. IX D. relative Dampfung, sonst überall voller Perkussionsschall und Vesiculäratmen; über der linken Basis aus der Tiefe bronchiales Atmen hörbar, daselbst auch reichlich kleinblasiges Rasseln. Herz: Spitzenstoß im V. ICR. in der Medioclavicularlinie links. Oberer Herzrand am oberen Rand der 3. Rippe, rechter Herzrand etwa 1 Querfinger außerhalb des Sternums, Herztaille fast verstrichen, über dem ganzen Herzen perikardiales Reiben. Puls 100. Blutdruck Riva-Rocci 185 Hg. Unterer Leberrand in der rechten Medioclavicularlinie etwa 2 Querfinger über dem Nabel.

Decursus: Am 27. 11. Harnbefund: Albumen $+++$, Esbach 8 $^0/_{00}$, im Sediment zahlreiche Leukocyten und Erythrocyten, keine Zylinder.

29. 11. Herzdämpfung gewachsen, rechts 2 Querfinger außerhalb des rechten Sternalrandes, oben 2. ICR. perikardiales Reiben nur mehr an der Herzspitze und am Sternum hörbar und fühlbar. Dämpfung links hinten unten zugenommen. Knisterrasseln darüber hörbar.

2. 12. Puls auffallend rasch, arhythmisch. Erbrechen, zeitweise Benommenheit, Trachealrasseln, Atemnot, verliert das Bewußtsein, Exitus.

Anatomische Diagnose (Obduktionsbefund Dr. FELLER): Sekundäre Schrumpfniere, urämische Enteritis, Pericarditis exsudativa mit reichlich serös-fibrinös-hämorrhagischem Exsudat, in den dem Epikard anliegenden Partien schon in Organisation begriffen. Mäßige Hypertrophie des rechten, hochgradige des linken Ventrikels. Der stark gefüllte Herzbeutel wölbt sich besonders gegen den linken Lungenunterlappen und im Bereich des Centrum tendineum gegen das Abdomen nach abwärts vor. Ausgedehnte Atelektasen im Unterlappen der linken Lunge. Totale Anwachsung der linken, partielle der rechten Lunge.

3. 12. 1923. In die rechte Arteria carotis communis und in die rechte Vena jugularis interna wird Chlorzink-Formollösung injiziert. Bei der Obduktion war bereits die linke Pleurahöhle eröffnet worden und der linke Unterlappen eingeschnitten worden, daher wurde vor der Injektion der linke Lungenstiel abgebunden. Der Herzbeutel wird intakt gelassen.

Präparat.

Herzbeutelmaße: Diagonal 190 mm, quer 140 mm.

Herzmaße: Diagonal 140 mm, quer 110 mm.

Herzbeutelraummaße: (Serös-fibrinös-hämorrhagischer Erguß.)

Distanz von der Herzspitze zum Herzbeutel etwa 30 mm.

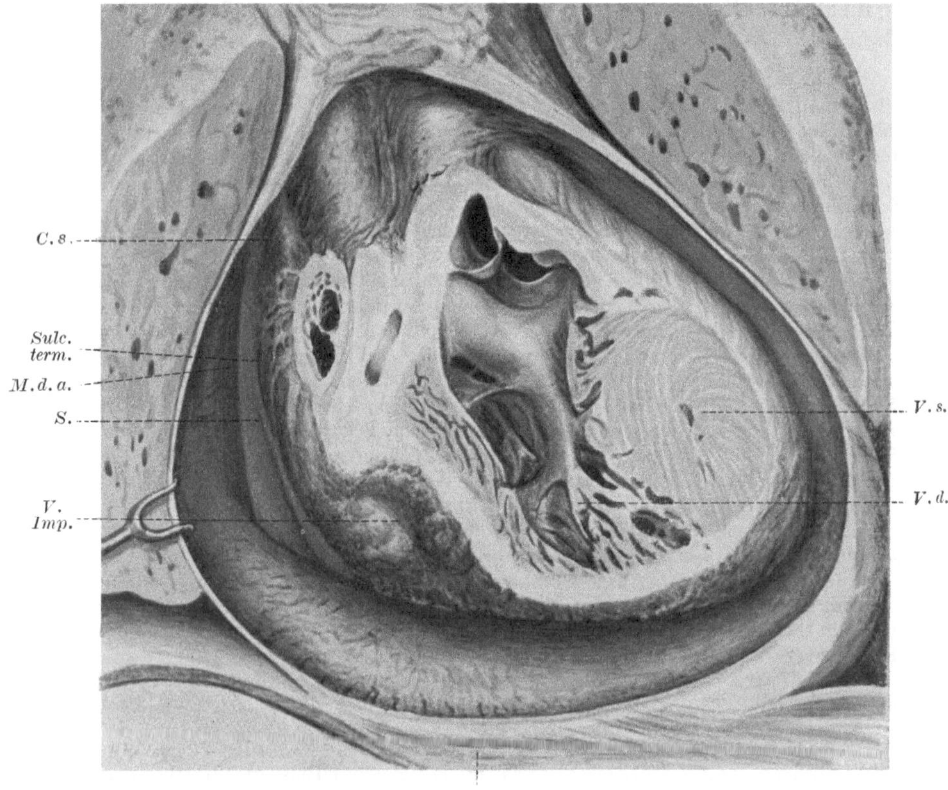

**Abb. 74. Ältere serös-fibrinös-hämorrhagische Perikarditis
(Erwachsener). Frontalschnitt, Vorderansicht.** $^3/_5$ d. nat. Gr.

S. Glatter Vorhofsteil. *M. d. a.* Margo dexter atrii. *Sulc. term.* Sulcus terminalis.
V. Imp. Vorhofsimpression. *C. s.* Cava superior. *V. d.* Ventriculus dexter. *V. s.*
Ventriculus sinister. *L. I.* Leberimpression.

Distanz vom rechten Seitenrand des rechten Vorhofs 10 mm.

   „   „   „   Ventrikel zum Herzbeutel 25 mm.

Epikard und Perikard bedeckt von zottigen, fibrinösen Auflagerungen,
welche schwer abzulösen sind (Organisation), Zottenherz.

Präparat von vorne (Abb. 74): Distanz vom Zwerchfell zur Valvula
Eustachii 13 mm.

Cavahöhe linker Rand 8 mm,
,, rechter Rand 8 mm.

Die Cava inferior zeigt von vorne gesehen mehr auf der rechten Hälfte der vorderen Cavafläche eine flache Delle *(C. D.)*. Der rechte Rand ist kantig zugeschärft *(F. t.)*, der linke durch den stark vortretenden Fasciculus limbicus inferior ebenfalls sehr deutlich erkennbar. Links vom linken Cavarand findet man am ,,sub Eustachian-Sinus" ebenfalls eine leichte Eindellung, die aber infolge reichlicher Fibrinauflagerung nicht deutlich ist. Ein Margo zwischen Cava und Vorhof ist nicht erkennbar, sondern der Übergang ist ein allmählicher. Die vordere Cavadelle setzt sich auf dem glatten Teil der vorderen Vorhofswand *(S.)* nach aufwärts fort und verliert sich etwa in halber Höhe des Vorhofs. Dadurch erscheint das untere Vorhofsegment deutlich abgeplattet, der rechte Vorhofrand *(M. d. a.)* zugeschärft. Auch an der vorderen Fläche des muskulären Teils des rechten Vorhofs und an der Vorderfläche des rechten Ventrikels sieht man je eine leichte Impression (s. Bild). Die Cava superior *(C. s.)* ist vollkommen zylindrisch, ihre Konfiguration im Vergleich zur Norm nicht verändert[1]).

Präparat von rückwärts (Abb. 75): Distanz vom Zwerchfell zum Ansatz der Valvula Eustachii links 7 mm; Distanz vom Zwerchfell zum Ansatz der Valvula Eustachii rechts 7 mm.

Die Cava inferior *(C. i.)* im anteroposterioren Sinn leicht komprimiert, erscheint dadurch breiter.

Vena hepatica Ostien rechts 18 × 15 mm, oberer Rand 2 mm unter der unteren Fläche des Zwerchfells; Vena hepatica Ostien links 17 × 6 mm, oberer Rand etwa 9 mm über dem Zwerchfell unterer Rand in Zwerchfellhöhe.

Das Ostium der rechten Vena hepatica *(V. h. d.)* annähernd kreisrund (auf der Abbildung bereits angeschnitten), das linke Ostium *(V. h. s.)* quer schlitzförmig, unverhältnismäßig enge im Vergleich zu dem Durchschnitt ihrer beiden Hauptäste. Die schlitzförmige Verengerung des Ostiums entsteht durch Verdrängung der vorderen Cavawand nach rückwärts (querovale Form des Cavaquerschnittes!) (vgl. Abb. 7 auf S. 28). Durch Druck auf die vordere Cavawand und vor ihr gegen das Diaphragma läßt sich das Ostium der linken Vena hepatica noch weiter verengern. Entsprechend der Rinne an der Vorderfläche des kantigen Vorhofteiles sieht man oberhalb der Valvula Eustachii rechts eine etwa pflaumengroße langgestreckte Vorhofeinstülpung *(l. E.)*.

Die Facies superior der Leber ist an der Oberfläche des linken Lappens und den unmittelbar an das Ligamentum suspensorium anschließenden Partien des rechten Lappens flach eingedellt. Am Durchschnitt ist eine Verbreiterung des Acinuszentrums im Sinne einer zentralen Stauung der Leber erkennbar. —

---

[1]) Die ganze Oberfläche des Herzens und auch der Gefäße ist rigider als sonst und fühlt sich infolge der organisierten Auflagerungen derber an.

Trotz der kürzeren Dauer der manifesten Erscheinungen der Perikarditis (9 Tage) sind bereits weit vorgeschrittene Organisationen des Exsudates nachzuweisen. Wahrscheinlich dürfte schon früher eine vorwiegend trockene Perikarditis (voraussichtlich infolge von Urämie) bestanden haben und der Ausbruch der obigen stürmischen Erscheinungen (Anamnese) ist auf eine vermehrte Ansammlung von flüssigem Exsudat zurückzuführen. Zu diesem Zeitpunkt beginnen die Zeichen einer schweren Kreislaufinsuffizienz, wobei die Vergrößerung der Leber

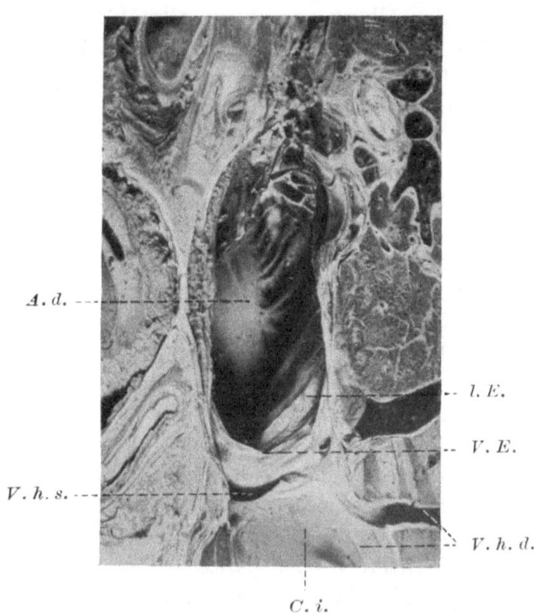

Abb. 75. Ältere serös-fibrinös-hämorrhagische Perikarditis (Erwachsener). Frontalschnitt, Rückansicht. $^1/_2$ d. nat. Gr.

C. i. Cava inferior. V. h. d. Vena hepatica dextra. V. h. s. Vena hepatica sinistra. l. E. Langgestreckte Vorhofseinstülpung. V. E. Valvula Eustachii. A. d. Rechter Vorhof, Vorderwand.

(Stauungsleber) im Vordergrund steht. Der trotz bestehender Nephritis auffallende Mangel von Ödemen spricht gegen eine allgemeine Stauung von zentralem Typus, wie z. B. bei der beschriebenen Aortenruptur.

Durch die Organisationsvorgänge an der Herzoberfläche mit Bildung einer dicken Bindegewebsschichte wurde auch hier die Wand des Herzbeutelcavums starrer, so daß nur eine relativ geringe Kompressionswirkung des perikardialen Exsudates zustande gekommen ist. Jedoch sind die Veränderungen des Oberflächenreliefs anderer Art als im vorhergehenden Falle. Die vertikale Vorhofsimpression ist vorhanden, jedoch weniger weit kranial als sonst. Die Cavadelle ist flach, trotzdem ist die Verengerung des linken

Hepaticaostiums bedeutend. Dazu kommt noch, daß das Ostium der linken Lebervene vollständig oberhalb des Zwerchfells liegt, so daß das Gefäß zuerst durch die Kompressionswirkung des Herzbeutelexsudates verengt und später in dieser Stellung durch das bei der Organisation entstehende Bindegewebe fixiert werden konnte.

Es folgt die Untersuchung eines Falles von chronischer und rekrudeszierender Perikarditis mit Bildung sehr derber fibröser Stränge (Fall 72, Abb. 76) und eines Falles von chronischer und rezidivierender Pericarditis tuberculosa (Fall 52, Abb. 77—79).

Chronische rekrudeszierende serofibrinöse Perikarditis und rekrudeszierende Endokarditis.

Fall 72. Josefine M., 12 Jahre, gest. 13. 12. 1924 (Klinik PIRQUET).

Auszug aus der Krankengeschichte. Anamnese: Mit der Stiefmutter aufgenommen. Leidet seit der Geburt angeblich an einem Herzfehler. Die Frau kennt aber das Kind erst seit 5 Jahren. Seit damals sicher Herzklopfen. Gesicht blaß, Kind immer sehr schwach gewesen, im Wachsen zurückgeblieben. Seit April 1924 Verschlimmerung des Zustandes, Aufnahme in das Spital Korneuburg, daselbst bis September geblieben. Während des Spitalaufenthaltes waren zuerst Gesicht und dann Füße angeschwollen. Auf die vom Arzt verordneten Pulver gingen die Erscheinungen langsam zurück, auch bei einer Verschlimmerung kurz nach der Entlassung. Geringe Schwellungen bestanden aber dauernd und auch die Atemnot hält an. Daneben Appetitlosigkeit, Gefühl der Völle, starker Husten, wenig trüber dunkler Harn, nach den Pulvern nimmt der Harn immer zu.

Stat. praes. am 10. 10. 1924. Haut wachsgelb, bläuliche Venen durchschimmernd, bläuliche Schatten um die Augen, Cyanose der Lippen, Ödeme an den Beinen, zahlreiche kleine Lymphdrüsen in der Submaxillargegend, in der Axilla und in inguine, schmerzlos und verschieblich. Vorwölbung der linken Thoraxpartie (Herzbuckel). Abdomen ist vorgewölbt. Der Nabel teilweise verstrichen. Die Palpation ergibt eine mächtig vergrößerte Leber, die gut zu umfassen ist und fast bis zum Nabel reicht. Milz vergrößert. Ascites nachweisbar. Über den Lungen kein pathologischer Befund. Herz: Hebender Spitzenstoß, der bis fast 3 Querfinger außerhalb der Mamillarlinie reicht; bis eben dahin reicht auch die relative Herzdämpfung; die Herzgeräusche sind überall leise, nur in der Gegend der Mamilla ist ein blasendes, fast musikalisches systolisches Geräusch zu hören. Neben der Basis ein kratzendes systolisches Geräusch. Pulmonal- und Aortenton leise. Albumen schwach positiv, Gallenfarbstoff nicht vermehrt.

Decursus morbi. 10. 10. 1924: Röntgenbefund (Assistent Dr. WIMBERGER): Starke Verbreiterung des Herzschattens nach links und mitralkonfiguriertes Herz. Die phrenicocostalen Winkel sind frei.

15. 10. Ödem gering, schlaflos, Leber unverändert, größter Bauchumfang 57½.

22. 10. Blutbefund: Erythrocyten 4816000, Leukocyten 11300, Sahli 67, Färbeindex 0,69.

26. 10. Fieber bis 39,5°, hinten unten beiderseits reichliches zähes Rasseln.

Trotz Digitalis, Strophantin, Coffeinmedikation, entsprechender Ernährung usw. am 13. 12. stärkere Ödeme, Allgemeinbefinden schlecht, Anfälle von schwerer Atemnot. Benommenheit, Exitus.

Klinische Diagnose: Mitralinsuffizienz und Stenose.

Anatomische Diagnose: Endocarditis chronica recrudescens. Pericarditis serofibrinosa recrudescens (holoptische Sektion).

13. 12. 1924. 9 Uhr abends Freilegung der rechten Arteria femoralis und der rechten Vena brachialis und Einbindung je einer Sperrkanüle. Sämtliche übrigen Hauptäste der Extremitäten und des Halses werden ligiert. Injektion von 20% Formollösung zu gleichen Teilen von der rechten Art. femoralis und der rechten Vena brachialis aus (im ganzen etwa 2 Liter).

14. 12. 1924. 9 Uhr vormittags holoptische Sektion (Anfertigung von Frontalscheiben).

Obduktionsbefund (Prof. MARESCH):

Anatomischer Befund: Holoptische Schnittbilder des Thorax: I. Schnitt, geführt durch die Mitte des Manubrium sterni und durch die Rippenknorpel bzw. durch die knöchernen Rippen in frontaler Richtung, eröffnet den Herzbeutel in etwas mehr als Handtellergröße und schneidet die Lichtung des rechten Ventrikels an. Im Herzbeutel nach Entleerung eines serös-eitrigen Inhaltes eine größere Zahl von strangförmigen Adhäsionen sichtbar, die sich in einer Länge von $1^1/_2$—2 cm zwischen den beiden auseinandergerückten Blättern des Perikards ausspannen. Ein zweiter Schnitt 3 cm dorsalwärts geführt eröffnet vollkommen den rechten Ventrikel, geht mitten durch das r. venöse Ostium, legt den Conus arteriosus frei, eröffnet in schräger Richtung den Anfangsteil der Pulmonalis und den stark erweiterten rechten Vorhof, der im größten Durchmesser 6 cm hält. Auf dem Perikard parietal wie visceral zarte zottige, dicht gedrängte fibrinöse Auflagerungen neben den bereits am ersten Schnitt sichtbaren Strängen, die derb sind, zentral aus einem bindegewebigen Faden bestehen, der allseitig von fibrinösen warzigen Auflagerungen bedeckt ist, dadurch ihre Dicke 2—4 mm betragend. Die Dicke der rechten Kammer kronenwärts bis 1 cm betragend, an der Spitze auf $^1/_2$ cm verdünnt. Die Trabekel kräftig, desgleichen die Papillarmuskel. Die Zipfel der Tricuspidalis sämtlich miteinander verwachsen und am freien Rand schwielig verdickt, hier auch mit festhaftenden, mohnkorngroßen Wärzchen versehen. Die Chordae zart und dünn, nur einzelne mäßig verdickt. Das Ostium venosum dextrum längsoval mit einem längeren Durchmesser von $2^1/_2$ cm und mit einem darauf senkrechten kürzeren von etwa 14 mm. Vorhof und Herzohr erweitert, Trabeculae carneae kräftig. Die Valvula Eustachii feinsäumig gegen den Ansatz zu in der linken Hälfte fenestriert und in ein zartes Netzwerk umgewandelt. Der Conus arteriosus weit, die vordere und die rechte hintere Klappe zart, die linke hintere mit einem wulstig verdickten und ventrikelwärts umgekrempelten freien Rand versehen. (In der Nähe der Spitze der rechten Kammer zwischen den Trabekeln eine über kirschkerngroße, weißliche, zentral erweichte globulöse Vegetation). In der Spitze der linken Lunge, soweit hier sichtbar, ein $1^1/_2$ cm im Durchmesser haltendes hämorrhagisch infarciertes Feld, die übrigen sichtbaren Lungenabschnitte teils blaßgrau, teils bräunlich verfärbt. Die auf diesem Schnitt sichtbare Vena anonyma und der Angulus venosus sinistra ausgeweitet und mit lockeren

Blutkoagula erfüllt. Die Leber, die auf diesem Schnitt in ihrem größten Querdurchmesser getroffen ist, mißt $17^1/_2$ cm im frontalen Durchmesser, während der rechte Lappen in der Längsrichtung (kraniocaudal) $14^1/_2$ cm beträgt. Die großen sichtbaren Lebervenen 11 mm weit. Die Läppchenzeichnung deutlich, die zentralen Anteile stark gestaut, hie und da längs der Portalgefäße herdweise Regeneration nachweisbar. Der nächste abermals 3 cm weiter dorsal geführte Schnitt III (Abb. 76)[1] eröffnet der Länge nach den linken Ventrikel, der eine maximale Dicke von 2 cm aufweist, an der Spitze auf 7 mm verdünnt ist. Das Lumen durch Kontraktion in der Höhe des Ostium venosum auf 3 cm eingeengt, gegen die Spitze zu nur 2 cm weit. Beide Papillarmuskel außerordentlich kräftig, vom lateralen reicht ein muskulärer $^1/_2$ cm dicker Fortsatz bis an den Rand des Aortenzipfels heran, die Chordae tendineae teils fadendünn, teils gegen die Ränder der Klappensegel zu verdickt. Beide Segel miteinander verwachsen, ihre Ränder wulstig aufgetrieben und vorhofwärts mit bis hanfkorngroßen fester haftenden Wärzchen besetzt, umschließen ein venöses Ostium, das spaltförmig 2 cm lang ist und auf 3—4 mm klafft. Auch hier der perikardiale Spaltraum von bindegewebigen Strängen durchzogen. Cavawärts findet sich eine Ausbuchtung, die die untere Hohlvene unterhalb der Mündungsstelle der Vena magna cordis vorwölbt, ein gegen den Vorhof zu sich teilender Adhäsionsstrang zieht im Gegensatz zu den übrigen Strängen der Nachbarschaft in transversaler Richtung annähernd parallel zum Diaphragma und inseriert mit seinen beiden Schenkeln am Vorhof bzw. an der Außenfläche der Cava inferior. Die hintere Fläche der vorhergehenden Scheibe (Schnitt IV) enthält das Ostium arteriosum sinistrum. Die Semilunarklappen miteinander nicht verwachsen, hingegen deutlich verkürzt, ihr freier Rand verdickt und mit fischzahnartigen Excrescenzen bedeckt. Sie begrenzen ein dreistrahliges, etwa 8 mm weites Ostium. Die Pulmonalis bis $2^1/_2$ cm weit, auch ihre beiden Hauptäste deutlich ausgeweitet, der Durchmesser der Aorta in der Höhe des Bogens dagegen nur 1 cm betragend. Der linke Vorhof mißt im queren Durchmesser von der Mitte des Mitralostiums bis zur Einmündung der rechten Pulmonalvene $7^1/_2$ cm, in der Längsrichtung (kraniocaudal) bis 6 cm. Die Lungen beiderseits, rechts mehr als links von Stauungsinfarkten durchsetzt. Während die rechten Pulmonalvenen annähernd in transversaler Richtung in den Vorhof münden, treten die Lungenvenen der linken Seite in schräger Richtung von links oben nach rechts unten an den Vorhof heran. Die letzte Scheibe (Schnitt V) zeigt, daß die Hinterfläche des linken Vorhofs der dorsalen Wirbelsäule unmittelbar anliegt und daß weiterhin auch die Speiseröhre rechts von der Mittellinie in leichtem nach rechts konvexen Bogen hinabziehend der Vorhofwand eng anliegt. In der Nähe des stumpfen Randes des linken Unterlappens ein 6 cm im

---

[1] Von uns in den Obduktionsbefund eingesetzt.

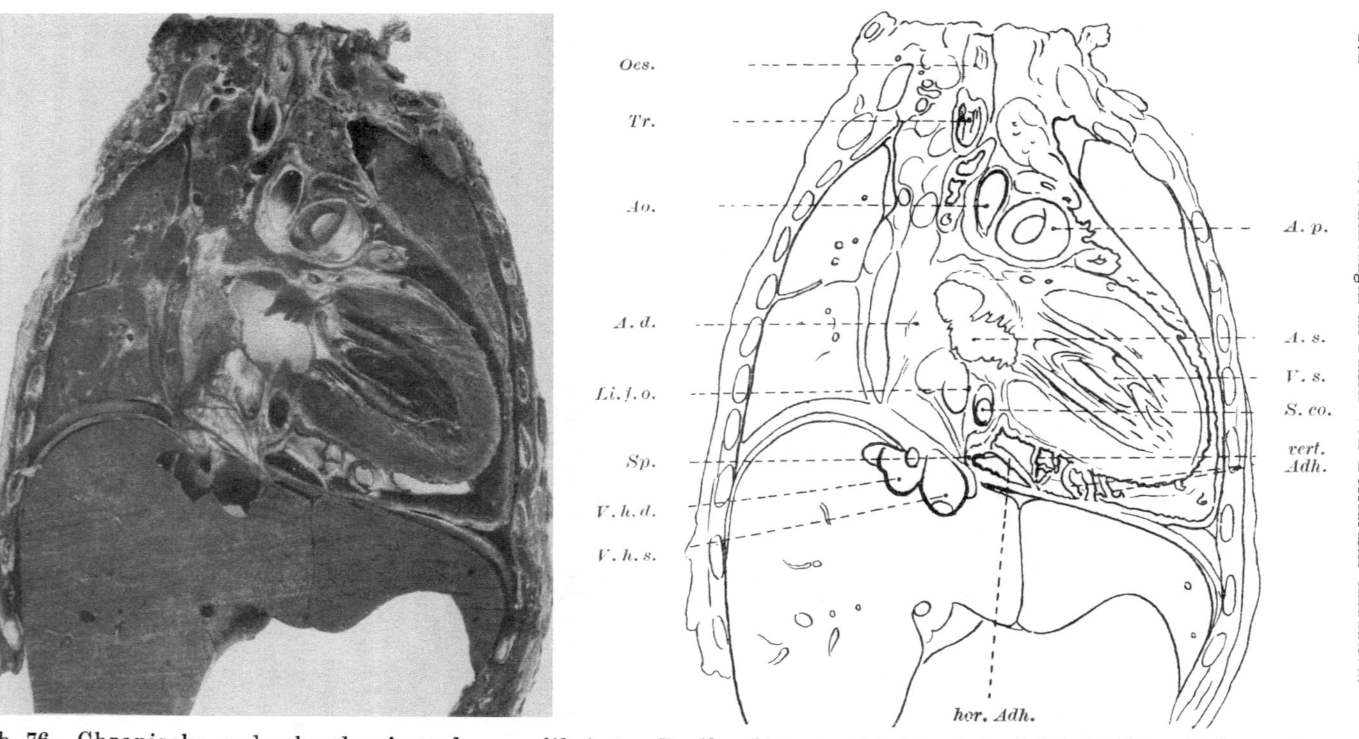

Abb. 76. Chronische und rekrudeszierende, serofibrinöse Perikarditis (s. Obduktionsbefund Schnitt III). $^1/_3$ d. nat. Gr.
V. h. d. Vena hepatica dextra. *V. h. s.* Vena hepatica sinistra. *S. co.* Sinus coronarius. *V. s.* Ventriculus sinister. *A. d.* Atrium dextr. *A. s.* Atrium sinistra (angeschnitten). *Ao.* Aorta. *A. p.* Arteria pulmonalis. *vert. Adh.* Vertikale strangförmige Adhäsionen. *hor. Adh.* Horizontale strangförmige Adhäsionen. *Li. f. o.* Limbus fossae ovaris. *S. co.* Sinus coronarius. *Oes.* Oesophagus. *Tr.* Trachea. *Sp.* Spornartige Einengung der Cava inferior.

Durchmesser haltender, zum größten Teil verkreideter, von einer grauen schwieligen Kapsel umgebener Käseherd. Die Pleuren beider Lungen, links stärker als rechts mit fibrinösen Exsudatlamellen bedeckt. Die Milz vergrößert (etwa auf das Dreifache), blutreich, Nieren gestaut, harnleitender Apparat und Genitale ohne Besonderheiten; Magen, Darm o. B.

Pathologisch-anatomische Diagnose: Endocarditis chronica et recrudescens verrucosa valvulae mitralis, tricuspidalis et valvularum aortae. Incrassatio valvulae posterioris sinistrae arteriae pulmonalis ex endocarditide.

Stenosis ostii venosi utriusque cum insufficientia valvularum. Insufficientia valvularum aortae et arteriae pulmonalis.

Hypertrophia cordis totius cum dilatatione ventriculorum levioris gradus et atriorum gradus eximii.

Pericarditis serofibrinosa recrudescens. Pleuritis fibrinosa bilateralis. Vegetationes globulosae in regione apicis cordis ventriculi dextri. Infarctus haemorrhagici multiplices. Hyperaemia mechanica viscerum. Hydrops ascites gradus levioris.

Zu diesem ausführlichen Obduktionsbefund sind nur noch einige Maße und die Erläuterungen zur Abbildung hinzuzufügen.

Herzbeutelmaße: Diagonal 160 mm, quer 118 mm.

Herzmaße: Diagonal 130 mm, quer 100 mm.

Herzbeutelraummaße:

Distanz von der Herzspitze zum Herzbeutel 26 mm.

    ,,   vom rechten Vorhof zur Herzspitze 14 mm.

    ,,   ,,   ,,   Ventrikel zum Zwerchfell 12 mm.

Vena cava inferior von vorne: Distanz zwischen Zwerchfell und Vorhof (Cavahöhe) linker Rand 10 mm; Distanz zwischen Zwerchfell und Vorhof (Cavahöhe) rechter Rand 4 mm.

Vena cava inferior von rückwärts: Distanz vom Zwerchfell bis zum Ansatz d. Valvula Eustachii links — 2 mm[1]); Distanz vom Zwerchfell bis zum Ansatz d. Valvula Eustachii rechts — 4 mm.

V. hep. dex.: Ostium 21 × 16 mm, oberer Rand des Ostiums 3 mm unterhalb des Zwerchfells; V. hep. sin.: Ostium 20 × 17 mm, oberer Rand des Ostiums 2 mm oberhalb des Zwerchfells. —

Es ist anzunehmen, daß die im Korneuburger Spital beobachteten Krankheitserscheinungen (April 1924) nicht bloß durch die Endokarditis, sondern auch und ganz besonders durch eine gleichzeitige Perikarditis verursacht wurde. Dafür sprechen die Schwellungen im Gesicht und an den Füßen, die nicht zum vollständigen Rückgang zu bringen waren. Im weiteren Verlauf der Erkrankung hat sich offenbar ein Teil des Exsudates resorbiert, ein Teil organisiert. Wie jedoch aus den strangförmigen Adhäsionen ersichtlich, muß ein Teil des flüssigen Exsudates

---

[1]) Das — bedeutet, daß hier die Valvula unter dem Diaphragmaniveau liegt.

zurückgeblieben sein und hat so flächenhafte Adhäsionen verhindert. Vor der Aufnahme auf die Kinderklinik am 10. 10. 1924 hat sich der Zustand der Patientin verschlimmert: Cyanose, Venenschwellungen, große Leberschwellung, Ascites. Diese Symptome beweisen das Rekrudeszieren der Perikarditis mit Bildung größerer Mengen von flüssigem Exsudat. Die durch die vorausgegangene Organisation des Exsudates ziemlich rigiden Wände des Herzens und der Gefäße haben einer Impression von seiten des Exsudates Widerstand geleistet bis auf die besonders wenig resistente linke vordere Cavawand. Letztere wurde von vorne her etwas abgeflacht und von links her deutlich eingedrückt (s. Abbildung), wodurch auch das Ostium der linken Vena hepatica von oben und links her bei einer Zunahme des Exsudates direkt verengt worden wäre [1]).

Daß eine solche Impression der linken seitlichen Cavawand tatsächlich erfolgt ist, kann einwandfrei an dem Verlauf der strangförmigen Adhäsionen erkannt werden. Während überall im Herzen diese Stränge naturgemäß auf dem kürzesten Weg senkrecht auf die Herzoberfläche verlaufen, verlaufen hier einige dieser Stränge parallel zum Zwerchfell. Die Haftstellen am Diaphragma sind im Verlaufe der Perikarditis die gleichen geblieben, während die Fixierungspunkte am Epikard durch das gegen die Vena cava einen Sporn vortreibende Exsudat nach rechts und unten an die Cavawand herangezogen wurden.

Für die Verziehung der Cavawand nach rechts und unten spricht auch die Tatsache, daß in diesem Fall ausnahmsweise der Ansatzpunkt der Valvula Eustachii unter das Diaphragmaniveau herabgedrückt ist (vgl. außerdem Fall 71, S. 185).

Pericarditis tuberculosa serofibrinosa chronica et recrudescens (Erwachsener).

Fall 52. Leo S., 34 Jahre, Handlungsgehilfe, gest. 17. 6. 1924 (Klin. Chvostek).

Auszug aus der Krankengeschichte. Anamnese: Gesund bis vor einem Jahr; damals im Mai 1923 schwellen ihm Bauch und Beine an, auch die Augenlider und das Gesicht sind gedunsen, es stellt sich Atemnot (besonders beim Stiegensteigen ein), der Harn wird trüb und blutig rot. Die Leber soll groß gewesen sein. In der Lebergegend peinigendes Druckgefühl, während er in der Herz- und Nierengegend keinerlei Beschwerden hat. Seine „Augen seien leicht gelb verfärbt gewesen", der Stuhl weich, gelblich. Er hatte keinen Appetit, doch hat er bereits

---

[1]) Die gleichmäßige Füllung der Venen und der Arterien unter einem gewissen Druck, wie sie bei der Konservierung zur holoptischen Sektion nach Koch in Anwendung kommen mußte, kann zweifellos eine vorhanden gewesene leichte Verengerung der Vena hepatica ausgeglichen haben. Aus diesem Grund wurde auch in den früher beschriebenen pathologischen Objekten bei der Injektion von den Venen aus ein möglichst geringer Druck angewandt, eventuell auch die Veneninjektion ganz unterlassen, um tunlichst geringe Veränderungen in den Lageverhältnissen herbeizuführen.

früher an „Magenkatarrh" gelitten. Keine Kopfschmerzen, kein Schwindelgefühl, kein Fieber. Nach einiger Zeit Besserung.

Im Dezember 1924 stellen sich noch einmal dieselben Beschwerden ein, dann wächst so wie vor einem Jahr die Harnmenge auf die angewendeten Medikamente hin außerordentlich an und die Wassersucht verschwindet.

Vor 6 Wochen beginnt sie wieder. Zwar bleibt das Gesicht frei, auch die Atemnot bleibt aus, keinerlei Schmerzen der Herzgegend, doch ist der Bauch stark aufgetrieben, freilich weniger als das letzte Mal. Auch das Druckgefühl in der Lebergegend stellt sich ein. Der Urin ist nicht rot. Er muß in der Nacht mehrfach urinieren, schmerzhaftes Schwächegefühl in den Beinen.

Seit seiner Jugend Drüsen an der linken Halsseite. Potus: Sehr viel Wein. Venerische Affektion negiert.

Stat. praes.: Mittelgroßer, schwächlicher Patient, geringe Behaarung.

Thorax etwas starr, Lungen nicht gedämpft, über den basalen Partien beiderseits reichlich bronchitische Geräusche.

Herz: Spitzenstoß im 5. linken Intercostalraum in der Medioclavicularlinie, nicht hebend, nicht verbreitert. Rechter Herzkontur im 2. Intercostalraum am rechten Sternalrand, im 3. Intercostalraum einen Querfinger, im 4. Intercostalraum zwei Querfinger von demselben. „Absolute" Herzdämpfung einen Querfinger vom linken Sternalrand über dem Sternum. Die linke Herzkontur reicht weit in den 2. Intercostalraum hinein, das Gefäßband ist verbreitert, die Gegend des Vorhofbogens vorspringend, links ist die „absolute" Dämpfung am unteren Rand der 3. Rippe. Auscultation: An der Spitze beide Töne rein und dumpf, an der Pulmonalis der 2. Ton gespalten, über der Aorta ein leises rauhes systolisches Geräusch, über der Pulmonalis, Tricuspidalis, am stärksten in der Mitte über dem Sternum ein systolisches und diastolisches lautes dem Ohr nahes Schaben, hinter dem man gleichsam die Herztöne hört.

Abdomen: Rechts vielleicht etwas vorgewölbt, keine freie Flüssigkeit. Beim Druck im rechten Epigastrium Schmerz, Milz nicht tastbar, perkutorisch vergrößert. Leber kolossal vergrößert, der Leberrand ein Querfinger oberhalb der Spina iliaca anterior superior tastbar, schief nach links ziehend, in der linken Medioclavicularlinie 1 Querfinger unter der Nabelhöhe, in der Medianlinie 1 Querfinger ober dem Nabel, erreicht den linken Rippenbogen in der Medioclavicularlinie. Die Leber auffallend hart, ihre Oberfläche wegen des Paniculus adiposus nicht deutlich zu tasten. Nierengegend nicht druckempfindlich.

Nervenstämme der oberen und unteren Extremitäten druckempfindlich, motorische Kraft aller Extremitäten stark herabgesetzt, Reflexe schwer auszulösen. Tast- und Schmerzempfindung überall herabgesetzt.

Decursus: 7. 5. 1924. Harnbefund: Albumen positiv, Blut positiv, Diazo negativ, Urobilinogen und Urobilin positiv, Bilirubin negativ, Sediment Erythrocyten, Leukocyten, Zylinder.

Temperatur 39,2⁰.

2. 6. 1924. Perikardiales Reiben verschwunden. Polyneuritische Beschwerden, Fieber und Harnbefund unverändert.

4. 6. 1924. Herzdämpfung zeigt Dreiecksform, Dämpfung der linken Lungenspitze, daselbst bronchitische Geräusche. Dämpfung rechts basal. Unverschieblichkeit der unteren Lungengrenze. Punktion daselbst in der mittleren Axillarlinie (8. Intercostalraum), 52 ccm gelblichrötliche Flüssigkeit vom spezifischen Gewicht 1015 werden abgelassen. Rivalta positiv, im Sediment Erythrocyten, vereinzelte Leukocyten, Wassermann negativ. 17. VI. Exitus.

Klinische Diagnose: Erysipelas faciei, akute Herzschwäche (chronischer Alkoholismus), Pleurit. exsud. dextra. Pericarditis serofibrinosa peracuta. Polyneuritis alcoholica Cirrhosis hepatis? Acne necroticans, Lymphadenitis cervic. chron.

Anatomische Diagnose: (Dr. FELLER) Cirrhosis hepatis. Polyserositis tuberculosa mit bindegewebigen Adhäsionen beider Lungen, mit reichlich serofibrinösem Exsudat im Herzbeutel und mit rezenter Peritonitis. Subakute allgemeine Miliartuberkulose. Chronischer Milztumor.

Nach Eröffnung des Thorax enorm dilatierter, etwas schwappender Herzbeutel. Injektion von 20% Formol in die Jugularis interna und Carotis communis dextra nach Abbindung der Vena cava inferior unterhalb der Leber, sowie der linksseitigen Halsgefäße. Der Herzbeutel bleibt unberührt. Ohne wesentlichen Druck wird durch 24 Stunden in die beiden genannten Gefäße Formol in kleinen Mengen nachinjiziert.

26. 6. 1924. Organe in 95% Alkohol eingelegt.

22. 7. 1924. Abkappung einer frontalen Scheibe mit weiter Eröffnung des rechten Vorhofs *(A. d.)* und Eröffnung des linken Ventrikels *(V. s.)*. An der Herzspitze beträgt die Distanz zwischen Epi- und Perikard 6 cm.

Präparat.

Herzbeutelmaße: Diagonal 220 mm, quer 170 mm, Tiefe 120 mm.
Herzmaße: Diagonal 125 mm, quer 110 mm.
Herzbeutelraummaße:
Distanz von der Herzspitze zum Herzbeutel 60 mm.
   „   vom rechten Vorhof zum Herzbeutel 40 mm.
   „   „   „   Ventrikel zum Zwerchfell 40 mm.

Präparat von vorne.

Der Herzbeutelraum ist erfüllt von einer grauen, gelatinösen Masse (Abb. 77). Der Herzkontur selbst erscheint an der Schnittfläche nicht scharf, sondern von rötlichgrauen faserigen Auflagerungen bedeckt: Fibrin, welches sich mit zottenförmigen Fortsätzen in der grauen Füllmasse des Herzbeutels verliert. Nach Ausräumung des erstarrten Exsudates (Abb. 78) sieht man am Perikard zahlreiche stecknadelkopfgroße verkäste Knötchen. Fibrin haftet dem Herzbeutel fest an. Das Epikard ist nicht zu sehen, es ist von einer ziemlich dicken, rötlichgrauen zottigen Fibrinmasse bedeckt.

Distanz zwischen Zwerchfell und Vorhof etwa 15 mm.
Cavahöhe linker Rand 15 mm.
     „   rechter Rand 7 mm.

Der ganze vom Zwerchfell zum Herzen intraperikardial ziehende Anteil ist 4,75 cm breit und hat eine zylindrische Form mit kaum nennenswerter Abflachung. Eine Grenze zwischen Cava inferior *(C. i.)* und Vorhof ist nicht erkennbar. (Dieses Maß dürfte wegen der dicken versteifenden Auflagerungen zu hoch gegriffen sein.) Der rechte Seitenrand des Vorhofs *(M. d. a.)* ist konvex gewölbt, seine Wand ist durch aufgelagertes organisiertes Fibrin außerordentlich rigid. Die vorhergegangenen Entzündungen haben zu einer Verdickung des Epikards geführt, so daß die rekrudeszierende, reichlich flüssiges Exsudat produzierende Herzbeutelentzündung nicht mehr imstande war, an den sonst bestehenden Punkten geringeren Widerstandes Dellen hervorzurufen. Eine feinere Modellierung ist durch das organisierte Exsudat verdeckt. Pathologische Impressionen sind nirgends erkennbar.

Präparat von rückwärts (Abb. 79): Distanz vom Zwerchfell bis zum Ansatz der Valvula Eustachii links und rechts 14 mm.

Die Vena cava inferior ist in ihrem obersten Abschnitt im anteroposterioren Sinn ganz wenig abgeflacht und etwas breiter als gewöhnlich.

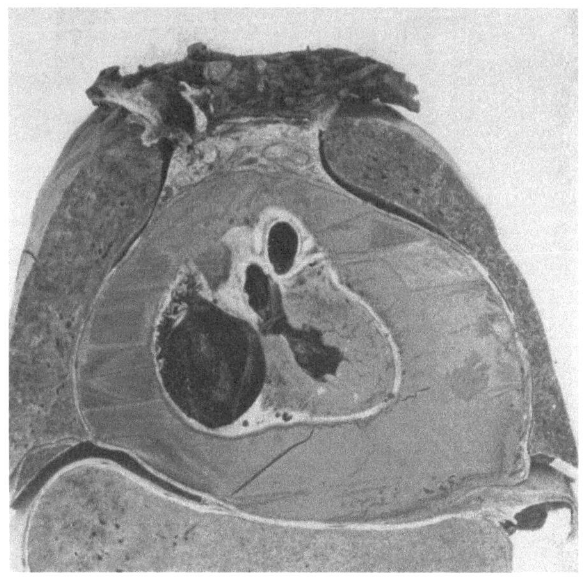

Abb. 77. Pericarditis tuberculosa chronica et recrudescens beim Erwachsenen. Frontalschnitt, Ansicht von vorne, Herzbeutel mit Exsudat erfüllt. ¹/₃ d. nat. Gr.

3 Venae hepaticae: rechtes Ostium 20 × 11 mm, oberer Rand 3 mm unterhalb des Zwerchfells; linkes Ostium 10 × 11 mm, oberer Rand 4 mm oberhalb des Zwerchfells; mittleres Ostium 14 × 7 mm, oberer Rand 1 mm unterhalb des Zwerchfells.

Das Ostium der mittleren *(V. h. m.)* und rechten Vena hepatica auffallend schlitzförmig; nach der Einmündung der Venae hepaticae wendet sich die vordere Wand der Cava stark, aber allmählich nach rückwärts. Die Valvula Eustachii *(V. E.)* ist besonders hoch, aber nicht besonders konkav. Es besteht keine Einstülpung der vorderen Vorhofswand.

Der in dem Perikardialcavum gegen das Zwerchfell vor dem Foramen quadrilatrum drückende Finger ist imstande, das Ostium der linken

Vena hepatica zu verengen, jedoch ist dieses im vorliegenden Fall nicht verengt. Die Cavawand und der Herzbeutel sind durch das organisierte Fibrin zu rigid. Der palpierende Finger fühlt zwischen dem benach-

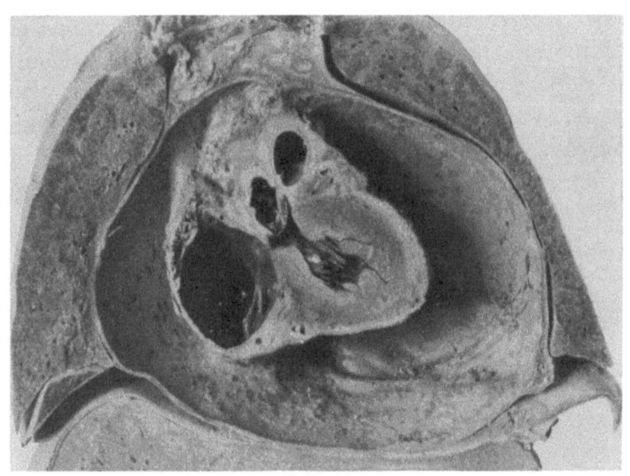

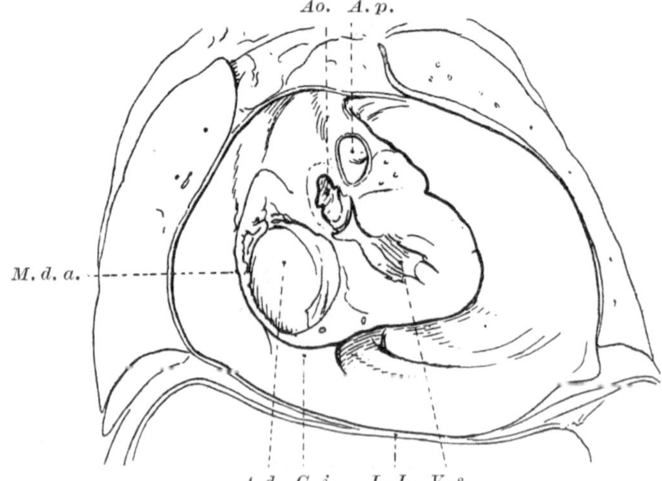

Abb. 78. Pericarditis tuberculosa chronica et recrudescens beim Erwachsenen. Frontalschnitt, Ansicht von vorne, Exsudat ausgeräumt. $^1/_3$ d. nat. Gr.

C. i. Cava inferior. A. d. Atrium dextrum. V. s. Ventriculus sinister. Ao. Aorta. A. p. Arteria pulmonalis. M. d. a. Margo dexter atrii. L. I. Leberimpression.

barten Leberparenchym und der Durchtrittsstelle der Vena hepatica sinistra keinen Unterschied.

Die Facies superior der Leber zeigt eine gewaltige Impression (L. I.), welche nur das rechte Drittel des rechten Leberlappens und den Seitenrand des linken freiläßt. —

Von allen uns zur Verfügung stehenden pathologischen Fällen ist dieser der einzige, bei welchem mit Ausnahme einer kaum nennens- werten Abflachung der Vena cava inferior von vorne Veränderungen ähnlich wie in unseren Experimenten überhaupt nicht entstanden sind. Obwohl das flüssige Exsudat hier viel reichlicher war als im Fall 53[1]), ist dort noch eine geringe vertikale Vorhofimpression und eine ebenfalls geringe Vorhofcavadelle entstanden, während hier von keiner dieser Impressionen etwas zu sehen ist. Es bleibt aufzuklären, wieso im Gegen-

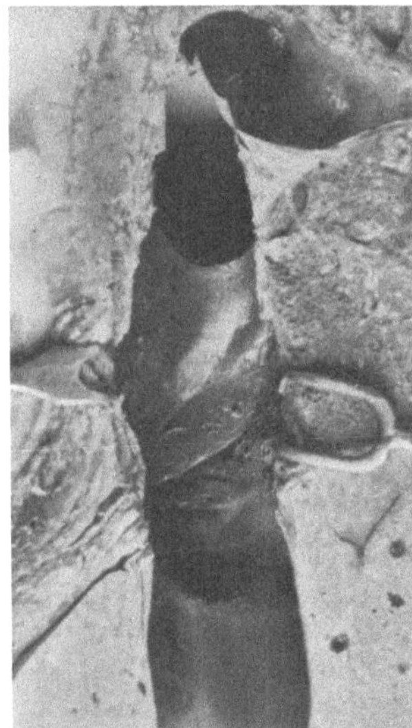
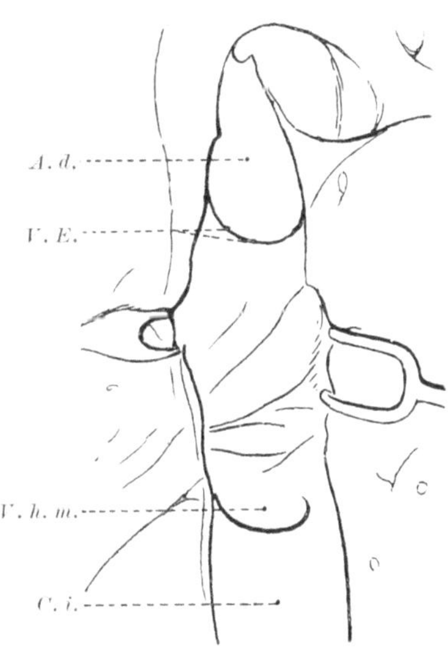

Abb. 79. Pericarditis tuberculosa chronica et recrudescens beim Erwachsenen. Frontalschnitt, Ansicht von hinten nach Eröffnung von Cava inferior und rechtem Vorhof von hinten. $^5/_7$ d. nat. Gr.
V. h. m. Ostium der mittleren Vena hepatica. *V. E.* Valvula Eustachii. *C. i.* Cava inferior. *A. d.* Atrium dextrum.

satz zu Fall 53 trotz eines sehr reichlichen flüssigen und wiederholt auftretenden Exsudates eine Fixation der Herzoberfläche in konvexer Form ohne irgendwelche Kompressionszeichen zustande gekommen ist. Man könnte sich vorstellen, daß nach dem Höhepunkt einer Exsudation im Herzbeutel ein größerer Teil des flüssigen Exsudates resorbiert wurde, wodurch der Druck im Herzbeutel sinken mußte und eine Entfaltung der komprimierten Herz- und Gefäßabschnitte möglich war. Ein solches Stadium mit geringem Druck im Perikard konnte solange dauern (Monate), daß durch die Organisation des festen Anteils des restlichen Exsudates und Umwandlung desselben in Bindegewebe der für die Kompression in Betracht kommenden Herz- und Gefäßanteile diese in der entfalteten und nicht in der komprimierten Stellung fixiert wurden.

---

[1]) S. 167 f.

Ein später folgendes Rezidiv der exsudativen Perikarditis (April 1924) konnte auch bei sehr reichlicher Bildung von flüssigem Erguß an der (nach dem Mai oder nach dem Dezember des vorhergehenden Jahres) fixierten Oberfläche nichts mehr ändern. Wieweit ein rein peripherer oder mehr zentraler Herzstauungstypus vorlag, läßt sich bei der Kompliziertheit des vorliegenden Falles (exsudative Pleuritis, Cirrhose, Tbc. Peritonitis, Gesichtsödeme, neben der im Vordergrund stehenden Leberstauung) nicht entscheiden.

Als letztes Beispiel sei ein Fall mit Erweiterung der Vena cava inferior an der Durchtrittsstelle durch das Zwerchfell bei Concretio cordis ohne endokarditische Veränderungen angeführt, weil er uns auch ein dynamisches Moment besonders vor Augen führt.

Pericarditis tuberculosa chronica.

Fall 71.   Josef L., 8 Jahre, gest. 17. 12. 1924, $^1/_2$7 Uhr früh (Klinik PIRQUET).

Auszug aus der Krankengeschichte. Anamnese: April 1923 Keuchhusten, im selben Jahr Masern. Dezember 1923 Mattigkeit, Blässe, Kurzatmigkeit, Cyanose, Anfälle von Schwächegefühl, Schmerzen im Bauch, daher Aufnahme ins Karolinen-Kinderspital.

Krankengeschichte aus dem Karolinenkinderspital. Stat. praes.: Im Wachstum zurückgebliebener Knabe, geringe Cyanose im Bereich des Kopfes und an den Händen. Thorax: Über der ganzen linken Thoraxhälfte eine intensive Dämpfung bis zur hinteren Axillarlinie nach links und bis etwa 2 cm rechts vom Sternum reichend. Cor: Spitzenstoß nicht zu tasten. Herztöne sehr leise, rein. Herzgrenzen siehe oben. Puls kaum tastbar, sehr frequent, rhythmisch. Abdomen: Unter dem Thoraxniveau: keine Schmerzhaftigkeit, Leber in der Mamillarlinie 2 cm unter dem Rippenbogen.

Decursus:

18. 12. 1923. Atmung sehr oberflächlich, Nasenflügelatmung, Puls fadenförmig, Temperatur 39,4°. Punktion des Perikards. 50 ccm hämorrhagischen Exsudats, Herzdämpfung danach kleiner geworden.

21. 12. Befinden besser, Puls rhythmischer, kräftig.

24. 12. Perikardiales Reiben an der Basis.

27. 12. Da die Dämpfung sich wesentlich vergrößert hat, neuerliche Perikardpunktion (50 ccm hämorrhagischer Flüssigkeit).

29. 12. wegen neuerlicher Verschlechterung des Zustandes 3. Perikardpunktion (300 ccm hämorrhagischen Exsudates). Links hinten unten abgeschwächtes Atmen. Dämpfung.

31. 12. Besserung des Zustandes. Herztöne besser zu hören. Blutkultur steril.

3. 1. 1924. Dämpfung wesentlich zurückgegangen. Puls besser gefühlt. Temperatur bei 37°. Leber 4 cm unter dem Rippenbogen in der Mamillarlinie.

4. 1. Weiteres Zurückgehen der Dämpfung, rechts bis zum rechten Sternalrand. Dämpfung links hinten unten vollständig verschwunden.

7. 1. Kind wieder matter, Temperatur 38°, Gesicht gedunsen, sonst keine deutlichen Ödeme. Herzdämpfung gewachsen. Durch Perikardpunktion 300 ccm einer blutig gefärbten Flüssigkeit entleert. Spezifisches Gewicht des Punktates 1015, Rivalta $+++$, Esbach (10-fach verdünnt 2 °/$_{00}$) 2 °/$_0$ verdünnt. Bilirubin nach HEYMANS V. D. BERGH = 1,75 Einheiten.

8. 1. links vorne überall Dämpfung, auch in der Supraclaviculargrube, links hinten von der Crista scapulae nach abwärts intensive Dämpfung mit abgeschwächtem Stimmfremitus.

9. 1. Pleurapunktion links hinten im 8. Intercostalraum, 200 ccm trüb-seröser, makroskopisch nicht hämorrhagischer Flüssigkeit. Von einem spezifischen Gewicht 1012, Rivalta ++ entleert, Esbach 10-fach verdünnt, $2\,^0/_{00} = 2\,^0/_0$ unverdünnt. Sediment: Erythrocyten, polynucleare Leukocyten, reichlich Lymphocyten, keine Bakterien. In den nächsten Wochen wechselndes Befinden, das Gesicht bleibt etwas gedunsen, das Abdomen ist aufgetrieben, keine Flankendämpfung, keine Fluktuation, keine Ödeme an den Beinen, Temperatur normal. Da sich der Zustand unverändert erhält, wird Patient auf die Klinik EISELSBERG zur Kardiolyse transferiert.

Stat. praes. (Klinik EISELSBERG): Thorax: Links etwas stärker vorgewölbt, atmet links weniger. Pulmo: Normale Grenzen, gute Verschieblichkeit, vesiculäres Atmen. Links vorne über dem ganzen Thorax intensive Dämpfung. Cor: Spitzenstoß nicht zu tasten. Herzgrenzen: links bis zur hinteren Axillarlinie, rechts 2 cm über die rechte Sternallinie. Puls sehr frequent, kaum tastbar; Leber 2 cm unter dem Rippenbogen tastbar. Milz nicht tastbar.

16. 4. 1924. Operation (Assist. Dr. WINKEL-BAUER): Nach lappenförmigem Hautschnitt (8 cm breit) subperiostale Resektion der 4., 5. und 6. Rippe links vom Knorpelansatz bis zur vorderen Axillarlinie. Resektion des vorderen Periosts aller 3 Rippen. Dabei keine Einziehung der Brustwandweichteile beobachtet. Von einer Kardiolyse daher abgesehen. Am 12. 5. 1924 Punktion des Perikards nach horizontaler Incision über dem 5. Intercostalraum, 150 ccm einer klaren, hellen Flüssigkeit werden entleert. Orthodiagramme (Abb. 80). Ungefähr gleichzeitig rechtsseitige chronische Otitis, Temperatursteigerungen. Mastoiditis, daher am 7. 5. 1924 Radikaloperation an der Ohrenklinik Prof. NEUMANN. Am 20. 6. 1924 Aufnahme an der Klinik PIRQUET.

Auszug aus der Krankengeschichte der Kinderklinik (Prof. v. PIRQUET):
Stat. praes.: Haut an den Extremitäten und am Rücken rauh, Cyanose im Gesicht

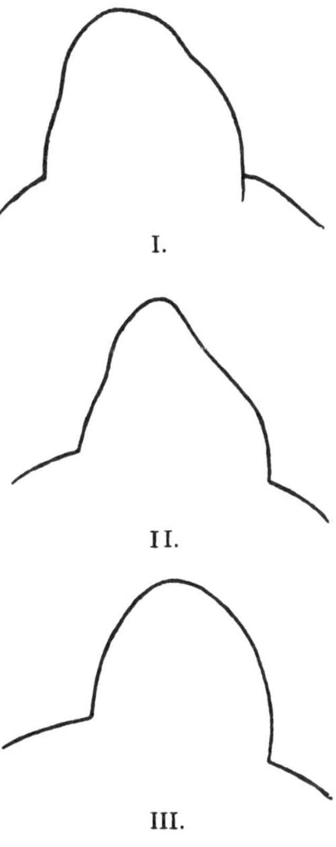

Abb. 80.
Pericarditis tuberculosa chronica. Orthodiagramme:
I. 10. 4. 1924. II. 14. 5. 1924.
III. 20. 5. 1924.

und an den Zehennägeln, hinter dem linken Ohr 5 cm lange Operationswunde mit Granulationsgewebe. An der linken Thoraxseite gutverheilte Operationsnarbe (versuchte Kardiolyse). Bauch stark über das Thoraxniveau hinausragend, gespannt, Flankendämpfung. Leberrand in Nabelhöhe. Milz unter dem Rippenbogen tastbar. Hernia umbilicalis. Lunge: Über der rechten Lunge vom Angulus scapulae an intensive Dämpfung bis zur vorderen Axillarlinie. Darüber abgeschwächtes bis aufgehobenes Atemgeräusch und herabgesetzte Bronchophonie. Über der linken Lunge diffus verbreitet einzelnes mittelgroßblasiges feuchtes Rasseln,

gelegentlich Giemen. Linke Grenze verschieblich in der Höhe des 8. Brustwirbel-
dorns, rechts unverschieblich. Herz: Spitzenstoß im 5. Intercostalraum einen
Querfinger außerhalb der Mamillarlinie. Obere Grenze 2. Rippe. Rechte Grenze
Mitte des Sternums. Pendelrhythmus. Töne leise. Kleinerwerden des Pulses
bei der Inspiration. Sichtbares Pulsieren der Halsvenen. Starke Arhythmie.
Puls 129.

Klinische Diagnose: Pleuritis, Mediastinitis, Perikarditis.

Röntgenbefund (Assistent Dr. WIMBERGER): Die Rippen gehoben (kompen-
satorische Erweiterung des Brustkorbes zum Ausgleich der zentralen Raumbeengung). Leber und Herzschatten enorm verbreitert. Von außen nach innen
schräg abfallender, gut verschieblicher Schatten über den lateralen und unteren
Partien des rechten Lungenraumes. Im hinteren Mediastinalraum nur diffuse
Schatten, keine Einzelheiten erkennbar.

Decursus morbi: Arhythmie verschwunden. Elektrokardiogramm, Sinus-
tachykardie. Kammerkomplexe in allen 3 Ableitungen sehr klein, T-Zacken in
allen Ableitungen fehlend.

24. 6. Keine systolische Einziehung. Auch im Bereich der Herzgegend ist
eine deutliche inspiratorische Bewegung des Brustkorbes zu erkennen. Des Nachts
schreit Patient oft auf. Bauchumfang in horizontaler Lage in Nabelhöhe 59½ cm.
Herztöne dumpf, klingen wie aus der Ferne. Über der Lunge links vorne oben
Bronchialatmen.

16. 7. Puls klein, hochfrequent. Pendelrhythmus. Herztöne sehr leise. Auf
der Höhe der Inspiration verschwindet der Puls in der Radialis. Scheuerndes,
pleuroperikardiales Geräusch im Inspirium.

19. 7. Auf Digitalisverabreichung ist das Körpergewicht gesunken. Das
subjektive Befinden besser. Herzaktion kräftiger und langsamer. Herztöne lauter.

8. 8. Temperatur meist bis 38°. Körpergewicht steigt wieder. Diurese zeitweise ungenügend.

19. 8. Gestern mußte eine Punctio abdominis in sitzender Stellung durchgeführt
werden. Entleerung einer geringen Menge einer klaren, gelblichen Flüssigkeit.

20. 8. Schwellung des Hodensackes, Ödeme auch an den Tibien.

28. 8. Auf Novasurolinjektionen Besserung der Diurese.

5. 9. An der Herzspitze perikarditische Geräusche.

22. 9. Im Harn nichts Pathologisches, leichte Ödeme an den Beinen.

23. 9. Abdominalpunktion. 810 ccm einer trüben gelblichgrünen Flüssigkeit
vom spezifischen Gewicht 1014 entleert.

23. 10. Allenthalben Ödeme, Bauch sehr aufgetrieben, Stauungskatarrh.

28. 10. 2 Liter einer grünlichen Flüssigkeit aus dem Abdomen entfernt.

15. 11. Starke Gewichtszunahme in den letzten Tagen, Ödeme wachsen.

10. 12. Patient atmet sehr schwer, weitere Zunahme der Ödeme. Der Taillen-
umfang 96 cm. Seit gestern reichlich eitrig schleimiger Auswurf, über beiden
Lungenspitzen und Lungenhili Bronchialatmen. Über dem rechten Unterlappen
Dämpfung, abgeschwächtes Atmen, feuchtes Rasseln. Links beginnt die Dämpfung
einen Querfinger tiefer, daselbst zahlreiche großblasige feuchte Rasselgeräusche.

16. 12. Temperatur 35,7°, Kind sehr matt, leicht benommen.

17. 12. Exitus.

Klinische Diagnose: Zustand nach Kardiolyse, gemacht wegen Concretio cordis.

17. 12. 1924. 9 Uhr abends Freilegung der rechten Arteria femoralis
und der rechten Vena brachialis und Einbindung je einer Sperrkanüle.
Sämtliche übrige Hauptäste der Extremitäten und des Halses ligiert.
Injektion von 20%iger Formollösung zu gleichen Teilen von der rechten
Arteria femoralis und der rechten Vena brachialis aus.

Am 18. 12. vormittags 9 Uhr Anfertigung von Frontalschnitten.

Obduktion (Dr. Feller). Anatomischer Befund: (Holoptische Sektion). Zerlegung des Rumpfes in Frontalscheiben, wobei der erste Schnitt in der Höhe der Knorpelknochengrenze der ersten Rippe geführt wird, schräg durch das Manubrium sterni verläuft und am weitesten caudal die Knorpelknochengrenze der 8. Rippe trifft. — Es kappt die Herzspitze, die hier ausschließlich vom rechten Ventrikel gebildet wird und die zugehörige vorderste Kalotte des Herzbeutels. Der Herzbeutelraum ist von einer trockenen, gelblichweißen Käsemasse eingenommen, Perikard und Epikard, namentlich ersteres, sind schwartig verdickt. Die Leber wird gerade fingerbreit vor der Porta hepatis frontal geschnitten, zeigt schwere Stauung mit Stauungsbrücken und Regenerationsherden, die sich vorwiegend entlang den kleineren Verzweigungen der Venae portae anordnen. Auf der Schnittfläche der Lunge und Leber sieht man stecknadel- bis hanfkorngroße Knoten in mäßig reichlicher Menge. — Der zweite Schnitt, 2 cm weiter dorsal geführt, trifft bereits den rechten Vorhof. Der Herzbeutelraum ist größtenteils von tuberkulösem Käse erfüllt, an den sich nahe den Perikardblättern schwartige Bindegewebsmassen anschließen. Die beiden Perikardlamellen selbst sind schwartig verdickt, dabei liegt die Hauptmasse des Käses über der Oberfläche des rechten Ventrikels. Der dritte Schnitt, wiederum 2 cm weiter dorsal, trifft die Porta hepatis. Der rechte Vorhof erscheint dabei als annähernd kreisförmiges Lumen von 5 cm Durchmesser. Über seiner Oberfläche ist der Herzbeutelraum zum größten Teil von einem schwartigen Bindegewebe eingenommen. — Der vierte Schnitt, 1 cm dorsal vom dritten, trifft den rechten Vorhof in einer Ausdehnung von $5^1/_2$ cm (Quer-) und 6 cm (Höhendurchmesser). Im Bereiche der Ventrikel verläuft gerade hinter dem Septum ventriculorum der Schnitt in dessen unteren zwei Dritteln und hat dadurch die Spitze des linken Ventrikels abgekappt. Kranial ist der Abgang der beträchtlich weiten ($2^1/_2$: 2 cm) Arteria pulmonalis zu sehen. Die Hauptmasse des tuberkulösen Käses im Herzbeutelcavum liegt über beiden Ventrikeln. Unterhalb der linken Lungenspitze findet sich ein etwa erbsengroßer, ein wenig abgekapselter tuberkulöser Primärherd. Der fünfte Schnitt (Abb. 81), 1 cm dorsal vom vierten, trifft den linken Ventrikel in seiner größten Ausdehnung ($3^1/_2$: 2 cm) und gleichzeitig den Abgang der Aorta. Der rechte Vorhof zeigt einen queren Durchmesser von 5 und einen Höhendurchmesser von 9 cm. Seine Form ist etwa bohnenförmig, wobei er sich gegen die Einmündung der Cava superior mehr verengt (querer Durchmesser 17 mm) als gegen die Einmündung der Cava inferior (querer Durchmesser 28 mm). Besonders imposant ist die Größe der Fossa ovalis (3 : 3 cm). Über dem Ventrikelanteil des Herzens findet sich noch immer eine reichliche, über der Herzspitze $1^1/_2$ cm dicke Käsemasse, während die Oberfläche des rechten Vorhofs fast ausschließlich von Schwartengewebe bedeckt ist, in dem sich nur stellenweise kleine Käseherde befinden. Der ebenfalls quergetroffene Sinus coronarius hat

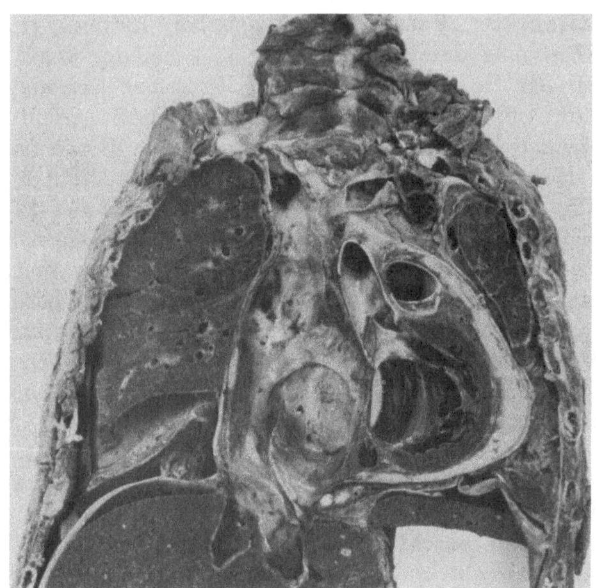

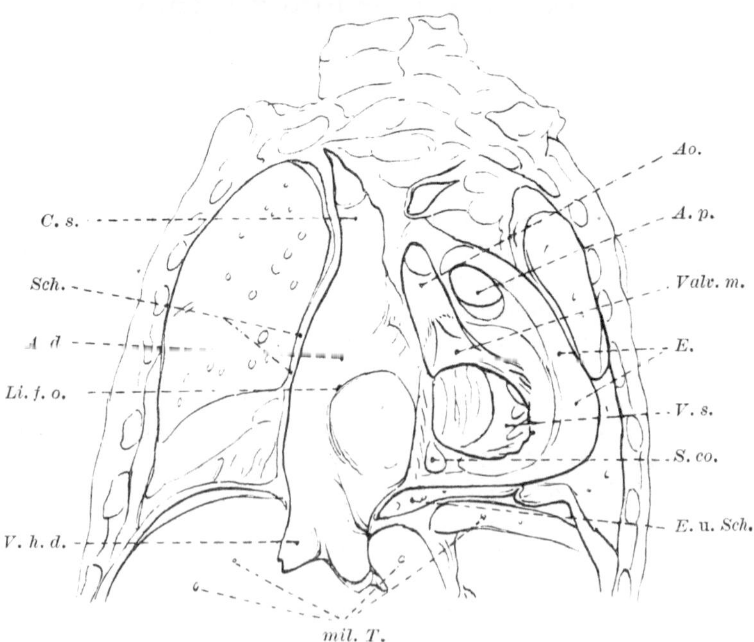

Abb. 81.　Pericarditis tuberculosa chronica.　Frontalschnitt V laut Obduktionsbefund (holoptische Sektion). $^3/_7$ d. nat. Gr.

V. h. d. Vena hepatica dextra. *E.* Verkästes Exsudat im Herzbeutel. *Sch.* Schwielengewebe zwischen beiden Perikardblättern. *A. d.* Atrium dextrum. *V. s.* Ventriculus sinister. *Ao.* Aorta. *A. p.* Arteria pulmonalis. *S. co.* Sinus coronarius. *Valv. m.* Valvula mitralis. *Li. f. o.* Limbus fossae ovalis. *C. s.* Cava superior. *mil. T.* Miliare Tuberkel.

einen Durchmesser von 8 mm. Die Vena cava inferior und die beiden
Venae hepaticae sind sehr bedeutend erweitert. Die linke Lunge, deren
Oberlappen als schmale Parenchymstreifen zwischen Herzbeutel und
Brustwand erscheint, ist an die letztere bindegewebig angewachsen.
Der sechste Schnitt (letzte Schnitt) liegt 3 cm weiter dorsal und trifft
den linken Vorhof, dessen hinterste Kalotte hier erscheint. Seine Wand
hat eine Dicke von 1 mm. Entsprechend den oberen tracheobronchialen
Lymphdrüsen erscheint ein großes Paket verkäster tuberkulöser Lymphdrüsen. Die linke Lunge ist hier total, die rechte an ihrer Basis angewachsen. Die ebenfalls hier angetroffene Milz ist stark vergrößert
(9 : 5 : 4 cm), sehr gut gewölbt, unter ihrer Kapsel zeigt sie stecknadelkopfgroße gelbe Knötchen.

Anatomische Diagnose: Tuberculosis miliaris subacuta univer-
salis. Pericarditis chronica tuberculosa partim caseosa, imprimis supra
regionem ventriculorum, partim fibrosa praecipue in regione atriorum.
Dilatatio permagna atrii cordis dextri, dilatatio gradus levioris atrii
sinistri. Dilatatio venae cavae et venarum hepaticarum. Hyperaemia
mechanica viscerum eximie hepatis.

Von den angelegten Frontalschnitten sei nur einer genauer beschrieben
und abgebildet (Schnitt V, Abb. 81). Er trifft den rechten Vorhof
etwa in seiner Mitte, die Einmündung der Cava superior *(C. s.)* und
inferior *(C. i.)*, ferner noch einen kleinen Teil des linken Ventrikels
und den linken Vorhof.

Herzbeutelmaße: Diagonal 112 mm, quer 119 mm.
Herzmaße: Diagonal 97 mm[1]), quer 109 mm[2]).
Herzbeutelraummaße:
Distanz von der Herzspitze zum Herzbeutel 12 mm.
   „   vom rechten Vorhof zum Herzbeutel 3 mm.
   „   „   „   Ventrikel zum Zwerchfell 3 mm.

Vena cava inferior **von vorne**: Maße wegen schwartiger Umscheidung
nicht anzugeben.

Vena cava inferior **von rückwärts**: Distanz vom Zwerchfell bis
zum Ansatz der Valvula Eustachii links + 1 mm; Distanz vom Zwerchfell bis zum Ansatz der Valvula Eustachii rechts 1 mm unter dem Zwerchfell (vgl. Fall 52).

Vena hep. dext. Ostium 20 × 15 mm, oberer Rand des Ostiums 2 mm
über dem Zwerchfell; Vena hep. sinistra Ostium 20 × 18, oberer Rand
des Ostiums etwa 1 mm unter dem Zwerchfell.

Über dem linken Ventrikel: An der Herzspitze, an der Unterfläche
des Herzens und über der linken Seitenfläche des Herzens findet sich
eine im Maximum (an der Herzspitze) 15 mm dicke Schichte von Käse
und schwartigem Bindegewebe, welcher den Raum zwischen beiden

---

[1]) Die Differenz gegen das Herzbeutelmaß ist durch Schwartengewebe bedingt.
[2]) Keine besonders dicke Schwarte.

Perikardblättern ausfüllt. Die beiden Perikardblätter selbst schwartig verdickt, je etwa $^1/_2$ mm breit. Gegen die untere Fläche verdünnt sich diese Schichte bis auf 4 mm. Über dem Oberflächenkontur des rechten Vorhofs sind Epi- und Perikard schwartig verwachsen und es findet sich nur an einer Stelle eine schmale Schichte von Käsemassen zwischen beiden Blättern.

Beide Vorhöfe sind sehr stark vergrößert, namentlich der rechte[1]). Sein Durchmesser beträgt 45 mm, seine Höhe, die Distanz zwischen der Einmündung der Cava superior und Cava inferior 87 mm. Diese Größenverhältnisse sind um so auffallender, als die größte Lichte des linken Ventrikels (auf einem anderen Schnitt) 23 × 31 mm, die des rechten 47 × 40 mm beträgt. Die Größe des rechten Vorhofs wird besonders deutlich aus der Angabe der Dimensionen der Fossa ovalis. Ihr Durchmesser beträgt 34 × 30 mm.

Die Vena cava inferior und die Venae hepaticae sind stark erweitert. Eine Verengerung in der Gegend des Foramen quadrilatrum besteht nicht. Der Durchmesser der Cava inferior an ihrer Einmündungsstelle beträgt 29 mm. Die rechte Vena hepatica mißt an ihrem Ostium 20 × 15 mm, die linke Vena hepatica 20 × 18. Der Durchmesser der Vena cava superior an ihrer Einmündungsstelle 16 mm. Vergleichen wir dazu das Maß der Aorta supravalvulär gemessen: Durchmesser = 13 mm, ferner den Durchmesser der Pulmonalis 18 mm, so müssen die Venen wohl ganz exorbitant erweitert sein.

Aus der Krankengeschichte erKellt, daß bei diesem Patienten durch wiederholte Eingriffe, Punktionen am 18. 12., 7. 1. und 12. 5., das flüssige Exsudat teils serös, teils hämorrhagisch aus dem Herzbeutelraum entfernt wurde. Nach der letzten Punktion am 12. 5. 1924 ist der Beginn der Obliteration des Herzbeutelcavums anzunehmen, zum Teil infolge schwartiger Verwachsung zwischen Epikard und Perikard über den Vorhöfen, zum Teil infolge Verkäsung des Exsudates über den Ventrikeln. Da der raumbeengende Flüssigkeitserguß im Herzbeutel entfernt worden war, bestand kein Grund zur Kompression der Cava inferior, des Vorhofs oder der Venae hepaticae. Im Gegenteil, zu diesem Zeitpunkt mußten Vorhof und Cava inferior, wie die hochgradigen Stauungssymptome, Venenerweiterung, Lebervergrößerung, Ascites, Ödeme lehren, sehr erweitert sein. In diesem Zustand nun wurde durch Organisation des Exsudates die Cava inferior fixiert. Es war keine Delle, sondern eine zylindrisch geformte und sehr erweiterte Vena cava inferior sowie ein erweiterter Vorhof bei der Sektion zu erwarten.

Die besonders hochgradige Erweiterung der Vorhöfe gegenüber den verhältnismäßig kleinen Ventrikeln haben außerdem vielleicht noch eine zweite Ursache im weiteren Verlauf der Erkrankung: beide Ventrikel

---

[1]) Vgl. auffallend großen Querdurchmesser gegenüber der Diagonale.

sind von einer dicken in Schwarten eingebetteten Käsemasse umfaßt, können sich daher diastolisch unvollständig erweitern (WENCKEBACH, BRAUER, viele andere, neuerdings auch H. POLLITZER). Daher ist eine Blutstauung vor dem Ventrikel in den Vorhöfen und Venen sehr verständlich. Die Vorhöfe, denen hier nur an einer einzigen Stelle eine ganz dünne Schichte Käse aufliegt und die sonst nur von einer weniger ansehnlichen schwartigen Verwachsung beider Perikardblätter bedeckt sind, waren in ihrer passiven Erweiterung nicht behindert.

2. Zusammenfassung.

Die Untersuchung der pathologischen Fälle hat ergeben, daß bei frischer Exsudation im Herzbeutel sich analoge Veränderungen einstellen, wie bei experimenteller Füllung des Herzbeutels. Bei längerdauernder Pericarditis exsudativa treten schon Differenzen gegenüber den experimentell erhaltenen Präparaten auf, denn das wenigstens in den tiefen Schichten bereits organisierte Exsudat hat zu einer stärkeren oder geringeren Versteifung der Oberfläche des Herzens und der Gefäße geführt. Für das Resultat ist von Wichtigkeit

1. ob eine bindegewebige Verdickung sich über das ganze Epikard ausgebreitet hat oder ob bloß circumscript eine Rigidität namentlich der caudalen Anteile des Herzbeutels (Herzbeuteltrichter um die Cava inferior) eingetreten ist. So zeigt Fall Nr. 60, daß bei vorhandener Vorhofsimpression eine Cavadelle infolge dort eingetretener Organisation des Exsudates unterblieben ist.

2. Ob zur Zeit des Einsetzens der Organisation der Druck im Herzbeutel hoch war, also Impressionen fixiert wurden oder ob zu dieser Zeit der Druck gering war oder bereits nachgelassen hatte, so daß die Herz- und Gefäßoberfläche in normaler Konfiguration festgehalten wurde (s. Fall 52 und 71).

Eine akute Exacerbation bei länger dauernder Perikarditis wird bei hohem Druck auch trotz vorhandener bindegewebiger Verdickung des Epikards Impressionen, wenn auch geringeren Grades, verursachen können. Strangförmige Adhäsionen im Herzbeutelcavum können durch eine Exacerbation in ihrer Verlaufsrichtung geändert werden, und so die erst später eingetretene Impression beweisen (Fall 72) (vgl. Fall 53 und 72).

Bei geringem Druck des Exsudates und kürzerem Bestand des Rezidivs wird an dem durch Organisation fixierten Relief nicht viel geändert werden können; z. B. ist in dem Fall 52 (Pericarditis exsudativa tuberculosa) trotz beträchtlicher Menge des frischen flüssigen Exsudates eine Impression an der Herz- und Gefäßoberfläche nicht entstanden, da diese vorher in normaler Konfiguration durch die Organisation des Exsudates erstarrt ist. Dazu kommt, daß bei dem spezifischen Charakter der Exsudation die Granulations- und Bindegewebsneubildung besonders reichlich war. Andererseits ist bei Fall 53 bei offenkundig niedrigem Druck des flüssigen Exsudates eine leichte Impression an Cava inferior und Vorhof und eine Hepaticaverengerung bemerkbar, offenbar weil sie schon in dieser Lage durch die Bindegewebsverdickung des Epikards fixiert waren. Außerdem wird es Fälle geben (Pericarditis haemorrhagica — Fall 51): starke Organisation, reichlich frisches flüssiges Exsudat mit hohem Druck bei sehr beträchtlicher Impression der Oberfläche und mit Verengung der Venae hepaticae, bei denen nicht zu entscheiden ist, ob das reichliche infolge des Rezidivs entstandene Exsudat die, wenn auch rigide Oberfläche, doch noch eingedrückt hat, oder ob die Impression schon zur Zeit der Organisation mit fixiert wurde.

Die für die Frage des perikardialen Stauungstypus in Betracht kommenden und durch perikardiale Ergüsse entstandenen und eventuell fixierten Veränderungen sind vor allem die Einengung der supradiaphragmal gelegenen Mündungen der Venae hepaticae, dann die Eindellung der Facies superior, namentlich des linken Leberlappens[1]), die zu einer intrahepatischen Kompression der horizontal verlaufenden linken Vena hepatica führen können (vgl. den Ausguß mit WOODschem Metall, Vers. 70). Man kann sich ohne weiteres vorstellen, daß diese so entstandene Verengerung der Hepaticaostien resp. der ganzen linken Hepatica durch die Organisation des Exsudates nicht nur fixiert, sondern infolge der eintretenden Schrumpfung des Bindegewebes nachträglich sogar gesteigert werden. (Siehe Concretio S. 216 ff.)

Aus dem Obenstehenden erhellt, daß eine ganze Reihe von Faktoren zusammenwirken müssen, um bei einer chronischen Perikarditis mit Organisation eine Verengung der Lebervenenostien resp. der Venen selbst hervorzurufen. Es ist danach verständlich, daß der bei FRIEDEL PICKscher Cirrhose erhobene Befund einer Verengerung der Hepaticaostien nicht konstant sein kann. So muß z. B. bei einer infradiaphragmalen Mündung der linken Vena hepatica eine Verengerung ihres Ostiums ausbleiben. Auch eine intrahepatale Kompression der linken Vena hepatica kann fehlen, wenn eine Impression der Leberoberfläche nicht entstanden ist. Unter Umständen kann die linke Vena hepatica so tief im Leberparenchym liegen, daß sie auch bei starker Vergrößerung des Herzbeutels nicht komprimiert wird. S. Röntgenvers. Nr. R 8.

Andererseits gibt es Fälle von rezidivierender und in Heilung begriffener Perikarditis (72), bei denen der rechte Vorhof, die Vena cava inferior und die Venae hepaticae sogar erweitert sein können. Die Ursache dafür liegt wohl darin, daß diese Bluträume infolge Stauung aus irgendeinem Grund (Endokarditis, Myokarditis, Adiastolie usw.) besonders erweitert sind und in dieser Lage fixiert werden. Wird in Kapitel X, Schlußsätze, S. 222 ausführlicher besprochen.

---

[1]) Bereits CURSCHMANN hat gezeigt, daß das Perikard im linken Anteil stärker gefüllt ist als rechts und daher in dieser Gegend zu einer Leberabplattung führt.

Es ist noch bemerkenswert, daß es durch Druck des Exsudates und durch Schrumpfung des bei der Organisation des Exsudates entstandenen Bindegewebes zu erheblichen Lageverschiebungen in der Gegend des Cavavorhoftrichters kommt. In Fall 72 sind z. B. epikardiale Ansatzstellen strangförmiger Adhäsionen an den Cavatrichter herangezogen und in Fall 71 und 72 ist die Valvula Eustachii, also der untere Rand des rechten Vorhofs sogar unter das Zwerchfellniveau herabgedrückt.

VIII. Erklärung des perikardialen Stauungstypus.

Versuchen wir nun aus den im vorstehenden angeführten Erfahrungen die Stauungserscheinungen bei Pericarditis exsudativa zu erklären, so würde sich ungefähr folgendes sagen lassen:

1. Peripherer Herzstauungstypus.

Unter den Begriff „peripheren Herzstauungstypus" oder „Venenstauungstypus" haben wir solche Fälle zusammengefaßt, bei denen ein perikardialer Erguß als Stauungsursache nicht zentral,

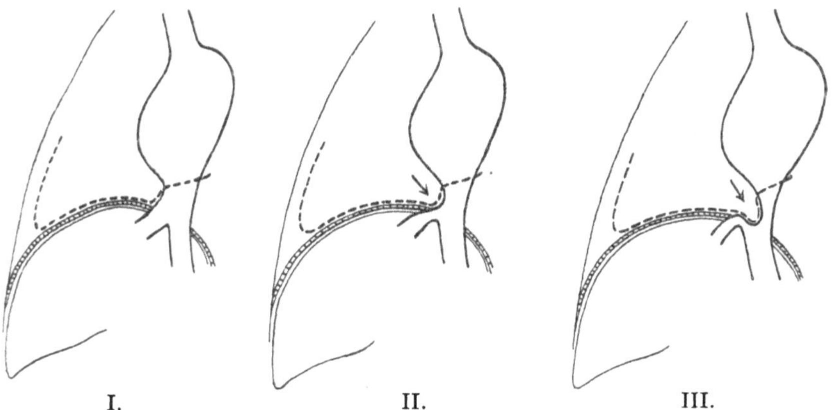

Abb. 82. Schematische Skizzen zur Entstehung des „peripheren Stauungstypus". I. Normal. II. Mäßig reichlicher Erguß im Herzbeutel (in pathologischen Fällen von Pericarditis exsudativa). III. Höhergradiger Erguß im Herzbeutel (in den Experimenten mit Füllung des Herzbeutels).

d. i. am Vorhof, sondern peripher, d. i. an den zuführenden großen Venen, erfahrungsgemäß besonders an der Cava inferior und den Venae hepaticae angreift. Dementsprechend sind Stauungserscheinungen nicht allgemein und gleichmäßig ausgeprägt, sondern im „Quellgebiet" der komprimierten Vene am stärksten. Die dabei zu beobachtenden Erscheinungen sind von der Menge des Exsudates und dem von ihm erzeugten Druck abhängig (Abb. 82).

Ganz geringe Exsudatmengen im Perikard brauchen keinerlei Stauungssymptome auszulösen, wenn der Kreislauf sonst intakt geblieben ist. Die kleinen Flüssigkeitsmengen setzen sich an der Basis des Herzens um die Gefäße ab, ohne den Pumpmechanismus zu stören.

Steigt die Exsudatmenge bei unverändertem Kreislauf etwas an, so daß bereits Flüssigkeit rechts im dorsalen und caudalen Teil des Herzbeutels zu liegen kommt (EPSTEIN, CURSCHMANN), so können neben geringfügiger Einengung der Vena cava inferior bei supradiaphragmaler Einmündung der linken oder beider Lebervenen die Hepaticaostien eingeengt werden oder es kann auf mechanischer Grundlage eine gewaltige Stauung der Leber zustandekommen. Die geringe Abflachung der Vena cava inferior spielt bei der Weite ihres Lumens praktisch keine Rolle. Die Leber schwillt rascher an und wird viel größer als es bei frisch dekompensierten Mitralfehlern zu beobachten ist. Dabei wird sie sehr schmerzhaft. In der weiteren Folge kann ohne besondere Cyanose im Gesicht Ascites auftreten. Die Stauung hat sich auf das Portalgebiet fortgesetzt.

Bei weiter zunehmender Exsudation im Herzbeutel wird einerseits durch die Flüssigkeitsmenge die Leberoberfläche eingedellt, andererseits die vordere Cava- und Vorhofwand in Form einer runden oder dreieckigen Cavavorhofdelle eingedrückt; gleichzeitig wird auch die Einengung der Hepaticaostien zunehmen. Durch die Eindellung der Facies superior der Leber wird auch eine subdiaphragmal mündende, aber horizontal nahe der Oberfläche verlaufende linke Lebervene in kraniocaudaler Richtung komprimiert und dadurch die Stauung in der Leber und im Portalkreislauf gesteigert. Die Einengung des Abflusses aus dem gesamten Gebiet der unteren Hohlvene durch die Cava- und Vorhofeinstülpung führt naturgemäß zu einer Stauung und besonders bei vertikaler Stellung des Patienten (Gehen) zu Ödemen in den Beinen, die übrigens auch durch das Gewicht des zunehmenden und auf der Vena cava inferior lastenden Ascites erklärt werden.

Diese Ödeme an den Beinen gehen aber bei horizontaler Lage ganz besonders leicht zurück; auch bei Stauung vor dem rechten Vorhof anderer Art, etwa bei dekompensierten Mitralfehlern, gehen die Beinödeme auf Bettruhe zurück, denn neben der Erholung des Herzmuskels spielt die geringere Hubhöhe bei dem erhöhten Druck im Venengebiet eine große Rolle. Bei beginnender Pericarditis exsudativa verschwinden die Beinödeme im Bett aber besonders rasch und spurlos, weil neben den genannten Faktoren vor allem die auslösende Ursache, die Einengung der Vena cava inferior und des Vorhofs zurückgeht. Denn bei Rückenlage wird sich das Exsudat in den dorsalen Partien des Cavum pericardiale verteilen und nicht mehr in höherer Schichte in den perikardialen Trichter und die Vena cava inferior drücken, so daß damit der Anlaß zur Cavavorhofimpression wegfällt. Aber eine leichte Cyanose als Ausdruck der Raumbeengung im Perikardialraum kann wohl zurückbleiben.

In ähnlicher Weise, wenn auch in umgekehrter Richtung, können sich statische Veränderungen im Gebiet der Vena cava superior auswirken. Hier wird in Rückenlage (Nachtruhe) bereits früher im ersten Stadium ein Ödem im etwas cyanotischen Gesicht auftreten, das im Laufe des Tages bei aufrechter Stellung (Sitzen oder Stehen) rasch verschwindet. In dieser Stellung wird eben

1. der Abfluß des Blutes aus dem Gebiet der Cava superior dadurch, daß er jetzt in der Richtung der Schwerkraft erfolgen kann, erleichtert und

2. ist vor allem das Exsudat, das früher in horizontaler Lage zwar in geringem Ausmaß, aber doch immerhin merklich die Mündung der Vena cava superior bedrängt hat, jetzt der Schwere folgend in den Cava-trichter hinabgesunken (vgl. die beiden Durchspülungsversuche, bei denen einmal das Wandern der Flüssigkeit und der Wechsel in der Gefäß-weite direkt festgestellt werden konnte und einmal indirekt die Verengerung der unteren Hohlvene und der Lebervenen bei Aufrichtung aus der Veränderung der Einflußmenge beobachtet werden konnte).

Daß in diesem Stadium oft nur eine Seite des Gesichtes über Nacht anschwillt, ist unschwer zu erklären: wissen wir doch, daß bei der Punktion hochgradiger Ödeme, etwa durch CURSCHMANNsche Troikarts nach Entfernung einiger Liter Flüssigkeit aus den Beinen, das Ödem zuerst nur in den kranialen Partien schwindet und — sit venia verbo — das Niveau der Ödemflüssigkeit sich nur langsam senkt (WENCKEBACH). Am längsten bleibt das Ödem an den Beinen bestehen. Bei der Pericarditis exsudativa hingegen wird die Stauung in der Cava superior bei horizontaler Bettlage relativ nur kurze Zeit andauern und da wird sich das Ödem an den zu tiefst liegenden Stellen des Kopfes, also an der Gesichtsseite, auf der der Patient liegt, ansammeln. Zu einem Ödem des ganzen Kopfes kommt es in diesem Stadium nicht, weil ja morgens durch das Aufrichten des Oberkörpers das Gesichtsödem rasch ver-schwindet.

Haben sich aber einmal ganz große Exsudatmengen im Herz-beutel angesammelt, dann wird nicht bloß die Cava inferior, sondern auch die Cava superior durch den Druck im Perikard dauernd kompri-miert, die Cyanose hat zugenommen, die Jugularvenen sind gestaut und der ganze Kopf bleibt ödematös. Sehr verständlich ist es auch, warum bei Pericarditis exsudativa ohne andere Störungen im Kreislauf eine Lungenstauung etwa durch bronchitische Geräusche oder durch Verdunkelung der Lunge vor dem Röntgenschirm auch bei der schwersten Dyspnoe und Dekompensation nicht nachzuweisen ist. Die mechanische Einengung der Vena cava inferior und auch im geringen Maße der Vena cava superior läßt in den Lungenkreislauf gar nicht genug Blut zu einer Anschoppung durch. Im Gegenteil, bei gut funktionierendem linken Herzen und bei geringerer Kompression der Lungenvenen, wie sie unsere Präparate zeigen, könnte man sich sogar vorstellen, daß die Lungen blässer, die Lungenfelder heller wären als sonst (vgl. Fall 51, Ignaz Sch.).

Anders aber liegen die Verhältnisse, wenn das linke Herz nicht gut funktioniert, wenn ein Mitralherz oder ein mitralisiertes Herz vorliegt. Ist die Passageschwierigkeit im linken Herzen geringer als vor dem rechten, dann bleiben die Verhältnisse so wie sie eben beschrieben wurden. Denn die Lunge wird ebensowenig vollaufen wie ein anderes Gefäß, bei dem der Abfluß reichlicher erfolgt als der Zufluß. Tritt hingegen die Stauung vor den Hohlvenen gegenüber einer schweren Mitralstenose etwas zurück, dann natürlich wird die Lunge gestaut, das Lungenfeld verdunkelt sich und die Stauung setzt sich auf das rechte Herz fort. Auch der rechte Vorhof wird Schwierigkeiten haben, sich gegen den überlasteten rechten Ventrikel zu entleeren und trotz der mechanischen Beengung der Vena cava inferior in der Peripherie kann der periphere Herzstauungstypus in einen zentralen übergehen.

2. Zentraler Herzstauungstypus.

Als Paradigma für den „zentralen Herzstauungstypus" oder „Vorhofsstauungstypus" haben wir die Herztamponade angeführt. Durch die totale Kompression des rechten Vorhofs wird die Ursache zur Stauung gewissermaßen zentral gesetzt und die beiden aus der Peripherie Blut heranführenden Gefäße, die Cava superior und die Cava inferior, werden in gleicher Weise gestaut (Abb. 83a). In ganz gleicher Weise aber wie die totale Vorhofskompression muß die Überfüllung des rechten Vorhofs vor dem insuffizienten rechten Ventrikel wirken. Denn für das Resultat muß es ganz gleichgültig sein, ob das Blut nicht mehr in den Vorhof eintreten kann, weil dieser vollkommen zusammengedrückt ist oder weil er maximal gefüllt ist. In beiden Fällen werden die beiden Hohlvenen gestaut und erweitert sein, aber auch in

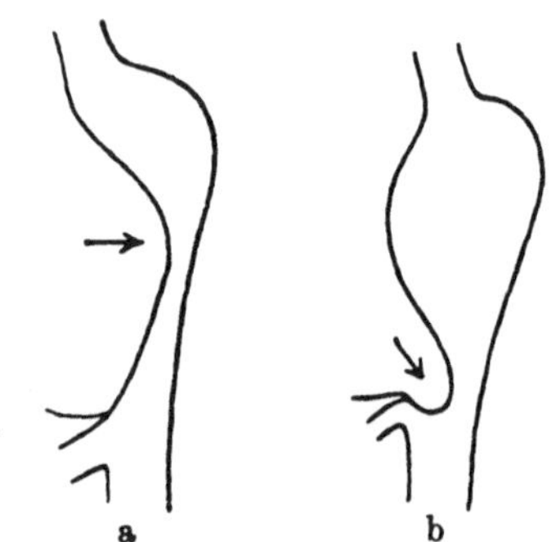

Abb. 83. Schematische Skizzen zur Erklärung des „zentralen" Stauungstypus a und des „peripheren" Stauungstypus b. Die Pfeile bezeichnen den Angriffspunkt des Herzbeutelergusses.

solchen Fällen beginnt die Stauung meistens in der Leber, freilich nicht so rasch und nicht mit der Intensität wie beim peripheren Stauungstypus. Daß bei gleichmäßiger Stauung in den beiden Hohlvenen trotzdem das Gebiet der durchaus nicht verengerten, sondern sogar erweiterten Lebervenen die ersten Stauungssymptome aufweist, kann nicht mechanisch, sondern nur dynamisch zu erklären sein. Hier dürfte wohl auch die „Hochwassertheorie" von TÜRK mit Recht als Erklärung herangezogen werden, gegen die in der Einleitung angeführt wurde, daß sie nicht bloß bei der Stauung durch adhäsive Perikarditis, sondern bei jeder dynamischen Stauung vor dem rechten Herzen Geltung haben müßte. Und wenn WENCKEBACH gegen diese Erklärung der Leberstauung bei adhäsiver Perikarditis mit Recht einwendet, daß für ein „Hochwasser" in der Vena cava inferior bei Concretio cordis cum pericardio kein Anhaltspunkt besteht (z. B. keine Ödeme an den Beinen), so gilt das nicht für den zentralen Herzstauungstypus, etwa bei einer dekompensierten Mitralinsuffizienz. Denn es wird der Stauungsleber bei fortbestehender Stauung sehr bald gleichzeitig mit dem Ascites oder kurz danach eine deutliche Schwellung der Beine als Zeichen der Stauung in der Cava inferior folgen. Als zweiter Faktor für die Entstehung der Leberstauung vor der Stauung in anderen Organen wurde früher auch die Armut an Anastomosen des Hepatica- und Portalgebietes und der Reichtum an Gefäßverbindungen des Gebietes der Vena cava inferior angesehen (EISENMENGER). Denn aus der Cava inferior findet das gestaute Blut leicht durch Anastomosen über die Vena cava superior den Weg zum Herzen, während das Stauungsblut in der Vena hepatica keinen anderen Ausweg hat und sofort zur Leberschwellung führt. Daß aber bei Drucksteigerung im rechten Vorhof die Venae hepaticae mehr gestaut werden als die Vena cava inferior, auch wenn die Anastomosen ausgeschaltet sind, ließ sich im Durchspülungsversuch II und III nachweisen. Die EISENMENGERsche Theorie ist also zur Erklärung der Leberstauung bei zentralem Stauungstypus zumindest nicht nötig.

Die für die geringere Leberschwellung der zentralen Stauung angeführten Ursachen können auch bei der Entstehung der exzessiven Leberschwellung des peripheren Stauungstypus mitbeteiligt sein. Doch treten sie bei sonst intaktem Kreislauf neben den mechanischen Ursachen ganz zurück. Nimmt aber die „Herzschwäche" zu, so verwischen sich die Grenzen zwischen den beiden Stauungstypen, wie bereits oben beschrieben wurde.

IX. Stauungstypen anderer Ätiologie.

1. Tricuspidalinsuffizienz.

Eigentümlich verhalten sich die Stauungserscheinungen bei der Tricuspidalinsuffizienz.

Wir erwarten bei diesem Krankheitsbild einen zentralen Herzstauungstypus (Vorhofsstauungstypus), denn die Stauung beginnt im Zentrum, im rechten Vorhof, der durch das aus dem rechten Ventrikel zurückströmende Blut über die Maßen gefüllt wird. Tatsächlich sind auch Vena cava superior, Vena cava inferior und die Venae hepaticae außerordentlich erweitert wie bei keinem anderen Krankheitsbild (vgl. die Zahlen im Kapitel Messungen auf S. 14 ff.). Aber diese Stauungserscheinungen müßten bei dem zentralen Herzstauungstypus, so wie wir diesen Begriff aufgestellt haben, im Gebiet der oberen und der unteren

Hohlvene in gleicher Weise zu beobachten sein und das ist bei der Tricuspidalinsuffizienz nicht der Fall. Die Cava superior ist zwar immer mit gestaut, scheint aber trotz oft hochgradiger Cyanose viel weniger gestaut zu sein als die Vena cava inferior und vor allem das Portalgebiet[1]), ein Umstand, der sich vielleicht folgendermaßen erklären läßt.

Bei bestehender Tricuspidalinsuffizienz sind die Patienten immer außerordentlich orthopnoisch, auch wenn sie im übrigen noch ganz leistungsfähig sind.

Es sei ein Versuch angeführt, der an einer Patientin mit einem Triostiumvitium zu einer Zeit angestellt wurde, zu der sie keinerlei Ödeme, keinen Ascites hatte. Dabei durfte sie bereits etwas Bewegung im Zimmer machen. Der Jugularvenenpuls und ganz besonders der Leberpuls waren außerordentlich deutlich geblieben, die augmentatorischen Pulsschwankungen der Leber waren leicht durch die abgemagerten Bauchdecken zu sehen.

Orthopnoe-Versuch bei Tricuspidalinsuffizienz.

Antonie M., 21 Jahre, im Haushalt beschäftigt. Am 27. 9. 1924 in die erste medizinische Klinik (Prof. WENCKEBACH) aufgenommen.

Kurzer Auszug aus der Krankengeschichte.

Anamnese: 28. 9. 1924. Im Jahre 1910 mit 7 Jahren erster Gelenkrheumatismus. Um das 11. Lebensjahr häufig Halsentzündungen, seit dem Jahre 1920 immer kurzatmig. Leistet noch Feldarbeit. Später kann sie durch Digitalismedikation bis zum Jahre 1922 (19 Jahre alt) ohne Schwierigkeiten Hausarbeiten verrichten. Vor 1 Jahr plötzlich schwere Ödeme an den Beinen, die vergehen. Seit ½ Jahr Volumszunahme des Leibes, mehrfach Bluthusten mit Schmerzen in der Brust.

Stat. praes.: 30. 11. 1924. Mittelgroße, zarte Patientin. Axillare und perigenitale Behaarung sehr spärlich, macht einen stark hypoplastischen Eindruck. Ödeme an den unteren Extremitäten bis zum Kreuzbein. Haut: gelblich, cyanotisch. An den Armen bis zum Ellbogen und an den Beinen bis zum Knie blaurote Verfärbung. Schleimhäute bläulich verfärbt. Puls 100, weich, unregelmäßig; systolischer Jugularvenenpuls. Lungen: rechts hinten vom 7. Dorn abwärts relative Dämpfung. Auch links und rechts neben der Wirbelsäule vom 3.—6. Brustwirbel-

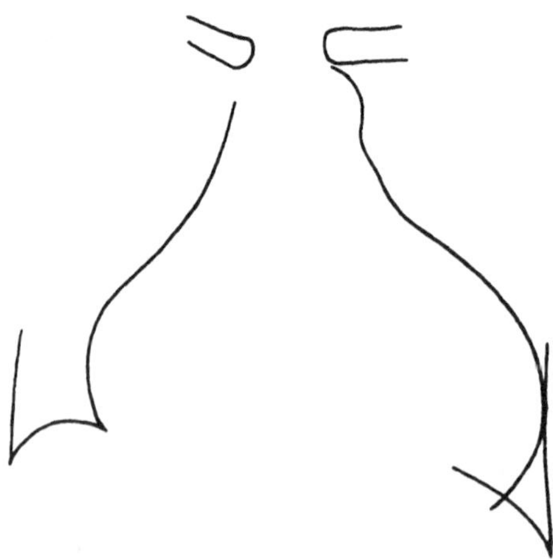

Abb. 84. Klinische Diagnose: Insufficientia valvulae mitralis et valvulae aortae et valvulae tricuspidalis. Stenosis ostii venosi sinistri. Orthodiagramm.

---

[1]) POTAIN sagt bereits: „. . . dans l'insuffisance tricuspide, le foie peut être le premier et au début, le seul organe atteint".

dorn relativ tiefe Dämpfung (linker Vorhof). Herz: Spitzenstoß 3 cm außerhalb der Mamillarlinie, hebend und resistent. Pulsatorische Erschütterung der ganzen linken Brustseite und über dem unteren Teil des Sternums. Systolisches Schwirren an der Spitze. Herzgrenzen s. Orthodiagramm (Abb. 84). Auscultation: Herzspitze: weiches, aber lautes systolisches Geräusch, kaum hörbarer 1. Ton und 2. Ton mit rauhem diastolischem Geräusch. Über der Aorta ein leichtes mesosystolisches und ein außerordentlich deutliches, hauchendes diastolisches Decrescendo-Geräusch. Über dem unteren Sternum ein hart und rauh klingendes protosystolisches Geräusch, das sich wesentlich von dem weichen systolischen Geräusch an der Herzspitze unterscheidet und über der ganzen Leber zu hören ist. Abdomen: Vorgewölbt. Flanken ausgeweitet. Bauchumfang in der Nabelhöhe 102 cm. Venae tegumentosae erweitert und darum deutlich sichtbar. Ascitesdämpfung. Leber: Unterer Rand in Nabelhöhe, derb, nur wenig schmerzhaft, zeigt deutlichste augmentatorische Pulsation.

Diagnose: Insufficientia valvularum mitralis, aortae et tricuspidalis. Stenosis ostii mitralis.

Decursus: Auf Digitalis rasche Besserung. Gewicht nimmt durch die gesteigerte Diurese von 53 kg auf 42 kg ab. Ascites und Ödeme geschwunden. Patientin ist bereits außer Bett.

5. 11. 1924. Versuch[1]).

Tabelle 14. Beobachtung der Patientin, während ihre anfänglich steil gestellte Rückenlehne der horizontalen Lage genähert wird.

Zeit	Neigungswinkel der Rückenlehne	Puls	Atmung	Anmerkung
10h15	60°	98	32	Keine Beschwerden.
—10h20	50°	100	38	Leichtes Anschwellen der Halsvenen, etwa jede halbe Minute leichter Hustenreiz mit leichtem Hustenstoß.
—10h30	40°	108	42	Starke Venenschwellung am Hals, der Hustenreiz tritt etwa jede 10. Sekunde auf, starke Hustenstöße, leichter Kopfdruck, leichte Cyanose.
—10h31	30°	116	48	Nach 1 Minute starker Kopfschmerz mit ununterbrochenem Husten, Cyanose.
—10h32	20°	124	?[2])	Unaufhörliches Husten, fast unerträglicher Kopfschmerz, schwere Cyanose, Puls fadenförmig, sehr arhythmisch.
—10h33	etwa 10°	?[3])	?[2])	Patient hält die Lage nicht 3 Sekunden aus ohne Erstickungsgefühl.

Der Versuch zeigt bei dem allmählichen Übergang von der vertikalen Stellung des Oberkörpers zur horizontalen zweierlei:

1. einen zunehmenden Hustenreiz, den man bei Patienten mit großem Herzen, vor allem mit großem linken Vorhof, wenn man sie niedrig

---

[1]) Für die Durchführung des Versuches sind wir Herrn Dr. Spitz zu Dank verpflichtet.

[2]) Wegen der Hustenstöße nicht zu zählen.

[3]) Nicht mehr zu zählen.

legen will, unmittelbar im Anschluß daran sehr häufig beobachten kann. Er verdankt seine Entstehung wahrscheinlich dem Druck des schweren nach rückwärts sinkenden Herzens auf den Vagusstamm oder seine Äste; jedenfalls kann man häufig, z. B. auch in dem angeführten Fall, das Hustenphänomen rein ohne das Symptom der Dyspnoe provozieren, wenn man den Thorax senkt, den Kopf aber durch starkes Vorneigen in der unteren Halswirbelsäule noch hoch hält;

2. eine rasch eintretende Dyspnoe, die sich bald zum Erstickungsgefühl steigert und zur Rückkehr in die Vertikalstellung des Thorax zwingt. Diese Dyspnoe läßt sich eine Zeitlang unterdrücken, wenn sich der Thorax zwar bereits der Horizontalen nähert, der Kopf aber gegen den Brustkorb gebeugt, vertikal und hoch steht (s. oben). Wir würden es für wahrscheinlich halten, daß es beim Zustandekommen dieser Dyspnoe sehr auf die Höhendifferenz zwischen der Valvula tricuspidalis und dem Atemzentrum ankommt. Ist sie gering, so hämmern sich die rückläufigen systolischen Venenpulswellen bis nahe an das Atemzentrum heran und erschweren den Gasaustausch daselbst. Steht der Kopf jedoch hoch, dann erschöpft sich die Energie der jetzt gegen die Schwerkraft in den Kopf steigenden Pulswellen früher, das venöse Blut kann mit der Schwere leichter aus dem Gehirn abfließen und die Dyspnoe ist nicht mehr so lästig.

Bei der Tricuspidalinsuffizienz muß also der Patient mehr als bei einer anderen Art von Dekompensation den Thorax in vertikaler Stellung halten, daher wird das rückläufige Blut in die Cava superior gegen die Schwere in viel geringerer Menge einfließen als in die Cava inferior, in die es abgesehen von dem in der Systole erzeugten Druck des rechten Ventrikels auch noch die Schwerkraft selbst hineintreibt. So können wir uns bei einer Tricuspidalinsuffizienz im Dauerstadium das Überwiegen der Stauung im Gebiet der Vena cava inferior ungefähr erklären, obwohl es sich um einen zentralen Stauungstypus handelt.

Schwerer, vielleicht gar nicht zu erklären ist das Überwiegen der Stauung in der Leber gegenüber dem übrigen Gebiet der Vena cava inferior, das auch bei der Tricuspidalinsuffizienz ähnlich wie beim peripheren Stauungstypus relativ ungestaut bleibt. Auch wenn die Tricuspidalinsuffizienz erst kurze Zeit besteht, ist diese Erweiterung der Lebergefäße außerordentlich hochgradig und nimmt Dimensionen an, die man sonst wohl kaum bei einer anderen Krankheit beobachtet, vielleicht darum, weil hier nicht bloß Blut angestaut wird wie sonst, sondern weil in die bereits gefüllten Gefäße noch ansehnliche Blutmengen hineingespritzt werden, und zwar unter einem Druck, der ungefähr dem der Arteria pulmonalis gleicht (mit der Kraft des r. Ventrikels). Wenn die beiden entgegengesetzt gerichteten Blutströme aufeinander prallen, kann das schon Anlaß zur Erweiterung des Gefäßes geben (vgl. die Maße S. 14ff. und Tab. 15). Die Leber wird, falls sie ein Blutgefäßgebiet mit niedrigem

Druck darstellt, ganz besonders viel von diesem zurückspritzenden Blute, welches sie nach WENCKEBACH „ausbohrt", erhalten. Während gewöhnlich bereits in der Vena femoralis der positive Venenpuls nicht mehr nachzuweisen ist, ist in der Leber der Blutstoß außerordentlich deutlich fühlbar. Dadurch kann dann auch die ungeheure Stauungsleber, der andauernde Subikterus, beides charakteristische Symptome der Tricuspidalinsuffizienz, erklärt werden. Dazu gesellt sich das dritte Symptom, die ausgesprochene Orthopnoe, die bereits oben erwähnt wurde.

Aber eine nach allen Seiten befriedigende Erklärung scheint damit nicht gegeben zu sein. Vielleicht werden weitere pathologisch-anatomische Studien diese Frage, die schon öfters Gegenstand von Untersuchungen geworden ist (vgl. TÜRK), einer Klärung näher bringen. Es wäre z. B. möglich, daß durch eine besondere Erweiterung des caudalen Teiles des rechten Vorhofes ein größerer Teil des Fehlblutes aus dem Tricuspidalostium in das Gebiet der Vena cava inferior zurückströmt. Dabei könnte vielleicht das vom Tuberculum Loweri reflektierte Blut eher in die Richtung der Lebervenen als in die Richtung der in einem nach vorne leicht konkaven Bogen aufsteigenden Vena cava inferior gelenkt werden. Dieser Erklärungsversuch für die stärkere Stauung im Gebiete der unteren Hohlvene infolge Erweiterung des caudalen Teiles des rechten Vorhofes fand durch die anatomischen Befunde von vier Fällen von Tricuspidalinsuffizienz, von denen drei ausführlich mitgeteilt seien, eine Stütze.

1. Mitral- und Tricuspidalinsuffizienz.

Fall 74. Johann Pl., 17 Jahre, gest. 16. 1. 1925 (Klinik PIRQUET).
Auszug aus der Krankengeschichte.
Anamnese: Mit 1 Jahr Masern, mit 4 Jahren Lungenentzündung, mit 6 Jahren Scharlach. Im April 1922 das Auftreten von blutigrotem trüben Harn bemerkt. Die Beine schwellen an; nach vierwöchentlichem Spitalaufenthalt Besserung der Ödeme und des Harnes. Das Kind fühlt sich aber beim Herumgehen matt und leidet an Atemlosigkeit.
1922. Erste Aufnahme auf die Klinik: Haut subikterisch, Gesicht und untere Extremitäten cyanotisch. Punktförmige Hauthämorrhagien, leichte Ödeme an den unteren Extremitäten. Leber stark vergrößert und 4 Querfinger unter den Rippenbogen reichend, druckempfindlich. Milz mäßig vergrößert, reicht 2 Querfinger unter den Rippenbogen. Stauungsbronchitis. Das Herz nach rechts und links stark vergrößert. Spitzenstoß im 5. Intercostalraum 1½ cm außerhalb der Mamillarlinie. Herzleberwinkel verstrichen. An der Herzspitze diastolisches Geräusch. Harn gelbrot, Albumen $+++$, Urobilinogen $+$, Urobilin $+$. Röntgenbefund 1. 6. 1922 (Abb. 85, I): Mäßiges, nach allen Seiten vergrößertes Kugelherz mit auffallend schmalem Gefäßschatten. Beide Lungenfelder durch Stauung getrübt. Beide Zwerchfellwinkel wandständig adhärent, feine horizontale interlobäre Schwarte durch das rechte Lungenfeld. — Das Kind wurde am 15. 7. 1922 mit der Diagnose Mitralstenose, Nephritis chronica, gebessert entlassen.
2. 4. 1923. Zweite Aufnahme: Seit 4 Tagen die Beine wieder stärker geschwollen. Die Atemnot beim Gehen stärker. Herzklopfen, Müdigkeit und Husten.
Aufnahmsbefund: Starke Cyanose der Lippen, Wangen und Extremitäten. Leber scharf- und hartrandig, handbreit unter dem Rippenbogen. Milz drei

Querfinger unter dem Rippenbogen tastbar. In den unteren Lungenpartien mittel-
und feinblasiges Rasseln. Die Herzgegend vorgewölbt und undeutliche wogende
Bewegungen derselben. Spitzenstoß im 5. Intercostalraum 1 Querfinger außerhalb
der Mamillarlinie. Systolisches Geräusch über der Herzspitze, 2. Pulmonalton
etwas akzentuiert. Albumen in Spuren. Die Pirquetreaktion hämorrhagisch,
ebenso zahlreiche kleinste Knötchen, die an den oberen und unteren Extremitäten
diffus verstreut sind. Röntgenbefund 5. 4. 1923: Scharfer linearer Schatten
wie bei Pleuritis interl. adhaesiva. Lungenfelder trüb, kein sicherer Hydrothorax.
— Am 3. 5. 1923 wieder gebessert entlassen. Keine Ödeme, die Leber kleiner
geworden. Dyspnoe nur nach größeren Bewegungen.

Dann folgt ambulatorische Behandlung. 19. 10. 1923 diffuse Bronchitis. Rasseln
über beiden Lungen. Seither keine besondere Änderung des Zustandes. Seit An-
fang Dezember 1924 öfters Brechreiz. Er hat das Gefühl, daß etwas im Hals

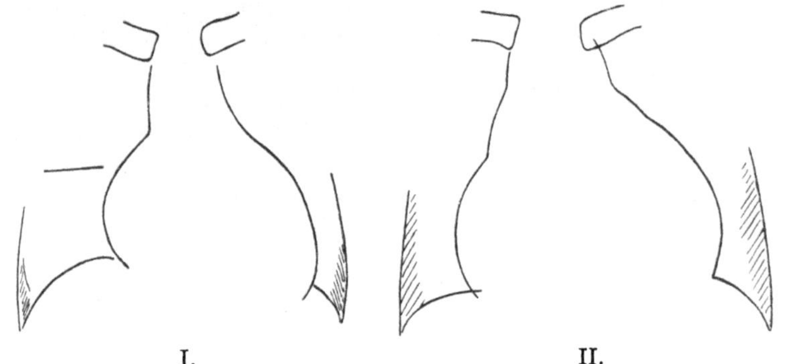

Abb. 85. Mitral-Tricuspidalinsuffizienz: Orthodiagramme.
I. aufgenommen am 1. 6. 1922; II. am 10. 1. 1925. Befunde dazu im Text.

steckt. Ab und zu Erbrechen. Ödeme, die bei salzfreier Diät und Bettruhe wieder
zurückgingen. 26. 12. Ödeme bis zu den Knien, Schmerzen in der Lebergegend.
28. 12. Schmerzen im Bauch. 3. 1. 1925 trockener Husten, Hämoptoe und Häma-
temesis.

7. 1. 1925. Dritte Aufnahme. Röntgenbefund (Abb. 85, II): Riesiges Cor
bovinum mit besonderer Ausweitung des linken Ventrikels. Kaum sichtbare Herzaktion. Bedeutende Stauungstrübungen in den zentralen Anteilen beider Lungen
mit geringer pleuraler Exsudation an der Thoraxwand beiderseits. Hydrothorax,
Hydroperikard.

Stat. praes.: Starke Ödeme an den unteren Extremitäten bis in die Kreuz-
gegend. Die Extremitäten ganz kühl. Hochgradige Cyanose der Haut an den
Beinen, ebenso der Haut am Rücken bis zu den Schulterblättern. Im Abdomen
freie Flüssigkeit. Die Leber stark vergrößert, 1 Querfinger oberhalb des Nabels.
Der linke Lappen deutlich vergrößert, Milz 2 Querfinger unter dem Rippenbogen
tastbar. Ödeme des Scrotums. Lunge: Vom 5. Dornfortsatz nach abwärts
besteht rückwärts Dämpfung. Darüber abgeschwächtes Atmen. Herz: Spitzenstoß im 5. Intercostalraum, 1 Querfinger außerhalb der Mamillarlinie. Herzleberwinkel stumpf. Rechte Grenze 2 Querfinger vor dem rechten Sternalrand. Obere
Grenze 2. Rippe. Keine Geräusche. Herzaktion lebhaft. Harn: Albumen ++,
Urobilinogen +. Im Sediment Leukocyten und granulierte Zylinder.

Decursus morbi. 11. 1. 1925. Starke Schmerzen in der Lebergegend und in
der Brust. Husten, der zum Erbrechen führt. Coffein, Morphin. Ödeme der
Beine stärker, Leber größer. Hochgradiges Scrotalödem.

14. 1. 1925. Zunahme der Ödeme am Oberschenkel und Unterschenkel. Subikterische Verfärbung der Skleren. Ödeme des Penis. Linke Herzgrenze in der mittleren Scapularlinie.

15. 1. 1925. Zustand verschlechtert sich.

16. 1. 1925. Exitus.

Obduktionsbefund (FELLER). Holoptische Sektion:

Anatomischer Befund: Zerlegung des in continuo entnommenen Thorax und der Bauchorgane in etwa 3 cm dicke Frontalscheiben. Der erste Schnitt kappt den rechten Vorhof und den rechten Ventrikel, verläuft kranial flach durch das Manubrium sterni und trifft caudal den Knorpel der 9. Rippe 3 cm weit von der Knorpelknochengrenze entfernt. Der rechte Vorhof und Ventrikel sind sehr stark erweitert, der letztere bedeutend hypertrophisch. Im Herzohr finden sich linsen- bis kirschengroße, zum Teil im Zentrum bland erweichte globulöse Vegetationen. Die Leber ebenfalls gekappt, zeigt neben stauungsatrophischen Bezirken eine vorwiegend den Verzweigungen der Pfortaderäste entsprechende Bildung von verzweigten Regenerationsherden (Muskatnußleber). Der zweite Schnitt, 3 cm weiter dorsal geführt (Abb. 86), trifft den rechten Ventrikel in größter Ausdehnung ($12^1/_2 \times 7^1/_2$ cm). Der rechte Vorhof hat eine quere Ausdehnung von $5^1/_2$ und eine Höhenausdehnung von $11^1/_2$ cm (beim Höhendurchmesser das Herzohr nicht mitgerechnet). Der rechte Vorhof gleicht in der Form zwei mit dem Boden aufeinander gestellten Champagnerflaschen. Die Dicke des rechten Ventrikels ist im Maximum 10 mm, des rechten Vorhofs 2 mm. Die auf diesem Schnitt ebenfalls sichtbare Tricuspidalklappe ist im Höhendurchmesser auffallend verkürzt, an ihrem freien Rand wulstig verdickt, ebenso sind die Sehnenfäden leicht verdickt und verkürzt. Das Ostium der Tricuspidalis ist dabei so groß, daß ein vollständiger Schluß auch ohne Berücksichtigung der Klappenverkürzung nicht vorstellbar wäre (anatomische und relative Insuffizienz der Valv. tricuspidalis). Am parietalen Endokard des rechten Ventrikels, namentlich im Bereiche der Herzspitze finden sich äußerst zahlreiche, unregelmäßig begrenzte, umschriebene grauweiße Verdickungen (geheilte globulöse Vegetationen). Die rechte Lunge ist total, die linke partiell angewachsen. Dadurch, daß der rechte Ventrikel links fast an die Thoraxwand heranreicht, ist vom linken Oberlappen nur ein schmaler Streifen, vom Unterlappen fast noch nichts zu sehen. Im linken Unterlappen an der Interlobärgrenze ein frischer hämorrhagischer Infarkt. Der dritte Schnitt — 3 cm weiter dorsal — trifft den linken Ventrikel knapp hinter dem Septum ventriculorum und einen Teil des Aortenostiums (Abb. 87). Der rechte Vorhof zeigt hier besonders gut die im vorherigen Schnitt beschriebene Konfiguration und hat eine quere Ausdehnung von 7,5, eine Höhenausdehnung von 10,5 cm. Die Fossa ovalis ist sehr vergrößert ($3^1/_2 \times 4$ cm). Die Wand des rechten Vorhofs ist links unmittelbar oberhalb des Limbus fossae ovalis besonders stark verdickt, 7 mm im Maximum. Daselbst springt oberhalb der Fossa ovalis eine an der linken Seitenwand beginnende und fast über die ganze Hinterwand verfolgbare sehr kräftige muskuläre Leiste vor. Sie entspricht dem Torus Loweri. Durch diesen annähernd zirkulären Wulst wird der rechte Vorhof deutlich in eine größere untere

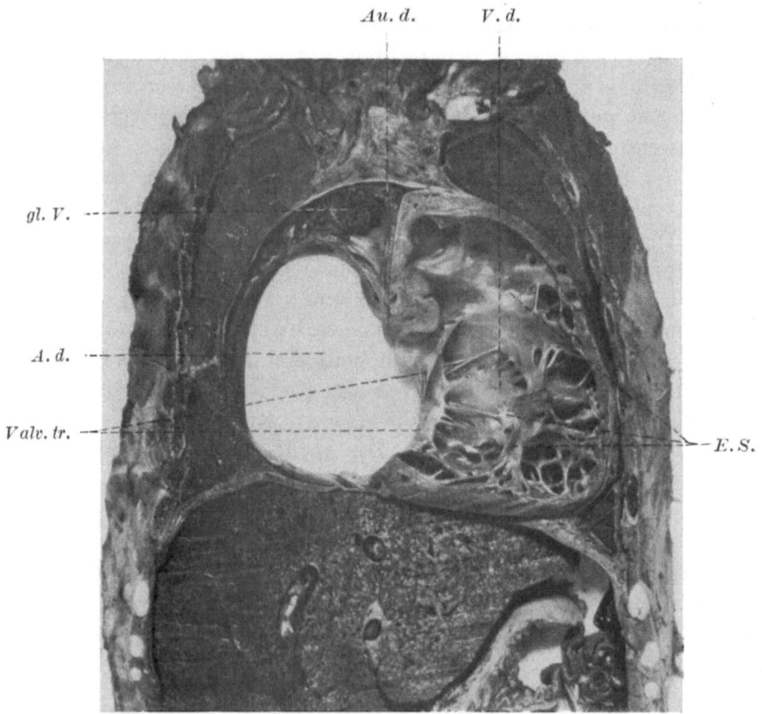

Abb. 86. Tricuspidalinsuffizienz-Mitralstenose infolge geheilter Endokarditis. Holoptische Sektion. Frontalschnitt II (laut Obduktionsbefund). $^3/_8$ d. nat. Gr.

V. d. Ventriculus dextra. *A. d.* Atrium dextrum. *Au. d.* Auricula dextra. *gl. V.* Globulöse Vegetationen. *E. S.* Endokardschwielen (geheilte globuläre Vegetationen). *Valv. tr.* Valvula tricuspidalis.

(85 mm hohe) und eine kleinere obere (30 mm hohe) flaschenförmige Abteilung geschieden. Die Valvula Eustachii ist auffallend hoch, der Durchmesser der zuführenden Venen sehr bedeutend: Cava superior 30 mm, Cava inferior 37 mm. Ebenso sind die beiden Venae hepaticae sehr erweitert. Hepatica sinistra 17 × 14, Hepatica dextra 17 × 16. Die linke reicht mit dem oberen Rand ihres Ostiums 5 mm über das Diaphragma, die rechte 1 mm über dasselbe. Das Ostium des Sinus coronarius ebenfalls auffallend weit, 1,5 × 2,5 cm. Der linke Ventrikel sehr dünnwandig, im Maximum 8 mm dick, sein Cavum klein, dabei

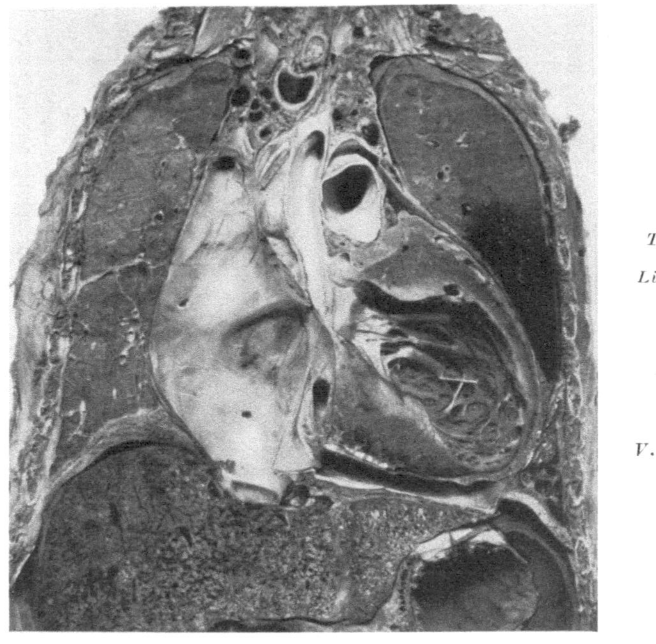
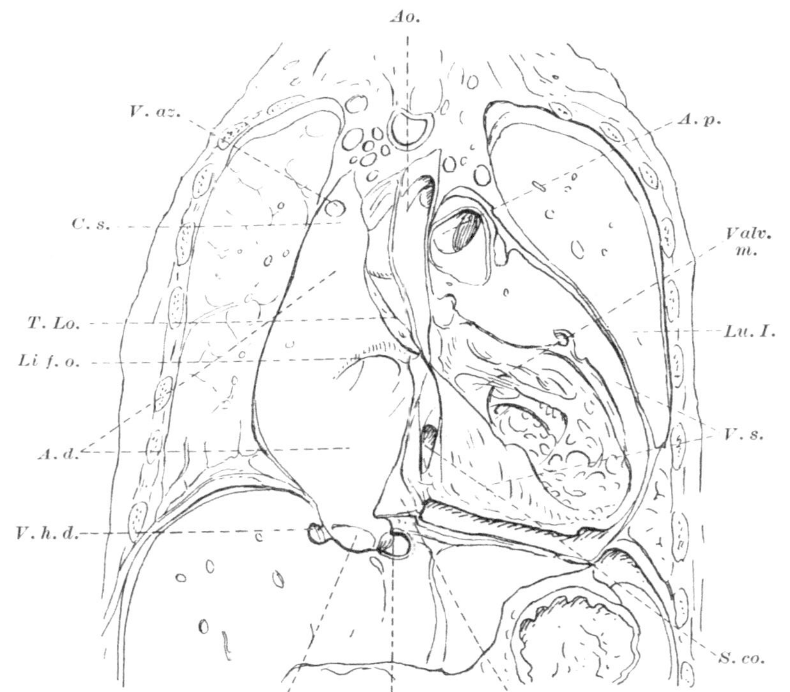

Abb. 87 Tricuspidalinsuffizienz-Mitralstenose infolge geheilter Endokarditis. Holoptische Sektion. Frontalschnitt III (laut Obduktionsbefund). ¹/₄ d. nat. Gr.

A. d. Atrium dextrum. *V. s.* Ventriculus sinister. *Ao.* Aorta. *A. p.* Arteria pulmonalis. *S. co.* Sinus coronarius. *C. i.* Cava inferior. *C. s.* Cava superior. *V. E.* Valvula Eustachii. *Li. f. o.* Limbus fossae ovalis. *T. Lo.* Torus Loweri. *V. az.* Vena azygos. *Valv. m.* Valvula mitralis. *V. h. d.* Vena hepatica dextra. *V. h. s.* Vena hepatica sinistra. *Lu. I.* Hämorrhagischer Lungeninfarkt.

etwas dilatiert. Die Sehnenfäden der Mitralis stark verkürzt und verdickt, die Klappen selbst verkürzt, verdickt und so sehr miteinander
verwachsen, daß ein für einen stärkeren Bleistift kaum passierbares Ostium
entsteht (Knopflochstenose). Der Durchmesser der Arteria pulmonalis
27×34 mm, der der Aorta 15×18 mm. Der vierte Schnitt [Hinter-
fläche derselben Scheibe (3 cm weiter dorsal)] zeigt den linken Vorhof in
seiner größten Ausdehnung: Höhendurchmesser $5^1/_2$, querer Durchmesser
7 cm. Die Wanddicke im Maximum 5 mm. Nach oben überragt der
linke Vorhof den linken Seitenrand des rechten Vorhofs und ist daselbst
zwischen ihm und dem rechten Ast der Arteria pulmonalis eingelagert.
Er ist von vorne her in einer Höhe von $2^1/_2$ cm zu sehen. Die übrigen
angelegten Scheiben treffen bereits die Wirbelsäule und die abhängigen
Lungenpartien, in den letzteren zeigt sich eine große Anzahl vorwiegend
frischer hämorrhagischer Lungeninfarkte. Der größte Teil der auf der
Schnittfläche erscheinenden Äste der Arteria pulmonalis ist von Emboli
erfüllt.

Pathologisch-anatomische Diagnose: Endocarditis chronica
fibrosa gravis valvulae mitralis et gradus levioris valvulae
tricuspidalis, Stenosis maximi gradus ostii venosi sinistri
et insufficientia gravis valvulae tricuspidalis praecipue e
dilatatione ostii venosi dextri. Dilatatio et hypertrophia permagna cordis
atrii et ventriculi dextri, hypertrophia excentrica atrii sinistri. Atrophia
cordis ventriculi sinistri. Cicatrices multiplices endocardii parietalis
cordis ventriculi dextri e vegetationibus globulosis obsoletis. Vegetationes
globulosae recentes multiplices auriculae dextrae. Infarctus haemorrhagici
multiplices pulmonis utriusque praecipue recentes. Hyperaemia mechanica viscerum. Adhaesiones pleuriticae lateris utriusque imprimis dextri.

2. Dreiostienvitium (Tricuspidalinsuffizienz).

Fall 100. Franz Kl., 41 Jahre alt, Tischlergehilfe. (Klinik Chvostek.)

Auszug aus der Krankengeschichte. Anamnese: Familien- und Kindheits-
anamnese belanglos. Im Jahre 1917 eine Gelenksentzündung durchgemacht.
Im Anschluß an die Gelenksentzündung Entwicklung einer Herzbeutelentzündung.
Fieber, aber keine Atembeschwerden. Nach achtwöchentlichem Spitalaufenthalt
und Nachbehandlung Besserung des Zustandes. 1913 neuerlich Herzbeschwerden.
Gelenk etwas geschwollen, leichte Atemnot. Nach etwa 1 Jahr Besserung. 1917
drittes Rezidiv. Anfälle von Atemnot, besonders beim Stiegensteigen. 1918 geringe
Besserung. 1924 Verschlechterung des Zustandes. Die Herzbeschwerden nehmen
zu: Herzklopfen und Stechen in der Herzgegend. Starke Atemnot bei Bewegung.
Husten. Mühsames Entleeren des Sputums, danach Erleichterung. Es besteht
Fieber und Patient sucht die Klinik Ortner auf. Nach 4 Wochen Entlassung von
der Klinik in kaum gebessertem Zustand. Es stellen sich bald Ödeme ein. Aufnahme
auf die Klinik Chvostek am 16. 4. 1925.

Stat. praes.: Patient wird mit schweren Erscheinungen von Dyspnoe aufgenommen, Ödem beider Beine, Blässe ohne wesentliche Cyanose. Hochdruck
(Blutdruck 170 mm Hg). Arhythmie. Beträchtliche Pulsbeschleunigung. Positiver
Venenpuls am Halse rechts. Hustenreiz. Das Sputum rein hämorrhagisch, schaumig,
hellrot, wird in großen Mengen expektoriert. Herzdämpfung enorm verbreitert,

reicht nach links bis in die mittlere Axillarlinie, nach rechts bis weit über den rechten
Sternalrand, die Töne leise. Über beiden Lungen sehr reichlich, vorne und rück-
wärts, aber besonders hinten dichtes, feines Rasseln. Rechts vorne an umschriebener
Stelle sehr dichtes Rasseln. Leber gut zwei Querfinger unter dem Rippenbogen.

Am 17. 4. Hustenreiz hält, wenn auch vermindert an, Dyspnoe geringer, Druck
wesentlich niedriger, 140 mm Hg. Arhythmie und Inäqualität des Pulses dauert
fort, Halsvenen beiderseits gestaut, positiver Venenpuls. In jugulo nur schwache
Pulsation. Subclaviapuls beiderseits gleich. Herzspitze im 6. Intercostalraum
in der vorderen Axillarlinie. Deutlicher als gestern ein systolisches Schwirren
daselbst tastbar. Das untere Sternalende wird pulsatorisch gehoben. Der Klappen-
schluß über der Pulmonalis fühlbar. Der Lungenschall über der rechten Lunge
hypersonor und reicht fast an die 7. Rippe. Über dem unteren Sternum Dämpfung.
Die rechte Herzgrenze steht 3 Querfinger vom rechten Sternalrand entfernt, links
noch außerhalb des Herzspitzenstoßes. Der Herzleberwinkel verläuft schräg.
Die obere Herzgrenze beginnt an der zweiten Rippe. Herzbasis breit. Über der
Aorta 1. Ton unrein, der 2. laut. Über der Pulmonalis 2 reine Töne. Der 2. Pulmonalton verstärkt. Über der Tricuspidalis ein systolisches Geräusch, ein lauter
2. Ton. Über der Herzspitze ein sehr rauhes systolisches Geräusch, ein reiner 2. Ton.
Über der rechten Lunge vorne verschärftes Vesiculäratmen mit Giemen und ver-
längertem Exspirium, nirgends Rasseln. Feines Knistern am linken Herzrand.
Über der linken Lungenspitze Dämpfung. Über der rechten Basis hinten relativ
gedämpfter Schall, daselbst etwas dichteres Rasseln. Der Leberrand steht in der
Mamillarlinie in der Nabelhöhe. In der Medianlinie knapp oberhalb des Nabels,
auch der linke Leberlappen vergrößert. Der TRAUBEsche Raum frei. Keine freie
Flüssigkeit im Abdomen. Ödeme an den Beinen und am Kreuzbein wie gestern.
Pupillen, Patellarreflexe normal. Orthodiagraphische Herzmaße: L. = 17,8,
Mr. 7,2, Ml. = 9,2, Transv. = 16,4.

Decursus morbi: Harnbefund: Eiweiß positiv. Urobilinogen vermehrt. Sediment reichlich, feingranulierte Zylinder, Epithelien, vereinzelt Leukocyten, Schleim,
Urate. 6. 5. Beinödeme fast unverändert. Herzspitzenstoß im 6. Intercostalraum
annähernd an der vorderen Axillarlinie. Leberrand mehr als zwei Finger unter
dem Rippenbogen. Positiver Leberpuls. 21. 5. Orthopnoe. Hochgradige Blässe
und leichter Ikterus, geringe Cyanose. Positiver Halsvenenpuls, rechts stärker
als links. Universelles Ödem der Extremitäten. Radialpuls schwer fühlbar, frequent,
arhythmisch. Flankendämpfung. Während oben rechts das Atemgeräusch über
der Lunge rein vesiculär ist, hört man unten von der 4. Rippe abwärts dichtes
mittelblasiges kontinuierliches Rasseln. Links beginnt im 2. Intercostalraum
relative, im 3. absolute Dämpfung. 2. Pulmonalton auch heute akzentuiert. Pat.
ist anurisch. Babinski beiderseits, Patellarreflexe nicht auslösbar. 23. 5. Wassermann negativ. Da trotz Digitalis-, Coffein- usw. Medikation die Diurese nicht in
Gang zu bringen war, mußten Scarifikationen angelegt werden. Diurese seither
erheblich vermehrt. 2. 6. Trotz energischer Herzmedikation Verschlechterung des
Befindens. 3. 6. Exitus.

Obduktionsbefund (FELLER). Holoptische Sektion.

Anatomischer Befund: Der 1. Frontalschnitt verläuft in einer
Höhe von 4 cm hinter der Knorpelknochengrenze der 2. Rippe. Auf
der Schnittfläche ist der rechte Vorhof und der rechte Ventrikel weit
eröffnet. Die Durchmesser des Herzens sind in der Diagonale 17 und
quer 14 cm. Beide Perikardblätter sind in großer Ausdehnung miteinander verwachsen. Die Verwachsung ist größtenteils zart. Ebenso ist
die Mediastinalfläche beider Lumen von außen an den Herzbeutel zart
bindegewebig fixiert. Der rechte Ventrikel ist in seiner Wand hochgradig

verändert. Die Dicke beträgt im Maximum 13 mm. Die Trabekeln sind außerordentlich kräftig und springen besonders deutlich in das Lumen vor. Der Schnitt kappt das vorderste Drittel des Conus pulmonalis, so daß die vollkommen intakten Pulmonalklappen sichtbar werden. Gleichzeitig ist die Tricuspidalklappe zu sehen, deren Segel im Höhendurchmesser etwas verkürzt und im Bereich der Schließungsfläche deutlich verdickt sind. An der ventrikulären Fläche des vorderen Segels inseriert ein abnormer Sehnenfaden, welcher durch einen eigenen etwa streichholzdünnen Papillarmuskel mit der linken Seitenwand des rechten Ventrikels in Verbindung steht. Das Ostium venosum dextrum ist weit und für mehr als 3 Querfinger durchgängig. Der rechte Ventrikel liegt mit seiner Spitze und linken Seitenwand der seitlichen Brustwand direkt an. Die Lunge rostbraun. Die rechte Lunge total angewachsen, in ihrem Unterlappen an der Basis eine pneumonische Infiltration in der Umgebung eines hämorrhagischen Lungeninfarktes.

Die Leber zeigt neben Stauung atrophischer Bezirke reichlich Regeneration und eine namentlich perivasculär bedeutende Bindegewebsvermehrung. Bindegewebige Adhäsionen zwischen rechtem Leberlappen und Diaphragma.

Der 2. Frontalschnitt (Abb. 88)[1]) verläuft 3 cm weiter rückwärts und trifft die größte Ausdehnung des rechten Vorhofes, die hintersten Abschnitte des rechten Ventrikels sowie den linken Ventrikel in seinen größten Dimensionen. Die Herzdiagonale 21 cm, der größte Querdurchmesser 14,5 cm. Die hier sichtbaren Aortenklappen sind im Höhen- und Querdurchmesser verkürzt, im ganzen verdickt und tragen an der Schließungslinie feinste Wärzchen. Der Querdurchmesser der Aorta knapp oberhalb des Ostiums beträgt 3½ cm, der der Pulmonalis 4 cm. Die Wand des linken Ventrikels ist durchschnittlich etwa 3 cm dick. Seine Trabekeln und Pap.-Muskeln sind deutlich abgeplattet. Sein größter Querdurchmesser beträgt 7, sein Höhendurchmesser 9 cm. Unter dem Niveau der Schnittfläche sind bereits deutlich die verdickten und verkürzten Sehnenfäden der Mitralklappe zu sehen. Der rechte Vorhof zerfällt durch einen an seiner linken Seitenwand besonders mächtig vorspringenden Torus Loweri in einen kleinen oberen gegen das Ostium der oberen Hohlvene spitz zulaufenden konischen Anteil und in einen ungleich größeren mehr kugeligen unteren Anteil, der sich gegen das Ostium der Cava inferior zu besonders ausweitet. Der größte Querdurchmesser des rechten Vorhofs ist 7 cm, sein größter Höhendurchmesser 9 cm. Sein größter anteroposteriorer Durchmesser 9,5 cm. Der untere Teil des rechten Vorhofs verengt sich nach hinten und unten gegen das Ostium der Vena cava inferior zu trichterförmig. Der obere konische und kleinere Teil des rechten Vorhofs ist gegen den unteren besonders

---

[1]) Von uns in den Obduktionsbefund eingesetzt.

ausgeweiteten Vorhofsanteil winkelig abgeknickt. Der Torus Loweri, der nicht nur im Durchschnitt durch die Wand sichtbar ist, sondern auch an der hinteren Wand des rechten Vorhofs leistenförmig vorspringt, bildet zwischen oberem und unterem Teil des rechten Vorhofs geradezu eine Stufe. Die Längsachsen der beiden Hohlvenen treffen sich unter einem nach hinten offenen stumpfen Winkel, der auffallend klein ist. (Die Knickung zwischen den beiden Hohlvenen ist daher besonders deutlich.)

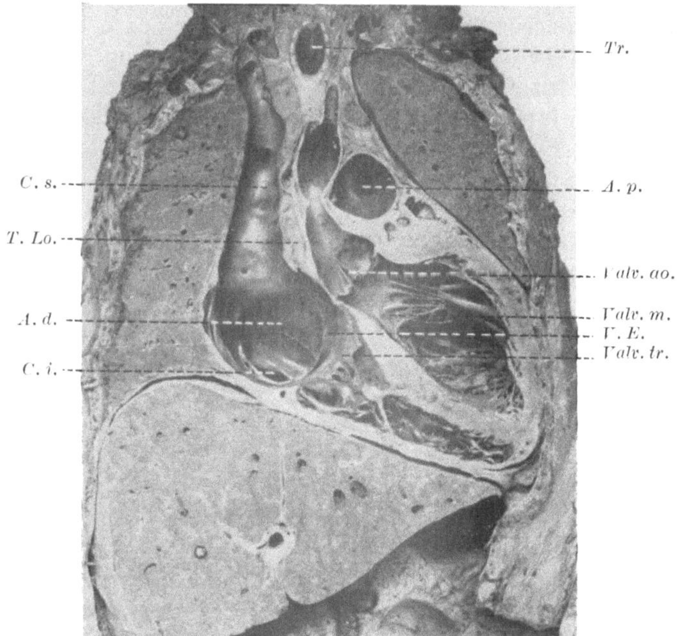

Abb. 88. Dreiostienvitium (Tricuspidalinsuffizienz). Holoptische Sektion, Frontalschnitt. ¹/₄ d. nat. Gr.

Tr. Trachea. *Valv. ao.* Valvulae semul aortae. *A. p.* Arteria pulmonalis. *A. d.* Atrium dextrum. *C. i.* Cava inferior. *C. s.* Cava superior. *T. Lo.* Torus Loweri. *V. E.* Valvula Eustachii. *Valv. tr.* Valvula tricuspidalis. *Valv. m.* Valvula mitralis.

Die Distanz von der Mitte des Torus Loweri zum Ostium der Cava superior beträgt 2½, zur Cava inferior 6½ cm. Der quere Durchmesser der Cava superior in der Höhe des Ostiums beträgt 2½ cm. Auf dem Durchschnitte des rechten Lungenunterlappens ist der an dem vorigen Schnitt beschriebene Lungeninfarkt in seiner größten Ausdehnung (walnußgroß) getroffen.

Der 3. Frontalschnitt verläuft 5½ cm weiter dorsal und trifft den linken Vorhof frontal genau in der Mitte seiner anteroposterioren Ausdehnung. Sein größter Querdurchmesser ist 11 cm, sein größter Höhendurchmesser 9, sein größter anteroposteriorer Durchmesser 7 cm.

An der hinteren Fläche der dritten (5½ cm dicken) Frontalscheibe sieht man die Vorderwand des linken Vorhofes, welche in ihrem caudalen Anteil durch den vor ihr liegenden und trichterförmig ausgeweiteten unteren Abschnitt des rechten Vorhofs nach hinten ausgebogen wird. Knapp oberhalb dieser Ausbiegung liegt die in allen ihren Dimensionen vergrößerte Valvula for. ovalis; das unverletzte linke venöse Ostium ist bedeutend verengt, eben für einen Finger passierbar, die Segel der Mitralklappe in beiden Durchmessern, namentlich im Querdurchmesser verkürzt und ausgiebigst miteinander verwachsen. An der Schließungslinie wiederum ein feinster Wärzchensaum. Die Vena cava inferior hat in der Höhe ihres Ostiums einen Durchmesser von etwa 4 cm. Ihr Ostium wird von einer ziemlich hohen Valvula Eustachii umsäumt. In dieser Fläche sieht man bereits das Ostium der Vena hepatica sinistra, die sich knapp vor ihrer Einmündung aus zwei starken Ästen zusammensetzt, und einen Querdurchmesser von 26 und einen vertikalen Durchmesser von 21 mm aufweist. Der rechte Rand ihres Ostiums reicht fast bis in die Mitte der vorderen Zirkumferenz der Cavawand, an der Basis des rechten Oberlappens ein zweiter frischer hämorrhagischer Lungeninfarkt.

Die Vorderfläche der 4. und hintersten Frontalscheibe zeigt das ebenfalls sehr erweiterte Ostium der Vena hepatica dextra; der linke Rand desselben reicht bis etwa an die Grenze zwischen lateralem und mittlerem Drittel der vorderen Cavawand und ist vom Lumen der letzteren durch eine septumartige Leiste getrennt. Ostium der rechten Vena hepatica 30 × 22 mm. Oberhalb der die Lage des Foramen quadrilaterum markierenden Leiste wölbt sich der rechte Vorhof nach hinten vor, stülpt den caudalen Teil des linken Vorhofs nach hinten ein und verdrängt ihn nach oben.

Pathologisch-anatomische Diagnose: Endocarditis chronica fibrosa valvularum Aortae, mitralis et tricuspidalis et verrucosa recrudescens valvularum aortae et mitralis. Insufficientia valvularum omnium imprimis valvulae tricuspidalis. Stenosis ostii venosi sinistri. Dilatatio et hypertrophia ventriculi et atrii cordis utriusque, praecipue dextri. Concretio cordis cum pericardio totalis, accretio. Dilatatio venae cavae inferioris et venarum hepaticarum permagna, dilatatio levioris gradus venae cavae superioris.

Hyperaemia passiva viscerum, imprimis hepatis. Infarctus haemorrhagici lobi superioris et inferioris pulmonis dextri e thrombosi venae cruralis dextrae.

3. Mitral-, Aorten- und Tricuspidalinsuffizienz.

Fall 101. Oskar Hr., 38 Jahre, Bankbeamter, gest. 27. 4. 1925. (Klinik Wenckebach.)

Auszug aus der Krankengeschichte.

Anamnese: Vater mit 69 Jahren an Herzmuskelentartung gestorben. Mutter, Geschwister und Frau gesund. (Kein Abortus.) Kinderkrankheiten: Diphtherie,

Masern. Immer ein zartes Kind gewesen. Später felddienstuntauglich. 1916 an Malaria erkrankt. 1917 Gelbsucht. Um diese Zeit Beginn seines Herzleidens. Er stürzt zusammen, leidet unter großer Atemnot und Beklemmungsgefühl. Oktober 1917 bis Januar 1918 Spitalaufenthalt. Bedeutend gebessert entlassen. 1919 Verschlimmerung: Leberschwellung, geschwollene Beine. 2 Monate bettlägerig. Februar 1925 wieder Verschlechterung, bis März 1925 Spitalaufenthalt. Geringe Besserung. Bald wieder Verschlechterung: Beine und Bauch stark angeschwollen, heftige Atemnot — trotz fortgesetztem Gebrauch von Digitalis. 11. 4. 1925 Aufnahme in die I. med. Klinik (Prof. K. F. WENKEBACH).

Aufnahmestatus. Großer, graziler Mann. Muskulatur mäßig entwickelt, Panniculus adiposus spärlich. Pat. ist benommen und spricht verwirrt. Hautdecken blaß, gelb, cyanotisch. Starke Ödeme von den Knien abwärts. Schleimhäute blaß-cyanotisch. Temp. 36,6°. Respiration vorwiegend costal, Frequenz 18.

Art. radialis verläuft gerade, ist mäßig weit, ihre Wand ist verdickt. Füllung mäßig, Pulsus irregularis perpetuus, mäßige Celerität. Frequenz 80. Blutdruck und Riva Rocci 145 mm Hg. Kopf ohne Besonderheiten. Hals schmal, lang. Lebhafte Pulsation der Arteria carotis. Systolischer zentrifugaler Puls der Vena jugularis (Rußschreibung). Glandula thyreoidea nicht vergrößert.

Thorax: Sackförmig, symmetrisch. Lungen: Dämpfungsstreifen, rechts in der Axilla in der Höhe des 5. bis 8. Brustwirbeldorns. Dämpfungsstreifen (absolute Dämpfung) beiderseits an der Lungenbasis. Daselbst beiderseits klingendes Rasseln.

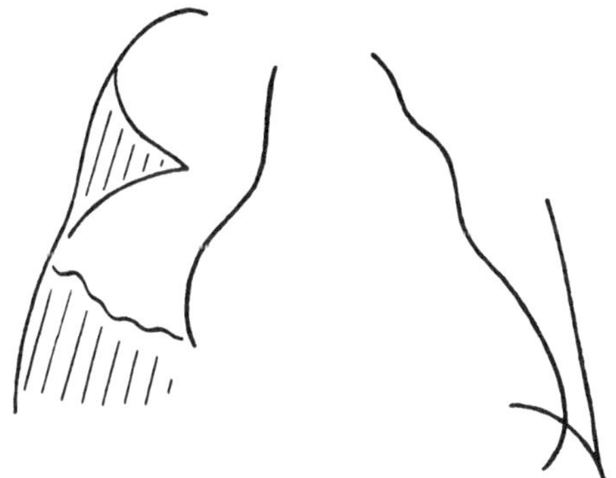

Abb. 89. Fall Nr. 101. Oskar Hr. Tricuspidalinsuffizienz. Orthodiagramm, $^1/_5$ der natürlichen Größe.

Cor: stark nach rechts und links verbreitert. Reicht nach rechts über 2 Querfinger über den rechten Sternalrand hinaus, nach links mit dem Herzspitzenstoß im 6. Intercostalraum bis zur mittleren Axillarlinie. Pluricostaler Spitzenstoß, verbreitert mit einer Handfläche zu bedecken. Auscultation: über der Herzspitze. Etwas akzentuierter 1. Ton, weiches protosystolisches Geräusch, 2. Ton, rauhes diastolisches, zuerst abnehmendes, dann wieder etwas zunehmendes, knapp vor dem 1. Ton abschließendes Geräusch. Über der Aorta: 1. Ton, systolisches Geräusch, 2. Ton, hauchendes diastolisches Decrescendo-Geräusch. Über der Pulmonalis ähnlicher Auscultationsbefund, aber 2. Ton akzentuiert. Über der Valv. tricuspidalis relativ rauhes systolisches Geräusch gegen die Leber fortgeleitet.

Abdomen: vergrößert, über das Thoraxniveau kugelig vorgewölbt. Organkonturen nicht sichtbar. Leber: sehr groß, reicht mit dem unteren, stumpfen, besonders konsistenten Rand bis unter Nabelhöhe, ist sehr druckschmerzhaft. Positiver Lebervenenpuls. Durch Rußschreibung bestätigt. Milz: palpatorisch und perkutorisch deutlich vergrößert, druckschmerzhaft. Harnbefund: Albuminspuren. Im Sediment einzelne Erythrocyten.

Decursus morbi: 14. 4. 1925. Therapie durch Diät. Theobrominpräparate und Digitalis. Spricht noch immer verwirrt. Status idem.

15. 4. Röntgenbefund (Doz. HITZENBERGER). Thorax: sehr großes mitralaortisch konfiguriertes Herz mit sehr großem linken Ventrikel. Verbreiterung der Pulmonalarterie. Vermehrung der Rechtsdistanz. — Lungenstauung. In der Mitte des rechten Lungenfeldes ist ein keilförmiger Schatten sichtbar. Die unteren Partien

des rechten Lungenfeldes sind ebenfalls diffus verschattet. (Orthodiagramm, Abb. 89.)

16. 4. Etwas weniger dekompensiert. Spricht klar.

17. 4. Punktion der linken Thoraxhälfte: 920 cm klarer Flüssigkeit. 1011 spez. Gew. Rivalta negativ. Im Zentrifugat Erythrocyten und vereinzelte Leukocyten. Nach der Punktion ist Patient wieder verwirrt. Punktat steril.

19. 4. Einlegen von CURSCHMANNschen Nadeln. Entleerung von 3000 ccm Flüssigkeit. Befinden gebessert.

20. 4. Wassermann negativ.

21. 4. Hämoptoe. Das klingende Rasseln links hinten unten nimmt zu.

22. 4. Durch Novasurol leichte Besserung.

26. 4. Bedeutende Verschlechterung, wieder vermehrte Verwirrtheit.

27. 4. Kollaps. Coffein. Campher. Exitus.

Klinische Diagnose: Vitium cordis (Mitralinsuffizienz, Aorten- und Tricuspidalinsuffizienz), Anasarca.

Obduktionsbefund (KNOFLACH). Holoptische Sektion.

Anatomischer Befund (Frontalschnitte):

Der erste Schnitt wurde etwa 5 cm hinter der stärksten Vorwölbung des Sternums geführt. Der größte Teil des Durchschnittes wird vom Herzen eingenommen, welches hier eine größte Breite von 16½ und eine Höhe von 17 cm erreicht, links die Thoraxwand berührt, nach rechts zu aber durch einen etwa 3 cm breiten Lungenbezirk von ihr getrennt wird. Der Herzbeutel ist mit dem Herzen innigst verwachsen und der linken Pleura costalis adhärent. Die linke Lunge nach lateral oben verdrängt, am Herzbeutel und an Pleura costalis angewachsen. In ihr findet sich ein dreieckiger, peripher gelegener 2 : 2½ cm großer hämorrhagischer Infarkt. Auch die rechte Lunge mit der Pleura costalis und dem Zwerchfell innigst verwachsen, letzteres verläuft fast horizontal in der Höhe der 7. Rippe. Am Herzdurchschnitt ist links unten die Wand des linken Ventrikels getroffen, von dessen Lumen nur ein 3 mm breiter Spalt eröffnet ist. Die Wand hat eine Dicke von 2,6 cm das Myokard weist keine makroskopische Veränderung auf. Der größte Teil des Herzdurchschnittes wird von dem 14:6 cm großen rechten Ventrikel eingenommen, dessen Längsdurchmesser von links oben nach rechts unten verläuft und der am weitesten nach vorne zu und gerade unterhalb des Sternums gelegen ist. Seine Wand ist 1,1 cm dick, die Trabekel ziemlich stark abgeflacht, das Endokard unverändert. Im Conus der Art. pulmonalis, der nicht mehr vom Schnitt selbst getroffen ist, erblickt man von unten her zwei unveränderte Klappen (rechte und vordere). Vom rechten Vorhof, der etwa 3 cm über den rechten Sternalrand hinausreicht, ist ein 7 : 2,5 cm großer Teil angeschnitten, dessen obere Hälfte dem rechten Herzohr angehört, in dem sich frischere Thrombenmassen finden. An der korrespondierenden Fläche wird das vordere Segel der Tricuspidalklappe sichtbar, die keine Veränderungen aufweist.

Der zweite Schnitt (Abb. 90)[1] wird etwa 3 cm weiter rückwärts angelegt. Auch hier nimmt wieder das Herz den größten Teil der Schnittfläche ein. Seine Dimensionen betragen 18 cm Breite, 17,5 cm Höhe. Die linke Lunge wieder nach links oben verdrängt, in ihren mittleren Anteilen hämorrhagisch infarziert und mit der Pleura costalis teilweise verwachsen. Die rechte Lunge im Bereich des Oberlappens vollkommen angewachsen, ebenso in den basalen Teilen des Unterlappens mit der Pleura costalis und diaphragmatica innigst verbunden. Dazwischen etwa in einer Höhe von 4 cm frei, ebenso auch der Interlobärspalt. Dieser Raum ist mit klarer gelblicher Flüssigkeit ausgefüllt (abgesackter Hydrothorax). Der Herzbeutel ist mit dem Herzen verwachsen, mit seinen am weitesten links gelegenen Partien der Pleura costalis und diaphragmatica adhärent, nach rechts zu 4½ cm von der Thoraxwand entfernt. Am Herzen ist der linke Ventrikel in einer Ausdehnung von 8½ : 5½ cm

---

[1] Von uns in den Obduktionsbefund eingesetzt.

eröffnet, die Wand 2,2, an der Spitze etwa 1,5 cm dick. Bei Einsicht in den Ventrikel sieht man die nach rechts und oben gerichtete Mitralklappe, deren Sehnenfäden deutlich verkürzt und hochgradig verdickt erscheinen. Das Septum interventriculare vertikal stehend, ungefähr in der Medianlinie; rechts davon findet sich ein etwa 4 : 7 cm großer Teil des rechten Ventrikels, dessen Wand hier ungefähr 1 cm dick ist, mit der septalen und hinteren Klappe der Valvula tricuspidalis, die makroskopisch keine Veränderungen aufweist. Der Durchmesser des Ostium venosum dextrum beträgt 4 : 7 cm (relative Insuffizienz). Der stark erweiterte rechte Vorhof (7 : 8 cm) nimmt den am weitesten nach rechts gelegenen Teil des

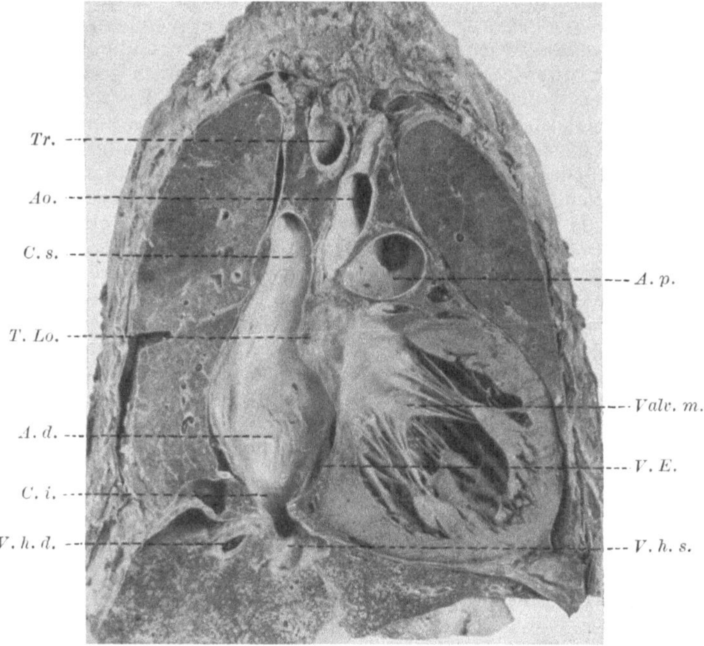

Abb. 90. Mitralinsuffizienz, Aorteninsuffizienz, Tricuspidalinsuffizienz. Holoptische Sektion, Frontalscheibe. $^1/_4$ d. nat. Gr.

Tr. Trachea. Ao. Aorta. A. p. Arteria pulmonalis. A. d. Atrium dextrum. C. i. Cava inferior. C. s. Cava superior. T. Lo. Torus Loweri. V. E. Valvula Eustachii. V. h. s. Vena hepatica sinistra. V. h. d. Vena hepatica dextra. Valv. m. Valvula mitralis.

Herzens ein; seine Wand ist 2—3 mm dick, das Endokard glatt. Nach Ausräumung der Koagula hat er hier eine Tiefe von 6,3 cm. Nach unten zu sieht man das 3 cm im Durchmesser haltende Lumen der Vena cava inferior und kann durch dieses die Einmündung der erweiterten Lebervenen verfolgen. Die Valvula Eustachii und die Valvula Thebesii zart, der Sinus coronarius mündet mit einer Öffnung von 1 cm Durchmesser. Das Tuberculum intervenosum Loweri findet sich im oberen Teil des Vorhofs, etwa 5 cm von der Einmündung der Vena cava inferior entfernt. Die obere Hohlvene mündet senkrecht in den Vorhof ein. Ihr Durchmesser beträgt 2,4 cm. Von der Aorta ist durch den Schnitt ein ungefähr in der Medianlinie liegendes, fast senkrecht nach oben steigendes 10 cm langes Stück eröffnet, welches eine durchschnittliche Breite von 3 cm aufweist. An der Aortenintima spärliche atherosklerotische Plaques. Die hintere Aortenklappe sieht mehr nach der rechten Seite zu, die linke mehr nach hinten, die rechte ist fast gerade nach vorn zu gerichtet (offenbar infolge der Dilatation des rechten Ventrikels gedreht). Die Aortenklappen sind untereinander verwachsen, weisen derbe, wulstige Verdickungen nach abgelaufener Endokarditis auf und sind beträchtlich verkürzt und insuffizient. Geringgradige Stenose des linken arteriellen Ostiums. Die Abgänge der Coronararterien weit. Nach rechts oben von dem Aortenostium gelegen der Durchschnitt durch die Arteria pulmonalis, deren Durchmesser hier 3,6 cm beträgt. Die linke Klappe liegt nach hinten zu, die vordere mehr nach links zu, die rechte mehr nach vorn. Die Klappen sind groß, zart und schlußfähig. Die Wände der Arteria pulmonalis glatt, ohne Veränderungen.

Der dritte Schnitt wird zur Schonung des rechten Vorhofs erst in einer Entfernung von 7 cm angelegt. Die Schnittfläche wird zum größten Teil von den Lungen eingenommen, wovon die linke hochgradige Stauungsinduration aufweist und vollkommen angewachsen ist. Auch die rechte beträchtlich gestaut. Im Bereiche der rechten Pleurakuppe und an der Basis abgesackter Hydrothorax. Vom Herzen eine 9 : 11 cm große Schnittfläche sichtbar. Der linke Vorhof hat eine Größe von 7 : 6 cm, seine Wand ist 2 mm dick, das Endokard im allgemeinen glatt, an zahlreichen Stellen weißlich verdickt. Nach links und unten zu sieht man das linke venöse Ostium, welches einen 2½ cm großen Schlitz darstellt. Die Mitralklappe weist hochgradige Verdickungen und Verkürzungen auf. Der Annulus fibrosus ist ausgedehnt verkalkt. Insuffizienz der Klappe, hochgradige Stenose des Ostiums. Die Einmündung der Pulmonalvenen findet sich in dem rechts oben gelegenen Anteil des Vorhofs. Sie haben je ein Lumen von 1½ cm Durchmesser. Das etwa 3 cm kranial gelegene Aortenrohr hat hier einen Durchmesser von 2½ cm. Zwischen ihm und dem linken Vorhof liegt der linke Hauptbronchus und mehrere tracheobronchiale Lymphdrüsen. Neben der Aorta rechts findet sich der Durchschnitt durch die Speiseröhre, links der durch den linken Ast der Pulmonalarterie. Im Abdomen reichlich klar-seröse Flüssigkeit. Die Leber hochgradig gestaut mit deutlicher Regeneration; mittlere Stauung der Milz und Niere.

Pathologisch-anatomische Diagnose:

Endocarditis chronica valvulae mitralis et valvularum semilunarum aortae cum insufficientia. Stenosis gravis ostii venosi sinistri et levis ostii arteriosi sinistri. Hypertrophia et dilatatio cordis totius. Cum insufficientia valvulae tricuspidalis. Infarctus multiplices renum ex thrombosi auriculi cordis utriusque. Hyperaemia mechanica viscerum, imprimis pulmonum. Pleuritis adhaesiva bilateralis. Hydrothorax saccatus. Hydrops ascites. Oedema anasarca universale.

Als Ergänzung zu obigem Obduktionsbefund seien noch einige für die vorliegende Frage bemerkenswerte Details angeführt. Der anteroposteriore Durchmesser des rechten Vorhofs beträgt 71 mm. Vertikaler Durchmesser des rechten Vorhofs 110 mm. Distanz des Torus Loweri zum Ostium der Vena cava inferior 85 mm, zum Ostium der Cava superior 25 mm. Größter querer Durchmesser des rechten Vorhofs 65 mm. Durchmesser der Vena cava superior 23 mm, der Vena cava inferior 40 mm. Das Ostium der Vena hepatica dextra 18 × 14 mm, das der Vena hepatica sinistra 25 × 23 mm, der obere Rand des Ostiums der linken Vena hepatica steht 10 mm, der der rechten Vena hepatica 6 mm oberhalb des Zwerchfells.

Der oberhalb des verstärkten Torus Loweri liegende Teil des rechten Vorhofs ist von konischer Form und verjüngt sich ein wenig gegen das Ostium der Vena cava superior; der untere Teil des rechten Vorhofs (unterhalb des Torus) ist von mehr kugeliger Gestalt. Die Längsachsen

der beiden Hohlvenen treffen sich in einem flachen nach hinten offenen
Winkel. Die Hinterwand des rechten Vorhofs wendet sich caudal vom
Torus Loweri in einem dorsal konvexen Bogen nach abwärts, um oberhalb
des Ostiums der Vena cava inferior ventralkonvex abzubiegen. Der
linke Vorhof ragt mit seinem unteren Rand bis in die Höhe der unteren
Begrenzung der Fossa ovalis. Die Vorderwand des linken Vorhofs ist

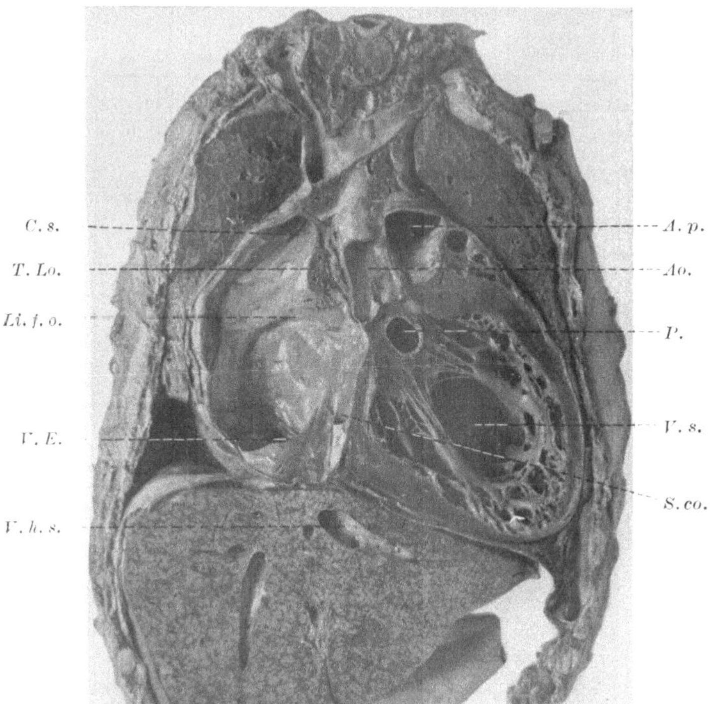

Abb. 91. Traumatische Mitralinsuffizienz mit folgender hochgradiger
relativer Insuffizienz der Tricuspidalklappen. Holoptische Sektion,
Frontalschnitt. ¹/₃ d. nat. Gr.

V. s. Ventriculus sinister. Ao. Aorta. A. p. Arteria pulmonalis. C. s. Cava superior.
V. h. s. Vena hepatica sinistra. V. E. Valvula Eustachii. S. co. Sinus coronarius.
P. Perforationsöffnung des Aortensegels der Mitralis infolge Durchschuß. T. Lo. Torus
Loweri. Li. f. o. Limbus fossae ovalis.

in ihrem caudalen Abschnitt durch die nach hinten konvexe Hinterwand
des rechten Vorhofs leicht nach hinten vorgedrängt.

Linker Vorhof: vertikaler Durchmesser 6½ cm, querer 8 cm, anteroposteriorer etwa 6 cm.

4. Ganz ähnlich liegen die Verhältnisse im rechten Vorhof, namentlich
auch in bezug auf den Torus Loweri in einem Fall von traumatischer
Mitralinsuffizienz mit folgender beträchtlicher relativer

Tabelle 15. Fälle von Tricuspidalinsuffizienz und Kontrollfälle.

Fall	Name	Alter	Pathologisch-anatomische Diagnose	Rechter Vorhof, größter		Entfernung des Torus Loweri vom Ostium der		Cavaostien: Durchmesser		Hepatica-ostien: Durchmesser		Anmerkung
				Höhen-durch-messer mm	Quer-durch-messer mm	V. cava sup. mm	V. cava inf. mm	Cava sup. mm	Cava inf. mm	links mm	rechts mm	
1. Nr. 74	Johann Pl.	17 J.	Mitral- und Tricuspidal-insuffizienz	115	75	30	85	30	37	17×14	17×16	Abb. 85—87
2. Nr. 100	Franz Kl.	41 J.	Dreiostien-vitium: Tricuspidal-insuffizienz	90	70	25	65	25	40	26×21	30×22	Abb. 88
3. Nr. 101	Oskar Fr.	28 J.	Mitral-, Aorten- und Tricuspidal-insuffizienz	110	65	25	85	23	40	25×23	18×14	Abb. 89 u. 90
4. Fall Priesel	Adolf E.	30 J.	Traumatische Mitral-insuffizienz; hochgradige relative Tricuspidal-insuffizienz	130	75	25	105	24	43	22×15	20×25	Abb. 91
Kon-trollfall 1	Rudolf K.	53 J.	Delirium tremens	80	45	36	44	24	28	17×13	11×19	Herz dilatiert. Abb. 92
Kon-trollfall 2	Anna B.	61 J.	Carcinoma mammae	85	47	43	42	19	23	8×9	17×11	Graziles Individuum. Abb. 93
Kon-trollfall 3	Emil Z.	44 J.	Hirntumor	86	46	32	54	24	25	18×12	21×16	Ausgedehnte konfluierende Lobulär-pneumonie
Kon-trollfall 4	Johann Kr.	57 J.	Wirbel-säulen-fraktur	89	65	37	52	24	32	9×23	13×19	Ausgedehnte abszedierend. u. gangrän-eszierende Lobulär-pneumonie

Tricuspidalinsuffizienz, auf dessen genaue Beschreibung hier nicht eingegangen wird. Es sei auf die Demonstration von PRIESEL und GUSSENBAUER verwiesen. Hier wird nur die uns gütigst überlassene Abbildung des Falles (Abb. 91) wiedergegeben.

Die Messung der hier in Betracht kommenden Distanzen ergab folgende Werte:

Cava superior — Cava inferior 13 cm

,,   ,,   — Torus Loweri 2,5 cm

,, inferior —   ,,   ,, 10,5 cm

Durchmesser der Cava inferior 43 mm

,,   ,,   ,, superior 24 mm.

Die Messungen an den uns zur Verfügung stehenden Fällen von Tricuspidalinsuffizienz und an nach der gleichen Methode behandelten Kontrollfällen sind in nebenstehender Tabelle zusammengefaßt (s. Tab. 15).

Zu dieser Tabelle ist zu bemerken:

An frischen Objekten normaler Herzen, bei denen die Gegend des Torus Loweri freilich nicht immer sicher festzustellen ist, liegt der Torus nach unseren Erfahrungen ziemlich genau in der Mitte zwischen den Hohlvenenostien [1]).

An konservierten Objekten haben wir die Messungen in der Art

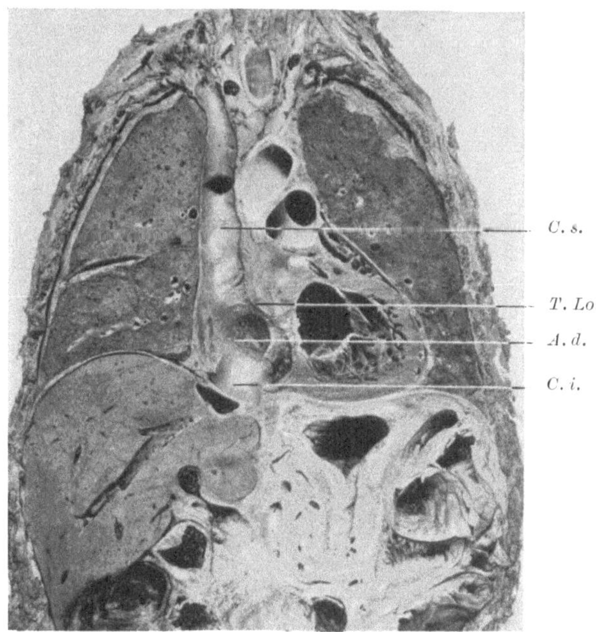

Abb. 92. Kontrollfall 1, Rudolf K. (Tab. 15). Holoptische Sektion, Frontalschnitt: Torus Loweri schwach und an normaler Stelle. $^1/_4$ d. nat. Gr.
A. d. Rechter Vorhof. C. s. Ostium der Cava superior. C. i. Ostium der Cava inferior. T. Lo. Torus Loweri.

vorgenommen, daß wir an nach der holoptischen Sektionsmethode gewonnenen Präparaten die Lage der Cavaostien und des Torus durch Einstich mit Stecknadeln vorher fixierten.

Während an den Fällen von Tricuspidalinsuffizienz die Lage des hypertrophischen Torus leicht und mit Sicherheit festzustellen war, war dieser an einzelnen Kontrollfällen schwer oder gar nicht zu erkennen (Abb. 92 u. 93). In diesen Fällen konnte man sich noch durch Palpation über seine Lage orientieren. Dabei ergab sich, daß der Torus

---

[1]) Erfahrungen über die Lage des Torus Loweri an frischen Objekten von Tricuspidalinsuffizienz fehlen uns.

im Gegensatz zu den frischen Objekten an den gehärteten fast immer
etwas oberhalb der Mitte zwischen beiden Hohlvenenmündungen zu
liegen kam (möglicherweise ist der kaudale Anteil des Vorhofes unterhalb des Torus durch die vorausgegangene Injektion etwas erweitert).

Deutlicher erweitert erscheint der untere Teil des rechten Vorhofes
in den Kontrollfällen, bei welchen der Tod infolge rechtsseitiger Herzinsuffizienz (z. B. nach Pneumonie vgl. Kontrollfall 3 und 4) eingetreten

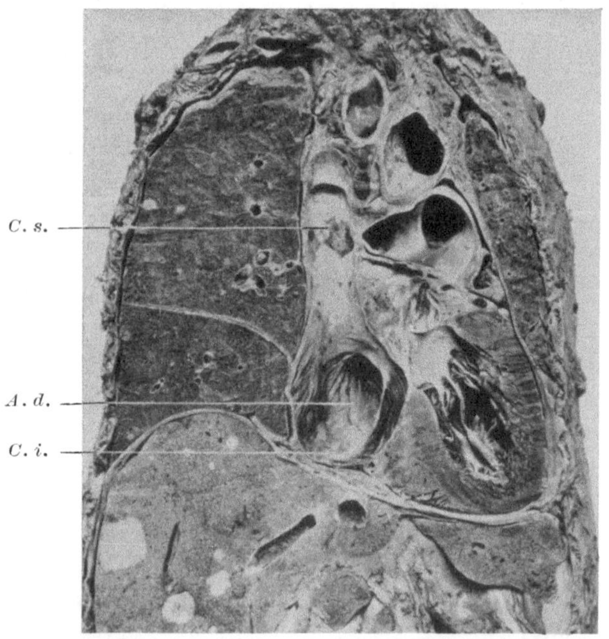

Abb. 93. Kontrollfall 2, Anna B. (Tab. 15). Holoptische Sektion, Frontalschnitt:
Torus Loweri nicht ausgebildet. $^1/_4$ d. nat. Gr.
A. d. Rechter Vorhof. *C. s.* Ostium der Cava superior. *C. i.* Ostium der Cava inferior.

war. Wohl kann auch hier die Erweiterung durch die Injektion verursacht worden sein.

Ganz anders liegen jedoch die Verhältnisse im rechten Vorhof bei
Tricuspidalinsuffizienz.

Wir finden in sämtlichen Fällen von Tricuspidalinsuffizienz
den Torus Loweri, der gewöhnlich etwas oberhalb der
Mitte zwischen oberer und unterer Hohlvenenmündung liegt,
ganz bedeutend kranial verschoben. Die Distanz des Torus
von der Cava inferior beträgt in dem ersten und zweiten Falle das
2½fache, im dritten Falle das 3fache, im vierten Falle das 4fache
der Distanz zwischen Torus und Cava superior. Durch das aus dem
rechten Ventrikel regurgitierende und an den unteren Rand des Torus

Loweri einfallende und zurückgeworfene Blut wird die untere Hälfte des rechten Vorhofs mehr gedehnt als die obere Hälfte. Schon diese Tatsache spricht ganz abgesehen von der früher erwähnten Orthopnoe dafür, daß die untere Körperhälfte bei Tricuspidalinsuffizienz stärker gestaut sein muß als die obere. Damit wäre auch folgende von WENCKEBACH uns persönlich mitgeteilte Beobachtung in guter Übereinstimmung: „Bei frisch entstandener Tricuspidalinsuffizienz ist gewöhnlich der positive Venenpuls in der Jugularis deutlicher als in der Leber. Bei länger dauernder chronischer Tricuspidalinsuffizienz wird der Leberpuls deutlicher, der Jugularispuls relativ undeutlicher". Freilich erklärt WENCKEBACH das Stärkerwerden des Leberpulses bei länger bestehender Tricuspidalinsuffizienz durch eine zunehmende „Ausbohrung" der Lebervenen infolge der zurücklaufenden Pulswellen. Dazu kommt noch, daß dann später häufig Vorhofflimmern eintritt. Nun haben WENCKEBACH und D. GERHARDT nachgewiesen, daß dieses das Zustandekommen eines fühlbaren zentrifugalen Leberpulses sehr begünstigt: Der normal funktionierende rechte Vorhof wird während der Systole, wenn das Blut durch die insuffiziente Tricuspidalklappe zurückströmt, eben diastolisch erschlaffen, sich erweitern und so das Fehlblut leichter aufnehmen, ohne die rückläufige Blutwelle gleich in die Venen fortleiten zu müssen. Durch den flimmernden, in Mittelstellung sich befindlichen, gewissermaßen „teilsnahmslosen" rechten Vorhof jedoch wird sich der rückläufige Blutstrom direkt in die Venen fortpflanzen, freilich auch in die Jugularvenen[1]).

In allen Fällen von Tricuspidalinsuffizienz war der den Torus Loweri stützende Muskelwulst besonders deutlich ausgeprägt und verdickt. Gewiß hat auch die Erweiterung des linken Vorhofes zur Vergrößerung des Torus beigetragen. So könnte vielleicht ein Teil des an dem schräg nach links oben ansteigenden Torus reflektierenden Blutes nach vorne unten also in die Richtung der Lebervenen und nicht nach hinten unten in die Richtung der Cava geleitet werden.

Übrigens zeigt der Stauungstypus bei Tricuspidalinsuffizienz noch in einem zweiten Punkt Ähnlichkeit mit dem bei Pericarditis exsudativa beschriebenen. Auch hier ist die Lunge relativ wenig gestaut, die Lungenfelder erscheinen vor dem Röntgenschirm relativ hell, was bei diesem wohl nie wirklich kompensierten Herzfehler, bei dem immer zu wenig Blut in die Lunge geworfen wird, gut begreiflich ist[2]). Übrigens scheint es sich um recht bedeutende Mengen von Fehlblut zu handeln, denn auch bei bestehenden Mitralfehlern verhindert die gleichzeitig bestehende Tricuspidalinsuffizienz öfters das Zustandekommen einer

---

[1]) GERHARD weist auf die Bedeutung der Halsvenenklappen für die Entstehung des Jugularvenenpulses bei Tricuspidalinsuffizienz hin.

[2]) Vgl. VOLHARD und v. TABORA über den günstigen Effekt der Tricuspidalinsuffizienz auf die Lungenhyperämie.

Lungenstauung. Es sei als Beispiel ein Auszug aus einer solchen Krankengeschichte angeführt.

Therese K., 46 Jahre alt.

19. 11. 1924. Klinische Diagnose. Mitralinsuffizienz und Stenose. Tricuspidalinsuffizienz in gutem Zustand, kaum eine Andeutung einer Stauungsbronchitis.

Röntgenbefund (Dr. Hitzenberger) 20. 11. 1924: Großes, mitralkonfiguriertes Herz mit starker Links- und Rechtsverbreiterung. — Mäßige Vergrößerung der Hilusschatten; mäßige Verstärkung der Lungenzeichnung. Die Lungen sind auffallend hell, so daß von einem höheren Grad von Lungenstauung nicht gesprochen werden kann.

Dem klinischen Stauungstypus der Tricuspidalinsuffizienz entspricht also neben der anatomischen oder relativen Insuffizienz der Klappen folgendes pathologisch-anatomische Bild:

1. Besonders hochgradige Erweiterung des rechten Vorhofes; seine Form ist abhängig von Größe und Lage des linken Vorhofes.

2. Deutliche Zweiteilung durch einen besonders kräftigen und mächtig vorspringenden Torus Loweri.

3. Der sonst meist wenig oberhalb der Mitte zwischen den Hohlvenenostien liegende Torus Loweri ist dem Ostium der Cava superior sehr genähert, also nach oben verschoben.

4. Der untere (unterhalb des Torus Loweri gelegene) Abschnitt des rechten Vorhofes ist immer in beiden Durchmessern viel weiter als der obere.

5. Die Form des oberen Abschnittes ist immer ein mit seiner Spitze gegen das Ostium der Cava superior gerichteter Kegel. Der untere Vorhofsabschnitt hat meist die Form eines auf die Spitze gestellten Kegels, wobei diese entweder gegen das Ostium der Cava inferior sehen kann oder mehr dorsal gerichtet ist. Manchmal ist der ganze untere Abschnitt kugelförmig, offenbar infolge des vor dem Torus Loweri sich rückstauenden und von ihm zurückgeworfenen Fehlblutes aufgetrieben.

6. Erweiterung beider Hohlvenen namentlich der unteren, besonders hochgradige Erweiterung der Lebervenen.

7. Relativ geringe Lungenstauung, häufig infolge Kombination mit anderen Stauungstypen nicht nachzuweisen.

2. Concretio cordis cum pericardio.

Die vollständige Beschreibung des klinischen Bildes und des Stauungstypus bei adhäsiver Perikarditis liegt außerhalb des Rahmens dieser Arbeit. Aus der unendlich großen Zahl von Arbeiten sei hier vielleicht nur auf die von O. Hess (daselbst ältere Literatur), auf die klassische Darstellung von Wenckebach und (aus der jüngsten Zeit) etwa auf die von H. Pollitzer hingewiesen. Hier wäre nur das kurz anzuführen, was sich für die Erklärung der Stauungserscheinungen bei der adhäsiven Perikarditis aus den hier mitgeteilten anatomischen Studien ergibt.

Nach dem bisher Bekannten mußten verschiedene Ursachen für die Stauungserscheinungen bei der Mediastinoperikarditis angenommen werden.

In der Umklammerung dicker Schwarten ist dem Herzen sowohl die Systole wie die Diastole außerordentlich erschwert (s. z. B. BRAUER und WENCKEBACH). Eine zarte Verwachsung zwischen Herz und Herzbeutel schädigt dagegen, wie WENCKEBACH ausdrücklich betont, den Pumpmechanismus fast nicht. Sind aber perikardiale und pleurale Schwarten dick wie Sohlenleder (WENCKEBACH), so wird die Bewegungsfreiheit nicht bloß dem Herzen, sondern auch dem Zwerchfell genommen und dadurch wird der Kreislauf noch auf eine zweite Art beeinträchtigt. Er verliert zum größten Teil die wertvolle Unterstützung der Pumpwirkung durch die Atmung. Durch die Cardiolyse von BRAUER sollten nur die Strebepfeiler dieser Umklammerung, die Rippen entfernt und damit die Systole sowohl wie die Diastole dem gefangenen Herzen erleichtert werden. Tatsächlich wurden mit der Operation überraschende Erfolge erzielt. WENCKEBACH beschreibt z. B. wie sich an einem operierten Fall, vor allem die Stauungsleber, aber auch die anderen Stauungserscheinungen zurückbilden und führt diese Besserung besonders auf die Besserung des Atmungsmechanismus zurück. Bald kehren aber auch bei diesem günstig beeinflußten Fall von WENCKEBACH die Stauungserscheinungen zurück und auf Grund der anatomischen Untersuchungen nimmt WENCKEBACH eine Verengerung der Vena cava inferior durch den Ansatz des Crus dextrum des Zwerchfelles an. Damit sind wir bei einer dritten extrakardialen Stauungsursache der Concretio und Accretio angelangt, bei der Verengerung der Vena cava inferior.

Als erster dürfte wohl IMERWOL „eine Verengerung der Vena cava inferior oberhalb des Zwerchfells durch perikardiale Verwachsungen" bei 2 Kindern beschrieben haben[1]).

O. HESS schreibt S. 66: „Wie ein Pleuraerguß, so kann auch das schrumpfende Gewebe einer chronischen Peritonitis-Pleuritis (cf. Fall 104 des Anhangs) und besonders einer Perikarditis die Cava inferior verzerren und verengern. Oberhalb des Zwerchfells läuft die Cava, ehe sie das Herz erreicht, noch eine kurze Strecke innerhalb des sie umschließenden Perikards. Eine Verengerung oder Zerrung an dieser Stelle durch chronische Perikarditis ist sehr leicht möglich und kann bei vielen unserer Fälle angenommen werden, wenn auch eine direkte Angabe nicht vorhanden ist (EISENMENGER)."

Nachdem O. HESS im Experiment am Hunde durch Jodinjektion in das Perikard ähnliche Veränderungen am Herzbeutel und an der rechten Pleura manchmal mit Verengung der Vena cava inferior

---

[1]) IMERWOL sagt: Aussi croyons-nous que notre interprétation: constriction de la veine cave inférieure par le tissu fibreux des adhérences péricardiques, est réele pour certains cas.

festgestellt hat, führt er dann zum Schluß seiner Arbeit 112 Krankengeschichten solcher Fälle an, viele mit Sektionsbefund.

Diese Verengerung der V: cava inf. wird bei umfangreichen Schwartenbildungen nach Perikarditis und Pleuritis dextra (darauf legen besonders HEIDMANN, KREHL, ROMBERG und STRÜMPELL Gewicht) recht häufig gefunden. Manchmal fehlt aber jede Veränderung des Lumens der Vena cava inferior, und WENCKEBACH sowohl wie ORTNER haben je 1 mal eine Vena cava inferior im Schwielengewebe eingebettet gefunden, die weiter war als normal. Auch wir konnten einen solchen Fall mit einer in Schwielengewebe eingebetteten, aber erweiterten Vena cava inferior (gleichzeitig Tricuspidalinsuffizienz) zunächst klinisch beobachten und bei der Sektion kontrollieren.

Die Frage nach der Gestaltung der Vena cava inferior bei adhäsiver Perikarditis ist also durchaus noch nicht geklärt. KEITH spricht sich über diesen Punkt recht unbestimmt aus und WENCKEBACH macht ausdrücklich darauf aufmerksam, daß man auch sonst die Durchtrittsstelle der Vena cava inferior „sehr oft erstaunlich eng findet" und warnt davor, dieser Verengerung sofort eine pathologische Bedeutung beizumessen.

Jedenfalls liegt aber eine Besonderheit in diesem Stauungstypus, bei dem die Leberstauung so sehr im Vordergrund der Erscheinungen steht. Zuerst hat man in Frankreich auf das Vorkommen der „Cirrhose cardiaque hypertrophique" bei adhäsiver Perikarditis (HUTINEL, VENOT u. a.) im Kindesalter hingewiesen. Später hat ROSENBACH besonders den Zusammenhang zwischen isolierter Leberschwellung mit Ascites und Obliteration des Perikards bei jugendlichen Individuen betont. N. WEISS (Klinik BAMBERGER) bemerkt bereits im Jahre 1876 bei adhäsiver Perikarditis, „daß die hydropischen Erscheinungen in seltenen Fällen nicht zuerst an den unteren Extremitäten sich manifestieren, sondern Ascites die erste und lange Zeit einzige nachweisbar hydropische Erscheinung darstellt". Bis zu der so sehr bekannt gewordenen Arbeit von FRIEDEL PICK haben bereits eine Reihe von Autoren diesen Zusammenhang hervorgehoben (Literatur s. bei F. PICK und O. HESS). Nach dieser Arbeit war die Zahl der sich mit dieser Frage beschäftigenden Autoren Legion. Trotzdem aber ist die Frage nach der Weite der Vena cava inferior bei adhäsiver Perikarditis, wie bereits oben betont wurde, noch immer nicht gelöst. Es wird künftig bei solchen Perlustrationen nötig sein, nicht bloß die Vena cava inferior, sondern vor allem die Venae hepaticae, ihre Mündungen und auch ihren Verlauf in der Leber einer genauen Untersuchung zu unterziehen. Dies wird auch wieder besonders dadurch möglich sein, daß die anatomischen Verhältnisse mit möglichster Schonung der Topographie in situ durch härtende Flüssigkeiten fixiert werden und daß die Untersuchung dann in verschiedenen Schnittebenen am gehärteten Objekt vorgenommen wird.

Es wäre nach unseren Erfahrungen sehr wohl möglich, daß auch einmal bei intakter Vena cava inferior das Ostium der linken Vena hepatica z. B. arg verschmälert oder die Vena hepatica sinistra in ihrem intrahepatalen Verlauf durch das eingedrückte Zwerchfell deutlich eingeengt ist. So konnten wir bei einem $3^{1}/_{2}$jährigen Knaben (Franz K., St. Anna-Kinderspital, 13. 6. 1925 †), in dessen Anamnese eine Pertussis mit Rippenfellentzündung und Herzerkrankung vor einigen Monaten angegeben ist, und bei welchem die Obduktion (Doz. PRIESEL) eine Concretio und Accretio ergab, nachweisen, daß der ganze Cavavorhoftrichter von Schwarten umgeben und die vollkommen supradiaphragmal mündende Vena hepatica sinistra auf ihrem Weg zur Cava inferior vollkommen bindegewebig-schwartig umscheidet war. Obwohl an dem nicht gehärteten Präparat eine Einengung des Ostium hepatic. sinistrum resp. des unmittelbar anschließenden Teiles der linken Lebervene nicht mit Sicherheit festgestellt werden konnte, schien sie doch sehr wahrscheinlich. Tatsächlich konnte die klinisch sehr vergrößerte und derbe Leber, anatomisch als schwere Stauungsleber mit Atrophie und Regeneration erkannt werden. Eine Verengung der Vena cava inferior war nicht nachweisbar.

Jedenfalls ist aber nach unseren Präparaten gut zu verstehen, warum selbst bei gleich starker Schwartenbildung nach einer Perikarditis das eine Mal eine Verengung der Lebervenen und damit eine Leberstauung zustandekommt, das andere Mal nicht. Es kann z. B. eine ausnahmsweise subdiaphragmale Mündung der Lebervenen diese vor der Drosselung durch die organisierten Exsudatmengen schützen. Auch bei stärkster Schwartenbildung kann die Vena cava inferior weit bleiben und frei von jeder Einengung, wenn die Organisation des perikardialen Exsudates zu einer Zeit statt hat, zu der wenig entzündliche Flüssigkeit im Perikard liegt. Dann wird eben die Vena cava inferior in ihrer runden, weiten Gestalt fixiert. Man kann sich auch sehr gut vorstellen, wie die Vena cava inferior einmal in erweitertem und gestautem Zustand in Schwielengewebe zu liegen kommt. Die Vena cava inferior stellt gewissermaßen ein Zelt dar, das durch drei Stützen, durch die dorsale Verwachsung mit dem Perikard und durch den Fasciculus limbicus inferior und Fasciculus terminalis gestützt wird. Besteht ein Überdruck von außen, so wird die Vena cava inferior von außen eingedellt, ähnlich wie der Wind ein Zeltblatt von außen eindrückt. Besteht ein Überdruck von innen, so werden besonders die ungestützten Teile der Vena cava inferior sich vorwölben, wie sich ein Zeltblatt nach außen wölbt, wenn ein Windstoß in das Innere des Zeltes Eingang gefunden hat. In einem solchen Zustand der Überfüllung von innen infolge der bestehenden Tricuspidalinsuffizienz, vielleicht auch infolge der zentralen Stauung, wurde die Vena cava inferior in dem auf S. 218, Abs. 2 erwähnten Falle durch dickes Bindegewebe in ihrer Erweiterung fixiert. Ein anderes Mal kann umgekehrt bei geringer Schwartenbildung das zuerst organisierte Bindegewebe um die Vena hepatica und die Vena cava inferior sich zu einer Zeit gebildet haben, zu der der Druck des Exsudates groß gewesen ist, zu der die Venen eingedrückt waren. Dann werden eben die Gefäße in dieser Gestalt fixiert, „eingemauert" und wenn dann auch die „Mauer" nicht dick ist, sie genügt, um die Gefäße in dieser Gestalt zu erhalten und eine dauernde Stauung hervorzurufen.

Dies dürfte zum allgemeinen Verständnis genügen, im einzelnen verweisen wir auf die Präparate und ihre Besprechung in Abschnitt VII und auf eine Zusammenstellung von Stauungstypen in Tabelle 16. —

Tabelle 16.　Übersicht über verschiedene Stauungstypen.

	Rechter Vorhof	Leber-venen	V. cava inf.	V. cava sup.	Lunge	Leber	Ascites	Ödem	Herz-stauungs-typus
Beginnende Pericarditis exs. ohne Komplikationen	Nicht blockiert	Mündungen blockiert	Mündung wenig blockiert	Frei	Nicht gestaut	Sehr groß	0	0	Peripher
Ausgebildete Pericarditis exs. ohne Komplikationen	Nicht blockiert	Mündungen blockiert	Blockiert	Kaum blockiert	Nicht gestaut	Sehr groß	Positiv	Spät	Peripher
Herztamponade	Direkt blockiert	Erweitert, gestaut	Erweit., gestaut	Erweitert	Nicht gestaut	Sehr groß	—	—	Zentral
Dekompensierter Mitralfehler oder dekompensierte mitralisierte Herzen	Indirekt blockiert	Erweitert, gestaut	Erweit., gestaut	Erweitert	Gestaut	Groß	Positiv	Ja	Zentral
Tricuspidalinsuffizienz	Indirekt blockiert	Erweitert, gestaut	Erweit., gestaut	Erweitert	Nicht gestaut	Sehr groß	Positiv	Spät	Tricuspidaltypus
Fr. Picks „Pseudo-leberzirrhose"	Nicht blockiert	Mündungen oft block., eventuell erweitert	Mündung eventuell blockiert, eventuell erweitert	Frei	Wenig gestaut	Sehr groß, später schrumpfend	Nicht zu Beginn	Spät	Wechselnder Typus

Nur ein relativ kleiner Teil der ungeklärten Fragen konnte einer befriedigenden Lösung zugeführt werden, doch hoffen wir, daß die gewählte Arbeitsrichtung noch manches auf diesem Gebiet klarstellen kann. Der von uns wieder eingeschlagene Weg ist in früheren Zeiten sehr erfolgreich gewesen und ist nur im letzten Dezennium etwas unmodern geworden: Es ist der Weg der innigen Zusammenarbeit zwischen Klinik und pathologischer Anatomie.

X. Schlußsätze.

1. Der Symptomenkomplex der exsudativen Perikarditis berechtigt zur Aufstellung des klinischen Bildes des Stauungstypus bei Pericarditis exsudativa. Dieses läßt sich dem viel häufigeren Stauungsbild bei Insuffizienz des rechten Herzens gegenüberstellen. Der

Stauungstypus bei exsudativer Perikarditis läßt sich folgendermaßen skizzieren:

Beginn der Stauung in der rasch und stark vergrößerten Leber. Leichte Cyanose, anfangs ohne Ödeme, eventuell Ascites. Nach kurzer horizontaler Lage flüchtige Gesichtsödeme (I. Stadium).

Dann zunehmende Cyanose mit dauernden Gesichtsödemen, weiteres Wachsen der Leber bei relativ geringer Lungenstauung (II. Stadium).

Endlich schwere Cyanose, allgemeine Ödeme, zum Schluß auch in den unteren Extremitäten (Beginn des III. Stadiums).

2. Die Angabe früherer Autoren, daß Ergüsse im Herzbeutel durch Druck auf die zuführenden Venen zu einem Einflußhindernis führen, wird bestätigt, durch anatomische und experimentellanatomische Untersuchungen sowie durch pathologischanatomische Beobachtungen an Fällen von Pericarditis exsudativa begründet:

Experimentell und pathologischanatomisch führt Drucksteigerung im Herzbeutel zu ganz charakteristischen Impressionen an der Oberfläche des Herzens und der Gefäße: CavaVorhofdelle an der Vorderfläche der Vena cava inferior und des untersten Vorhofsegmentes; Einengung der meist supradiaphragmal mündenden Lebervenen in ihrem intraperikardialen Anteil; vertikale Vorhofimpression an der Vorderfläche des Vorhofes, insbesondere am glatten Anteil. Totale Vorhofimpression am glatten und an dem Musculi pectinati tragenden Vorhofsanteil. Diese Impressionen entstehen an den weniger widerstandsfähigen Stellen der Oberfläche des rechten Vorhofs und der Vena cava inferior zwischen den Versteifungen der Wand durch den Fasciculus terminalis und Fasciculus limbicus inferior und ihren Verbindungsschenkeln. Sie wölben sich nach innen in Form von Einstülpungen vor.

3. Anatomisch entspricht dem klinischen Bild des Stauungstypus bei Pericarditis exsudativa folgendes:

Kleine Ergüsse, die sich caudal im Cavatrichter des Perikards ansammeln, erzeugen bereits neben einer geringen Einengung der Vena cava inferior bei supradiaphragmaler Mündung der Lebervenen eine bemerkenswerte Verengerung der Hepaticaostien. Diese Verengung nimmt bei Rückenlage ab: die das Hepaticaostium bedrängende Flüssigkeit sinkt nach hinten und oben und kann die Einmündung der Vena cava superior einengen (I. Stadium).

Größere Ergüsse komprimieren die Vena cava inferior und das untere Vorhofsegment bereits merklich. Die Verengung der Hepaticaostien nimmt zu. Die entstandene Leberimpression kann sogar bei subdiaphragmaler Mündung die linke Vena hepatica in ihrem intrahepatischen Verlaufsstück verengen (II. Stadium).

Ganz große Ergüsse unter hohem Druck (Herztamponade) treiben die Vorderwand des rechten Vorhofs in das Vorhofcavum ein, bis Vorder- und Hinterwand sich berühren. Vor diesem Passagehindernis sind die zuführenden Venen nicht verengt, sondern stark erweitert (III. Stadium).

(Punkt 2. und 3. sind bewiesen durch Korrosionspräparate, gehärtete Präparate nach künstlicher Herzbeutelfüllung, gehärtete Präparate von Perikarditisfällen, Röntgendurchleuchtung mit künstlichem Pneumoperikard und Kontrastfüllung der Venen, Durchspülungsversuche.)

4. Die drei Stadien der Stauung bei Pericarditis exsudativa acuta lassen sich (s. Punkt 1) klinisch trennen; während das erste und zweite Stadium der Pericarditis exsudativa durch die periphere Kompression der Gefäße, vor allem der Lebervenen etwas Gemeinsames haben und ein eindeutiges, charakteristisches klinisches Bild bieten: peripherer Herzstauungstypus oder Venenstauungstypus, hat das dritte Stadium Ähnlichkeit mit der Stauung, wie sie bei Insuffizienz des rechten Herzens auftritt und ist dadurch wohl von den beiden ersten Stadien, nicht aber von schweren Kreislaufstörungen anderer Art, die am rechten Herzen, also zentral, angreifen, zu unterscheiden: zentraler Herzstauungstypus oder Vorhofsstauungstypus. Durch gleichzeitiges Vorkommen von exsudativer Perikarditis mit anderen Kreislaufstörungen (z. B. dekompensierter Mitralfehler usw.), also durch Kombination des peripheren mit dem zentralen Herzstauungstypus kann auch das Bild der Pericarditis exsudativa in den ersten beiden Stadien verwischt werden.

5. Tritt im Herzbeutel Organisation des Exsudates ein — chronische Perikarditis —, so wird bei hohem Druck das Relief des rechten Vorhofs und der Venen mit seinen Impressionen in diesem Zeitpunkt fixiert (an pathologischen Objekten bewiesen) und das klinische Bild des Falles bleibt unverändert.

Tritt die Organisation des Exsudates bei geringem Druck und bei geringer Exsudatmenge ein, so wird das Relief des rechten Vorhofs und der Venen ebenfalls in diesem Zustand, d. h. ohne Eindellungen, eventuell sogar im erweiterten Zustand fixiert (an pathologischen Objekten bewiesen). Das klinische Bild zeigt keinen peripheren Herzstauungstypus.

In anderen Fällen kann die Oberfläche des Vorhofs und der Venen bereits so rigid geworden sein, daß sie auch durch ein neuerlich auftretendes Exsudat nicht mehr eingedrückt wird (an pathologischen Objekten bewiesen): im Rezidiv kann daher der periphere Stauungstypus fehlen.

Ist die Oberfläche bei einer rekrudeszierenden Perikarditis noch eindrückbar, so wird im Rezidiv der periphere Stauungstypus sich geltend machen (an pathologischen Objekten bewiesen).

6. Die von TÜRCK für die Concretio cordis cum pericardio aufgestellte „Hochwassertheorie" wird zur Erklärung des „zentralen Herzstauungstypus", wie er bei Schwäche des rechten Herzens regelmäßig auftritt, herangezogen.

7. Der Grund für die Entstehung der Stauungsleber beim zentralen Herzstauungstypus liegt in der Erschwerung des Einlaufes in die Lebervenen bei Drucksteigerung im rechten Vorhof: die Stauung im „Hauptstrom" der Cava führt zu einer besonders starken Rückstauung in den „Nebenflüssen", den Lebervenen, namentlich in der unter einem oft fast rechten Winkel einmündenden linken. Dies wird im Durchspülungsversuch experimentell bewiesen, ebenso die Bedeutung des Einmündungswinkels der Lebervenen für die Lebervenenstauung und damit für das Zustandekommen der Stauungsleber.

8. Nach Serienmessungen bei Kreislaufstörungen von „zentralem" Typus erweisen sich die Cava- und in noch höherem Grade die Lebervenenlumina erweitert.

9. Die Insuffizienz der Tricuspidalklappen zeigt ebenfalls eine besonders erweiterte Vena cava inferior und erweiterte Lebervenen wie der zentrale Stauungstypus, geht aber dabei mit einer unverhältnismäßig hochgradigen Stauung in der Leber und relativ geringen Lungenstauung einher (Beispiele). Die Orthopnoe bei Tricuspidalinsuffizienz schützt den Patienten vor einer allzu starken Stauung im Gebiet der Vena cava superior (Versuch am Patienten).

Daß bei Tricuspidalinsuffizienz, bei welcher infolge Drucksteigerung im rechten Vorhof ein zentraler Herzstauungstypus bestehen sollte, die untere Körperhälfte besonders gestaut ist, wird außer durch die Orthopnoe noch durch die besondere Gestaltung des rechten Vorhofes erklärt: Durch das gegen den Torus Loweri zurückgeschleuderte und von diesem wieder reflektierte Fehlblut wird der untere Teil des rechten Vorhofes mehr ausgeweitet als der obere. Der Torus Loweri rückt dabei immer mehr nach aufwärts und fängt so immer mehr Blut für die untere Körperhälfte ab.

10. Von den im Verlauf der Untersuchungen gewonnenen normalanatomischen Ergebnissen sei angeführt:

a) Aus den zur Kontrolle durchgeführten anatomischen Untersuchungen und Messungen an Normalen in verschiedenen Lebensaltern ergibt sich ein Zunehmen des Kalibers der Vena cava inferior und der Venae hepaticae mit zunehmendem Alter. Die Maße der Hepaticaostien bei Kindern und Frauen sind verhältnismäßig größer als bei Männern.

b) Die Venae hepaticae liegen fast ausnahmslos beiderseits mit dem kranialen Anteil ihrer Ostien supradiaphragmal links gewöhnlich höher als rechts (im Widerspruch mit Hasse).

c) An den Hepaticaostien wurde eine durch Wärmestarre sichtbar gewordene muskuläre Venenverengerung aufgefunden.

Literatur.

ALEXANDER: Thrombose der Pfortader und ihrer Äste. Berl. klin. Wochenschr. 1866. Nr. 4, S. 35.

ARNOLD, J.: Über rückläufigen Transport. Virchows Arch. f. pathol. Anat. u. Physiol. Bd. 124, S. 385.

ASCHOFF, L.: Pathologische Anatomie. 5. Aufl. Jena 1921.

AUENBRUGGER: Inventum novum etc. Zit. nach CURSCHMANN.

BAMBERGER: Herzkrankheiten. Braumüller 1857.

BAUER: Ziemssens Handb. d. spez. Pathol. Krankheiten des Herzbeutels. Bd. 6, S. 660. 2. Aufl. Leipzig 1879.

BAYLISS and STARLING: Journ. of physiol. Bd. 16, S. 159. 1894.

BRAUER, L.: Die Kardiolysis und ihre Indikationen. Arch. f. klin. Chirurg. Bd. 71, S. 258. 1903.

DERSELBE: Untersuchungen am Herzen. Verhandl. d. XXI. Kongresses f. inn. Med. 1904, S. 187.

BONOME: Arch. per le scienze méd. 1889. XIII. Zit. nach HESS.

BURTON-OPITZ, R.: Haemodynamical studies. Americ. journ. of physiol. Vol. 45, p. 62. 1917.

DIESELBEN: Quart. journ. of exp. physiol. Vol. 4, p. 113. 1911.

COHNHEIM, J.: Vorlesungen über allgemeine Pathologie. Bd. 1, 2. Aufl. Berlin 1882.

CURSCHMANN, HANS: Zur Beurteilung und operativen Behandlung großer Herzbeutelergüsse. Therapie d. Gegenw. 1905, S. 337 u. 385.

DERSELBE: Eine Modifikation der Herzbeutelpunktion. Therap. Monatsh. Bd. 26, S. 331. 1912.

CURSCHMANN, v., HEINRICH: Zur Beurteilung und operativen Behandlung großer Herzbeutelergüsse. Dtsch. Klinik. Bd. 4, 2. Abt., S. 401.

DERSELBE: Zur Differential-Diagnostik der mit Ascites verbundenen Erkrankungen der Leber und des Peritoneums. Dtsch. med. Wochenschr. 1884. S. 564.

EBSTEIN, E.: Die Diastole des Herzens. Ergebn. d. Physiol. 11. Abtlg., S. 123. 1904.

EBSTEIN, WILHELM: Über die Diagnose beginnender Flüssigkeitsansammlungen im Herzbeutel. Virchows Arch. f. pathol. Anat. u. Physiol. Bd. 130. 418.

EISENMENGER: Über die sogenannte perikarditische Pseudolebercirrhose (FR. PICK). Wien. klin. Wochenschr. 1900. S. 249.

ERLANGER and GASSER: Studies in secondary traumatic shock. III. Americ. journ. of physiol. Vol. 49, p. 361. 1919.

ERLANGER, GESELL and GASSER: Studies in secondary traumatic shock I. Americ. journ. of physiol. Vol. 49, p. 90. 1919.

FRÄNKEL, A.: Deutsch. Arch. 143, H. 1 und 2. 1923.

FRANCK, FRANCOIS: Recherches sur le mode de product des troubles circulatoires dans les epachements abondants du pericard. Gaz. hebdom. 1877. Nr. 29. Zit. nach RIEGEL.

FRERICHS Klinik der Leberkrankheiten. Verlag Vieweg u. Sohn. 1861.

GERHARDT, D.: Klinische Untersuchungen über Venenpulsationen. Arch. f. exp. Pathol. u. Pharmakol. Bd. 34, S. 402. 1894.

GERHARDT, D.: Einige Beobachtungen an Venenpulsen. Arch. f. exp. Pathol. u. Pharmakol. Bd. 47, S. 250. 1902.

DERSELBE: Über die diagnostische Bedeutung des diastolischen Venenkollapses. Zeitschr. f. klin. Med. Bd. 34, S. 353. 1898.

GRAWITZ: Über das Zustandekommen von venösen Stauungen bei völlig kompensierter Insuffizienz der Aortenklappen. Dtsch. med. Wochenschr. 1899. Nr. 20. S. 316.

GUSSENBAUER, R.: Demonstration in der Ges. f. inn. Med. u. Kinderheilk. in Wien am 4. Dez. 1924. Wien. med. Wochenschr. Nr. 130.

HASSE, C.: Über die Mündungen der Lebervenen vor und nach der Geburt, ein weiterer Beitrag zur Lehre von dem Einfluß der Atmung auf die Organe. Arch. f. Anat. 1907. S. 209.

DERSELBE: Die Atmung und der venöse Blutstrom. Arch. f. Anat. 1906. S. 288.

HEIDEMANN: Über Folgezustände von perikardialen Obliterationen. Berl. klin. Wochenschr. 1897. Nr. 5, S. 92. Hier ältere klinische Literatur.

HEILER: Zur Lehre von den metastatischen Prozessen in der Leber. Dtsch. Arch. f. klin. Med. Bd. 7, S. 129. 1870.

HENNEBERG, B.: Anat. Hefte. 1901.

HESS, O.: Über Stauung und chronische Entzündung in der Leber und der serösen Höhlen. Marburg 1902. Habilitationsschr.

HESSE, F.: Zur Mechanik der Herzbewegung. Arch. f. Anat. 1880. S. 328.

HILL, L.: On the residual pressures in the vascular system, when the circulation is arrested. Journ. of physiol. Vol. 28, p. 125. 1902.

HUTINEL: Cirrhoses cardiaques et cirrhoses tuberculeuses chez l'enfant. Rev. mensuelle des maladies de l'enfance. 1893, S. 529.

IMERWOL: Contribution à la pathogénie et au diagnostic différential de la cirrhose cardio-tuberculeuse. Rev. mensuelle des maladies de l'enfance. Aug. 1901. S. 352.

KAUFMANN: Pathologische Anatomie. Bd. 1, S. 4 u. ff. Berlin u. Leipzig: Walter de Gruyter & Co. 1922.

KEITH, A.: The anatomy of the valvular mechanismus round the venous orifices of the right and left auricles, with, some obersvations on the morphology of the heart. Proc. of the anat. soc. of great brit. and ireland. Journ. of anat. and physiol. Vol. 37, S. 2. 1902.

DERSELBE: Abstract of the hunterian lectures on the evolution and action of certain muscular structures of the heart. Huntarian lectures. Lancet 1904. Vol. 1, Nr. 9, 10, 11, S. 555, 629, 703.

KERPPOLA und WALLE: Veränderungen des arteriellen Blutdruckes bei positivem Druck in der Perikardialhöhle. Skand. Arch. f. Physiol. Bd. 36, S. 278. 1917.

KIRSCH, E.: Die Entstehungsweise der rechtsseitigen Herzdilatation. Sonderbd. d. Zentralbl. f. allg. Pathol. u. pathol. Anat. 1923. S. 126 (Festschr. f. M. B. SCHMIDT).

KLOSE-STRAUSS: Beitrag zur Chirurgie des Herzens und des Herzbeutels. Arch. f. klin. Chirurg. Bd. 119. 1921.

KOCH, W.: Thoraxschnitte von Erkrankungen der Brustorgane. Berlin 1924.

KRAUSE, W.: Anatomie des Kaninchens. Leipzig: Engelmann 1883.

KREHL, L.: Pathologische Physiologie. 10. Auflage. Leipzig: Verlag Vogel. 1920.

LEICHTENSTERN: Die plötzlichen Todesfälle bei pleuritischen Exsudaten. Dtsch. Arch. f. klin. Med. Bd. 25, S. 325. 1880.

LEUBE, W.: Spezielle Diagnose der inneren Krankheiten. 8. Aufl. 1911.

LUSCHKA, H.: Der Brustteil der unteren Hohlader des Menschen. Müllers Arch. f. Anat. u. Physiol. 1860. S. 624.

MERCKEL: Topographische Anatomie. Bd. 2.

MERKEL, H.: Die Schuß- usw.-Verletzungen der Brustorgane. Handb. d. ärztl. Erfahrungen im Weltkriege. Bd. 8, S. 468. 1921.

Moenckeberg, J. G.: Die Erkrankungen des Herzbeutels. Handb. d. spez. pathol. Anat. u. Histol. von Henke u. Lubarsch. Bd. 2. Herz und Gefäße. Berlin: Julius Springer.

Naismith, W. J.: On the symptom of abdominal pain in slow intrapericardial haemorrhage. Lancet. 1885, II, p. 59.

Derselbe: On the symptom of pain in slow intrapericardial haemorrhage. Lancet. 1889, II, p. 49.

Oppolzer: Vorlesungen über die Krankheiten des Herzens (v. Stoffela). 1867. S. 9.

Orth, J.: Lehrbuch der speziellen pathologischen Anatomie. Bd. 1. Berlin: Hirschwald 1887.

Ortner: s. Pollitzer.

Pick, F.: Über chronische Perikarditis unter dem Bilde der Lebercirrhose verlaufende Perikarditis (perikarditische Pseudolebercirrhose) nebst Bemerkungen über die Zuckergußleber (Curschmann). Zeitschr. f. klin. Med. Bd. 29, S. 385. 1896.

Pollitzer, H.: Das Syndrom der parakardial-adiastolischen Stauung als Zeichen der schwieligen Mediastinoperikarditis. Med. Klinik 1924. Nr. 26, S. 887.

Potain: Le foie cardiaque et la cirrhose atrophique. Gaz. des hôp. civ. et milit. 1892, S. 518.

Priesel, A.: Demonstration eines Falles von traumatischer Mitralinsuffizienz. Vereinigung der pathologischen Anatomen Wiens. Wien. klin. Wochenschr. 1925.

Rehn, L.: Chirurgie des Herzens und des Herzbeutels. Berl. klin. Wochenschr. Bd. 50, S. 241. 1913.

Derselbe: Zur experimentellen Pathologie des Herzbeutels. Arch. f. klin. Chirurg. Bd. 102, S. 1—14.

Riegel: Die Diagnose der Perikardverwachsung. Samml. klin. Vortr. Nr. 177, 1857.

Derselbe: Experimentelle Untersuchungen über den normalen Venenpuls. Dtsch. Arch. f. klin. Med. Bd. 31, S. 471. 1882.

Ribbert: Über den rückläufigen Transport im Venensystem. Zentralbl. f. allg. Pathol. u. pathol. Anat. 1897. S. 433.

Romberg: Lehrbuch der Krankheiten des Herzens und der Blutgefäße.

Rose, E.: Herztamponade. Dtsch. Zeitschr. f. Chirurg. Bd. 20, S. 329. 1884.

Rosenbach, O.: Experimentelle Untersuchungen über die Einwirkung von Raumbeschränkungen in der Pleurahöhle auf den Kreislaufapparat und namentlich auf den Blutdruck, nebst Beobachtungen über den Pulsus paradoxus. Virchows Arch. f. pathol. Anat. u. Physiol. Bd. 105, S. 215. 1886.

Derselbe: Grundriß der Pathologie und Therapie der Herzkrankheiten. Urban u. Schwarzenberg 1899. S. 77.

Derselbe: Die Krankheiten des Herzens. Urban u. Schwarzenberg 1897.

Derselbe: Zur Lehre von der Symptomatologie der Perikarditis, namentlich junger Individuen. Dtsch. med. Wochenschr. 1882, S. 587, 601, 619.

Rotch: Absence of resonance in the fifth right intercostal space diagnostic of pericardial effusion. The Boston med. a. surg. journ. Vol. 94, Nr. 13. 1878. 26. Sept. u. Nr. 14, 3. Okt.

Salamon: Zit. nach Wenckebach: Klinische Voordrachten usw.

Schaposchnikoff: Zur Frage über Perikarditis. Mitt. a. d. Grenzgeb. d. Med. u. Chirurg. Bd. 2. 1897.

v. Schroetter: Perikarditis. Nothnagels Handbuch der speziellen Pathologie. Bd. XV, 2. S. 2.

Schuele: Zur phys. Diagnostik der pleuritischen und perikarditischen Flüssigkeitsansammlungen. Münch. med. Wochenschr. 1898. Nr. 51.

Skoda: Abhandlungen über Auskultation und Perkussion. 6. Aufl. Wien 1863. S. 312.

SKODA und KOLLETSCHEKA: Über Perikarditis in pathologischer und diagnostischer Beziehung. Österr. med. Jahrb. Neue Folge. Bd. 19, S. 55. 1839.

STEFANI, A.: zit. nach E. EBSTEIN.

STOFFELLA, E. v.: Oppolzers Vorlesungen. Erlangen: Enke 1866.

STOLNIKOW: Die Stelle Venae hepaticarum im Leber- und gesamten Kreislauf. Pflügers Arch. f. d. ges. Physiol. Bd. 28, S. 255 u. 262. 1882.

STRUEMPELL: Lehrbuch.

TABORA, B. v.: Die Tricuspidalinsuffizienz und ihre Symptome. Dtsch. med. Wochenschr. 1908.

TANDLER, J.: Anatomie des Herzens. Verlag Fischer 1913.

TIGERSTEDT: Physiologie des Kreislaufes. 1923.

TUERK: Beitrag zur Diagnostik der Concretio pericardii und der Tricuspidalfehler. Wien. klin. Wochenschr. Bd. 1, S. 861, 914, 932. 1901.

VENOT: Du fois cardiaque dans les symphyses du pericarde. These Paris 1896. Zit. nach HESS.

VIERORDT, H.; Anatomische, physiologische und physikalische Daten und Tabellen. Jena: Fischer 1888.

VOLHARD: Über Leberpulse und über die Kompensation der Klappenfehler. Berl. klin. Wochenschr. 1904. S. 522 u. 565.

WEINBERG, W.: Zwei Fälle von Pericarditis tuberculosa mit Herzbeutelverwachsungen und Ascites. Münch. med. Wochenschr. 1887. Nr. 16, 47. S. 891 und 936.

WEISS, N.: Über die Verwachsung des Herzens mit dem Herzbeutel. Wien. med. Jahrbücher 1876. S. 1.

WENCKEBACH, K. F.: Über pathologische Beziehungen zwischen Atmung und Kreislauf beim Menschen. Volkmannsche Beiträge Nr. 465/466. Inn. Med. 1907. S. 140—141.

DERSELBE: Klinische Voordrachten over Hartziekten en circulatiestoornissen. Nederlandsch tijdschr. v. geneesk. 1905. H. 2, Nr. 4.

WILLIAMSON: Charles Spencer, Pericarditis with effusion. An experimental study. Arch. of internal med. Vol. 25, p. 206. 1920.

WILSON: Cit. Philos. Transaction. Vol. 2, p. 758—760. 1833.

Sachverzeichnis.

Über das Asthma cardiale. Versuch zu einer peripheren Kreislaufpathologie. Von Professor Dr. **Hans Eppinger**, Dr. **L. von Papp** und Dr. **H. Schwarz**, Erste Medizinische Klinik in Wien. Mit 39 Abbildungen im Text. (224 S.) 1924. RM. 9,60

Die Chirurgie des Herzens und seines Beutels, der großen Gefäße, des Mittelfellraumes, des Brustlymphganges, des Thymus, des Brustteiles der Speiseröhre, des Zwerchfelles, des Brustfelles. Von **Ferdinand Sauerbruch**. Mit einem anatomischen Abschnitte von Walther Felix. Mit 720 darunter zahlreichen farbigen Abbildungen und 2 farbigen Tafeln. (Zweiter Band der „Chirurgie der Brustorgane". Zugleich zweite Auflage der Technik der Thoraxchirurgie von F. Sauerbruch und E. D. Schumacher.) (1106 S.) 1925.
Gebunden RM. 258,—

(w) **Emphysem und Emphysemherz.** Klinik und Therapie. Von Dr. **Nikolaus Jagič** und Dr. **Gustav Spengler**, Wien. („Abhandlungen aus dem Gesamtgebiet der Medizin.") (42 S.) 1924. RM. 1,50
Für Abonnenten der „Wiener klinischen Wochenschrift" ermäßigt sich der Bezugspreis um 10%.

Der Einfluß tiefer Atmung auf den Herzrhythmus (Sinusrhythmus) und seine klinische Verwendung. Von Dr. **Alfred Pongs †**, Privatdozent für Innere Medizin und Oberarzt der Medizinischen Universitäts-Klinik in Frankfurt a. M. Mit 160 Kurven. (332 S.) 1923.
RM. 10,—

Klinische Herzdiagnostik. Von Dr. **P. Schrumpf**. Mit einem Vorwort von Geheimen Medizinalrat Professor Dr. **Goldscheider**. Mit 185 Textabbildungen. (155 S.) 1919. RM. 7,—

Erfahrungen über Diagnostik und Klinik der Herzklappenfehler. Von Professor Dr. **S. E. Henschen**, ehem. Direktor der Medizinischen Universitätsklinik in Upsala und der Medizinischen Klinik in Stockholm. Mit 271 Kurven. (364 S.) 1916. RM. 14,—

Die physikalische Therapie der Herz-, Gefäß- und Zirkulationsstörungen. Von Privatdozent Dr. **Franz M. Groedel**, Frankfurt a. M. (111 S.) 1925. RM. 3,60

Morbus Basedowi und die Hyperthyreosen. Von Dr. **F. Chvostek**, Professor der Internen Medizin an der Universität Wien. („Enzyklopädie der klinischen Medizin." Spezieller Teil.) (463 S.) 1917. RM. 16,—

Der endemische Kropf, mit besonderer Berücksichtigung des Vorkommens in Bayern. Von **A. Schittenhelm**, a. o. Professor der Klinischen Propädeutik an der Universität Erlangen und Dr. **W. Weichardt**, a. o. Professor und 2. Direktor der Bakteriologischen Untersuchungsanstalt an der Universität Erlangen. Mit 17 Textabbildungen und 2 Tafeln. (135 S.) 1912. RM. 9,—